Assessment &
Planning
books

**精神科ナースの
アセスメント＆プランニングbooks**

うつ病・双極性障害の看護ケア

監修＿＿ 一般社団法人日本精神科看護協会

編集＿＿ 高橋良斉・中庭良枝・米山奈奈子

中央法規

監修のことば

　煩雑な業務が多い医療の現場においては，業務の効率化を進めることが重要である。そこに大きく貢献したのはコンピュータである。医療現場におけるコンピュータの導入はレセプト請求業務の医事システムから始まり，オーダリングシステムの普及，2009（平成21）年のレセプトオンラインの原則義務化と並行して，精神科病院においても急速に電子カルテの導入が進められている。このような医療現場の変化は看護業務にも影響をもたらし，2000（平成12）年頃から標準看護計画がより活用されるようになった。現在，電子カルテを導入している病院では，記録だけではなく，看護診断支援や看護過程支援システムなども日常的に使われている。医療の急性期化が加速し，平均在院日数が短縮される医療現場では，手間と時間をかけずに看護計画を立てることができる標準看護計画は，合理的な方法として重宝されている。

　標準看護計画は，アセスメント能力が未熟な新人看護師の活動を助け，臨床経験に依らない看護実践を可能にするという評価がある。また，看護計画の立案にかかる時間の短縮が図れるといったメリットもある。一方で，患者の個別性が看護計画に反映されにくくなり，看護師のアセスメント能力の低下を招いてしまうというデメリットがある。本来，看護というものは患者1人ひとりに個別に計画され，実践，評価されるものである。しかし，今の医療現場では業務の効率化が優先され，看護が形骸化している状況が引き起こされているのではないかと危惧される。看護の質の低下である。

　精神科医療においては「入院中心から地域生活中心へ」の理念のもと，患者の地域生活を見据えた看護計画の立案・実践・評価が求められている。そもそも，精神疾患患者は同じ疾患名であっても，発症の経緯や回復過程，家族背景など，患者を取り巻く環境が1人ひとり異なり，個別性が高い。したがって，精神科看護の実践において，疾患別の標準的な看護計画は馴染みにくいのである。電子カルテは，患者の情報を医療チームでタイムリーに共有することが可能になるなど，治療を迅速かつ的確に行うためには有効な道具であるが，その結果，失われるものも少なくないのである。

　そこで，本シリーズでは，個別性の高い看護計画を立案し，それに基づいた看護実践が可能になるよう，精神疾患等に関する最新の知識，看護計画立案に必要な情報収集の方法とアセスメントを重視した解説を行う。事例を通して展開する情報収集，アセスメント，看護計画は，実践的でわかりやすい内容になっている。精神科医療の現場で働く看護師の最新のテキストとして，また，これから精神科看護に触れようとしている学生にも，ぜひ活用していただきたい。

一般社団法人日本精神科看護協会

会長　末安民生

はじめに

　精神科の臨床現場では，医師，看護師，薬剤師，心理士，作業療法士，精神保健福祉士をはじめ多職種での協働が欠かせないが，それぞれの職種は異なる視点から患者を観察しており，同じ患者であってもその異なる側面を評価している。看護師には看護師の患者像，医師には医師の患者像，心理士には心理士の患者像があり，それぞれの像は他の職種の視点からは見えない。これらの視点に優劣はないが，患者の価値観を尊重した支援目標が設定されるとその時点における視点の優先順位が決まり，それを考慮して作成された支援計画に沿って各職種がエキスパートとして機能することで真に患者の役に立つ支援が実現する。

　多くの臨床現場では多職種での協働はすでに実践されている。しかしながら，自分は他者の視点を知らず，他者は自分の視点を知らないことの自覚が乏しいままの，いわば無自覚の協働であることが多い。このため，ひとたび不測の事態に遭遇したり，価値観の相違による支援目標の不一致が生じたりすると統制された支援が困難となり，多職種での協働がたちまち職種間での責任の押し付けあいと化してしまうのである。

　このような状況に陥らないためには職種間のコミュニケーションが重要である。個別の事例ごとに各スタッフが自身の視点をしっかりと自覚しつつ観察結果を報告し，他職種からの意見に耳を傾け，不明な点については随時質問して当該事例における各職種からの視点を学び，全員で試行錯誤しながら支援の方策を考え出す。

　例えば，精神科病棟に入院中で行動制限を受けている患者の外出を認めるか否かについて，それぞれが専門知識や倫理観に沿って患者の回復を最優先として判断するにもかかわらず，医師，看護師，精神保健福祉士など，職種により意見が異なることは珍しくない。そして，私たちはこの矛盾を簡単に解決する方策はもちあわせていないのである。事例ごとに議論しつつ，単なる妥協としてではなく，それぞれの職種の視点を取り入れた新たな方法，例えば条件つきの外出，外出に関連した特別な指導や観察，あるいは今後の外出を認めるための条件の明確化などを全員で導き出す努力が求められる。

　視点の違いに基づく意思疎通の不足や誤解は看護師と医師の間にも存在する。原因不明のまま患者の診断や治療を行うことが多いという特性もあり，他職種にとって医師がもつ精神医学からの視点を理解することは容易ではないが，まずは精神科診断の基礎を知ることが視点理解の第一歩となるであろう。なかでも気分症状はその原因や誘因が多岐にわたるうえに，精神科医によってそれらを評価する視点も異なるため，他職種にとってはさらに理解が困難な領域である。患者ごとの診断や発症要因，症状の維持要因について精神科医がていねいに説明することが求められるが，説明を受ける側にもこれらに関する基礎知識があれば理解が

容易となる。

　また，精神疾患は症状が遷延したり反復したりしやすいため，難治性疾患としての看護を必要とすることが多い。この場合，障害と付きあいながらいかに今後の人生の質を高めていくかなど，患者の価値観を尊重した支援目標が必須である。さらに，看護師も専門職としての知識や技能，倫理観のほかに個人としての価値観をもって職務に当たるのであり，アセスメントや看護計画立案において患者，看護師それぞれの価値観の取り扱いは非常に重要である。

　このような理由から，第1章ではうつ病・双極性障害の診断の基礎について，操作的診断基準に準拠し，原理・原則に基づいた記述とした。そのうえで，精神科診断の意味や限界，うつ病・双極性障害の多種多様な背景について，読者が少しでも精神科医の視点を想像できることを意図した記述を心がけ，価値観についても触れた。第2章では各職種に共通する方法論として，意図的面接技法に基づく患者とのコミュニケーションについて記述した。

　第3章では患者の評価方法を事例に基づき提案した。私たちは通常，他者の気分や訴えを了解，つまり，自身の経験に照らして追体験しつつ共感的に理解しようとする。しかし，うつ病・双極性障害患者の訴えについては了解が困難である場合も多く，その困難さは患者の気分を病的と判断する根拠のひとつでもある。このとき私たちは，了解不能なものをさも了解できているかのように自分自身を誤魔化しながら患者に接するのではなく，疾患や機能の面から患者の困難を説明する必要がある。日常的な感覚のみに頼って患者を表面的に評価する，あるいは，誤解することを避けるために，ここでは説明の視点として医学的因子，生活・社会能力，患者の価値観をあげ，実例を示した。

　第3章以降の各章においては，うつ病・双極性障害と診断された患者の看護に関して豊富な経験を有する看護師である執筆者陣に，患者のアセスメントや看護計画の立案と実践の実際を具体的な事例を提示しながら解説いただき，充実したQ＆Aも収載した。外来や病棟で特に困る事例も提示されており，うつ病・双極性障害の看護を基礎から学ぶための教科書としての利用のほかに，いざというときには対処の虎の巻として利用していただくことも可能であろう。

　本書が精神科領域の看護師にとって，うつ病・双極性障害患者のために真に役立つ看護を実践するための手引きとなり，さらには他職種との協働をより充実したものとする端緒となれば望外の喜びである。

　　2017年10月

　　　　　　　　　　　　　　　　　　　　　　　　編者を代表して　高橋良斉

CONTENTS

監修のことば i

はじめに ii

第 1 章　うつ病・双極性障害の基礎知識

01　**精神科看護の視点** 002

02　**精神科診断** 004

❶ 精神科臨床における診断の意味 004

❷ 精神科診断に対する誤解 008

03　**うつ病・双極性障害の診断** 009

❶ 抑うつ症状および抑うつエピソードの確認 009

❷ 基本的な鑑別診断 012

❸ 躁症状および躁病・軽躁病エピソードの確認または除外 014

❹ うつ病・双極性障害の確定診断 017

❺ 併存症の確認 020

04　**入院看護開始時の留意点** 021

❶ 躁状態の患者が入院するときの基本的な留意事項 021

❷ うつ病の患者が入院するときの基本的な留意事項 022

05　**うつ病・双極性障害患者の「見立て」** 024

❶ うつ病の症状経過と予後 025

❷ 双極性障害の経過と予後 025

❸ 双極性，不安症群その他，神経発達症群，認知症の併存
　　などの医学的因子 026

❹ 認知機能や学習された行動，ストレス反応を含む患者の
　　生活・社会能力 032

❺ 患者の価値観と看護師の価値観 035

❻ 自殺念慮，自傷行為の理解と評価 036

06　**うつ病・双極性障害の治療** 039

07　**うつ病・双極性障害の疫学** 043

❶ うつ病の疫学 043

❷ 双極性障害の疫学 043

第2章 情報収集の方法

01 何を聞くのか 046
  ❶ 医学的因子 046
  ❷ 患者の生活・社会能力，価値観 048

02 どのように「聴く」のか 050
  ❶ 基本的なかかわり方において意図すべき点 051
  ❷ 質問するときに意図すべき点 052
  ❸ 患者が話すことを励ますために意図すべき点 052
  ❹ 患者の感情を会話に反映すること 053
  ❺ 患者を観察するときに意図すべき点 053
  ❻ 会話の方向性に関して意図すべき点（焦点の当て方）........ 053
  ❼ 患者が伝えたい意味を確認すること 055
  ❽ 共感について知っておくべきこと 055

03 多職種間の情報伝達 056
  ❶ 他職種と連携するための情報伝達 056
  ❷ 情報伝達・情報共有ツール―SBARの活用 056

第3章 情報収集からアセスメントへ

01 抑うつ状態のうつ病患者 060
02 反復性うつ病の患者 065
03 食べられない高齢うつ病患者 070
04 「回復しない」と訴える高齢うつ病患者 076
05 自殺企図により入院となった高齢うつ病患者 082
06 自殺企図により入院となった20歳代のうつ病患者 087
07 自傷行為を繰り返すうつ病患者 092
08 産後うつ病の患者 098
09 不安をうまく表出できず，さまざまな訴えをするうつ病患者 ... 104
10 問題行動が多くなりかかわりが難しくなったうつ病患者 109
11 典型的な躁状態を示す双極性障害の患者 114

第4章 プランニングのポイント

01 プランニングにあたって知っておくべきこと 120

❶ 患者の疾患とともにある生きにくさの背景を理解する 120

❷ 感情や気分が障害される疾患に生じる

看護師のジレンマを理解する 123

❸ 看護師自身のセルフケアの必要性を理解する 124

02 プランニングに盛り込むべき具体的な視点 126

❶ プランニングは患者ファースト 126

❷ インフォームド・コンセントとアドヒアランス 126

❸ プランニングがうまく進まないとき 127

❹ 計画の実行を支える関係性 127

第5章 実践事例

01 抑うつ状態のうつ病患者 130

02 食べられない高齢うつ病患者 140

03 自殺企図により入院となった高齢うつ病患者 149

04 自殺企図により入院となった20歳代のうつ病患者 159

05 自傷行為を繰り返すうつ病患者 167

06 薬剤調整中に行動に変化が現れるうつ病患者 173

07 問題行動が多くなりかかわりが難しくなったうつ病患者 182

08 産後うつ病の患者 193

09 看護師が巻き込まれたPTSD・うつ病の患者 200

10 うつ病患者の復職支援 210

11 典型的な躁状態を示す双極性障害の患者 221

12 アルコール依存症と双極性障害が併存している患者 232

13 入院中に診断がうつ病から双極II型障害に変更になった患者 ... 244

第 6 章　Q&A

01　患者からずっと服薬するのか聞かれたときには? 254
02　活動性が低下している患者へのかかわりは? 255
03　認知症が疑われる患者へのアプローチ法は? 256
04　不安を訴える患者への対応は? 258
05　暗い病室の中で過ごしている患者への対応は? 259
06　入浴や更衣を拒否する患者への対応は? 260
07　退院を拒否する患者への対応は? 261
08　拒薬する急性期の患者にどう説明する? 262
09　感情的になってしまうときの対応法は? 263
10　看護師が金銭管理をしたほうがよい? 265
11　他者に干渉的な患者への対応は? 266
12　身体症状の有無を見極めるには? 267
13　頑張りすぎる患者への対応は? 268
14　躁状態になると拒薬する患者への対応は? 269
15　自傷行為をする患者への対応は? 270
16　自殺リスクのある患者への対応は? 271
17　自殺の徴候とは? 272
18　自殺した患者の家族への対応は? 274
19　要求の多い家族への対応は? 275
20　退院に不安を感じる家族への対応は? 276
21　疲れ切った家族に面会を控えるように説明するには? 277

索引 278
監修・編集・執筆者一覧 282

第 1 章

うつ病・双極性障害の基礎知識

精神科看護の視点

第1章
うつ病・双極性障害の基礎知識

01

　うつ病は，抑うつ気分や興味消失などの抑うつエピソード（その人の普段の状態とは明らかに異なる，病的な抑うつ状態）を主症状とする精神疾患である。近年，うつ病と診断される患者は増加しており，外来，病棟を問わず，うつ病患者の看護に当たる機会は多い。また，うつ病患者の治療や支援に対しては，学校や職場のメンタルヘルス，自殺問題などとも関連して社会から高い関心が向けられている。

　一方，双極性障害は気分高揚や多弁，多動などの躁病エピソード（その人の普段の状態とは明らかに異なる，病的な躁状態）を主症状とし，躁病エピソードと抑うつエピソード，または躁病エピソードのみを反復する精神疾患であり，発症により患者が被る精神的苦痛や社会的損失はうつ病と同等かそれ以上である。しかし，うつ病との鑑別が難しいことなどからその存在を見逃されやすく，患者が適正な治療機会を得ていないことも多い。気分症状をもつ患者の看護を適正に行うためには，うつ病だけではなく双極性障害を含むその他の関連する精神疾患についても学び，その知識を活かすことが重要である。

　しかしながらうつ病・双極性障害にかかわる精神科看護の現場では，①教科書から学んだ症状と実際の患者の訴えや行動が一致しない，②同じ病名であるのに患者によって病像がかなり異なる，③同じ患者に対する診断や治療方針が医師によって異なるために，患者とその病状を十分に理解して看護に当たることが難しい，といった声を多く聞く。このような疑問が生じる理由として主に次の3点があげられる。

- 看護師が精神科医療における診断の意味や，うつ病・双極性障害の診断方法について学ぶ機会が少ない。
- うつ病や双極性障害の治療方針を決定するために，診断だけではなくその他の情報も加味して症例を概念化する「見立て」がチーム内で十分に行われていない，あるいは，共有されていない。
- 見立てに基づく薬物療法，他の生物学的治療法，各種心理療法，リハビリテーション，ケースワークなどの具体的な治療方針やその進捗状況が共有されず，チーム内での看護師の役割りが不明確となっている。

これらの理由により患者を観察する視点が不明瞭であると，看護学や医学による評価ではなく，看護師個人の価値観や看護師と患者の個人的な関係に基づく，無自覚な評価や対応を行いがちとなり，患者との信頼関係の構築や適切な看護計画の立案に支障が生じる。例えば，症状に影響された患者の言動に対して看護師自身の一時的な気分反応による非看護的な対応を行ってしまったり，看護師間の意見の相違からチームで統一した患者対応ができなかったりすることであり，これらは患者の病状に悪影響を与える。精神科臨床においては，看護師の患者対応が意図せず治療的であったり，あるいは，非治療的であったりする可能性があることに留意しなければならない。

　また，精神科領域では患者を観察・評価し，理解する方法・視点は常に複数存在し，職種によっても通常用いる視点は異なる。このため，よりよい看護によって患者を支援しつつ適切な治療環境を維持し，患者の早期快復を実現するためには，うつ病・双極性障害の知識に沿って患者を観察する自分自身の視点をしっかりと自覚することに加えて，その視点は多くの視点のなかのひとつであることを理解することが重要である。

　本章では，患者の安全を確保しつつ，よりよい看護を行うために必要なうつ病・双極性障害の基礎知識と患者観察の視点について概説する。

02 精神科診断

第1章
うつ病・双極性障害の
基礎知識

① 精神科臨床における診断の意味

　心身に生じる異常は，同一の原因による同一の症状と経過が確認され，さらに同一の病理学的所見が得られることにより医学的にひとつの疾患単位として認められる。しかし，うつ病，双極性障害はそれぞれ特徴的な精神症状や経過を示すが，うつ病患者または双極性障害患者に共通する同一の原因や病理学的所見はいまだ同定されていない。このため厳密には，うつ病や双極性障害をそれぞれ1つの疾患とすることはできない。一方で，次の理由により精神科医は何らかの形で診断を行う必要がある。

- 医師が症状の経過や予後を予測し，治療法選択の根拠を得て，その治療効果を予測するため
- 患者への説明に用いることで患者自身が治療必要性の根拠を理解し，医師と協働して治療目標や治療方針を決定し，それに沿った治療を継続するため
- 患者が医学的治療を必要とする事実を社会的に表明し，医療，保険，福祉サービスなどを利用するため

精神医学では古くから，患者に正常な心理からは了解できない精神的不調，特異な行動，社会機能の低下などが生じた場合にはそれらを症状として捉え，その内容や経過を詳細に記述することで各患者間の共通点を探り，共通点が多いものを暫定的に1つの疾患または症候群として分類し，それを診断としてきた。そのように分類された各疾患には共通の原因と病理学的所見が存在すると仮定され，それぞれの患者群に対する各種治療法の有効性が統計的に検討された。その結果，抗うつ薬や気分安定薬，ある種の心理療法などがうつ病や双極性障害の治療として一定の有効性をもつことが示されることとなった。

　このように症状・経過の記述による診断は一定の成果を上げているが，一方で，診断者間で診断の不一致が生じやすいという欠点をもつ。このような診断の不一致を減らすために，症状・経過の記述による分類をマニュアル化した操作的診断基準が発案された。この操作的診断基準を用いた診断体系の代表が，アメリカ精神医学会による「精神疾患の診断・

統計マニュアル(DIAGNOSTIC AND STATISTICAL MANURAL OF MENTAL DISORDERS)」であり，現在は第5版が用いられ，DSM–5と呼ばれる。DSM–5による抑うつエピソード，躁病・軽躁病エピソードの操作的診断基準を**表1-1**，**表1-2**，**表1-3**に示す。

表1-1　DSM–5によるうつ病(および，双極性障害における抑うつエピソード)の診断基準

A. 以下の症状のうち5つ(またはそれ以上)が同じ2週間の間に存在し，病前の機能からの変化を起こしている。これらの症状のうち少なくとも1つは(1)抑うつ気分，または(2)興味または喜びの喪失である。
注：明らかに他の医学的疾患に起因する症状は含まない。
　(1)その人自身の言葉(例：悲しみ，空虚感，または絶望を感じる)か，他者の観察(例：涙を流しているように見える)によって示される，ほとんど1日中，ほとんど毎日の抑うつ気分
　　注：子どもや青年では易怒的な気分もありうる。
　(2)ほとんど1日中，ほとんど毎日の，すべて，またはほとんどすべての活動における興味または喜びの著しい減退(その人の説明，または他者の観察によって示される)
　(3)食事療法をしていないのに，有意の体重減少，または体重増加(例：1カ月で体重の5％以上の変化)，またはほとんど毎日の食欲の減退または増加
　　注：子どもの場合，期待される体重増加がみられないことも考慮せよ。
　(4)ほとんど毎日の不眠または過眠
　(5)ほとんど毎日の精神運動焦燥または制止(他者によって観察可能で，ただ単に落ち着きがないとか，のろくなったという主観的感覚ではないもの)
　(6)ほとんど毎日の疲労感，または気力の減退
　(7)ほとんど毎日の無価値感，または過剰であるか不適切な罪責感(妄想的であることもある。単に自分をとがめること，または病気になったことに対する罪悪感ではない)
　(8)思考力や集中力の減退，または決断困難がほとんど毎日認められる(その人自身の説明による，または他者によって観察される)。
　(9)死についての反復思考(死の恐怖だけではない)，特別な計画はないが反復的な自殺念慮，または自殺企図，または自殺するためのはっきりとした計画
B. その症状は，臨床的に意味のある苦痛，または社会的，職業的，または他の重要な領域における機能の障害を引き起こしている。
C. そのエピソードは物質の生理学的作用，または他の医学的疾患によるものではない。
注：基準A〜Cにより抑うつエピソードが構成される。
注：重大な喪失(例：親しい者との死別，経済的破綻，災害による損失，重篤な医学的疾患・障害)への反応は，基準Aに記載したような強い悲しみ，喪失の反芻，不眠，食欲不振，体重減少を含むことがあり，抑うつエピソードに類似している場合がある。これらの症状は，喪失に際し生じることは理解可能で，適切なものであるかもしれないが，重大な喪失に対する正常の反応に加えて，抑うつエピソードの存在も入念に検討すべきである。その決定には，喪失についてどのように苦痛を表現するかという点に関して，各個人の生活史や文化的規範に基づいて，臨床的な判断を実行することが不可欠である。
D. 抑うつエピソードは，統合失調感情障害，統合失調症，統合失調症様障害，妄想性障害，または他の特定および特定不能の統合失調症スペクト

ラム障害および他の精神病性障害群によってはうまく説明されない。

E. 躁病エピソード，または軽躁病エピソードが存在したことがない。

注：躁病様または軽躁病様のエピソードのすべてが物質誘発性のものである場合，または他の医学的疾患の生理学的作用に起因するものである場合は，この除外は適応されない。

日本精神神経学会 日本語版用語監修，髙橋三郎・大野裕監訳：DSM-5 精神疾患の診断・統計マニュアル，医学書院，160-161，2014.

表1-2　DSM-5による躁病エピソードの診断基準

A. 気分が異常かつ持続的に高揚し，開放的または易怒的となる。加えて，異常にかつ持続的に亢進した目標指向性の活動または活力がある。このような普段とは異なる期間が，少なくとも1週間，ほぼ毎日，1日の大半において持続する（入院治療が必要な場合はいかなる期間でもよい）。

B. 気分が障害され，活動または活力が亢進した期間中，以下の症状のうち3つ（またはそれ以上）（気分が易怒性のみの場合は4つ以上）が有意の差をもつほどに示され，普段の行動とは明らかに異なった変化を象徴している。
  (1) 自尊心の肥大，または誇大
  (2) 睡眠欲求の減少（例：3時間眠っただけで十分な休息がとれたと感じる
  (3) 普段よりも多弁であるか，しゃべり続けようとする切迫感
  (4) 観念奔逸，またはいくつもの考えがせめぎ合っているといった主観的な体験
  (5) 注意散漫（すなわち，注意があまりにも容易に，重要ではないまたは関係のない外的刺激によって他に転じる）が報告される，または観察される
  (6) 目標指向性の活動（社会的，職場または学校内，性的のいずれか）の増加，または精神運動焦燥（すなわち，無意味な非目標指向性の活動）
  (7) 困った結果につながる可能性が高い活動に熱中すること（例：制御のきかない買いあさり，性的無分別，またはばかげた事業への投資などに専念すること）

C. この気分の障害は，社会的または職業的機能に著しい障害を引き起こしている，あるいは自分自身または他人に害を及ぼすことを防ぐため入院が必要であるほど重篤である，または精神病性の特徴を伴う。

D. 本エピソードは，物質（例：乱用物質，医薬品，または他の治療）の生理学的作用，または他の医学的疾患によるものではない。

注：抗うつ治療（例：医薬品，電気けいれん療法）の間に生じた完全な躁病エピソードが，それらの治療により生じる生理学的作用を超えて十分な症候群に達してそれが続く場合は，躁病エピソード，つまり双極Ⅰ型障害の診断とするのがふさわしいとする証拠が存在する。

注：基準A〜Dが躁病エピソードを構成する。少なくとも生涯に一度の躁病エピソードがみられることが，双極Ⅰ型障害の診断には必要である。

日本精神神経学会 日本語版用語監修，髙橋三郎・大野裕監訳：DSM-5 精神疾患の診断・統計マニュアル，医学書院，124，2014.

　DSM-5で示される抑うつ気分や興味消失，あるいは気分高揚などの各症状の表記は単なるチェックリストではなく，医療者が詳細に記述した患者の症状・経過の内容から診断を導き出すためのキーワードであり，

表1-3　DSM-5による軽躁病エピソードの診断基準

A. 気分が異常かつ持続的に高揚し，開放的または易怒的となる。加えて，異常にかつ持続的に亢進した活動または活力のある，普段とは異なる期間が，少なくとも4日間，ほぼ毎日，1日の大半において持続する。

B. 気分が障害され，かつ活力および活動が亢進した期間中，以下の症状のうち3つ（またはそれ以上）（気分が易怒性のみの場合は4つ）が持続しており，普段の行動とは明らかに異なった変化を示しており，それらは有意の差をもつほどに示されている。
    (1) 自尊心の肥大，または誇大
    (2) 睡眠欲求の減少（例：3時間眠っただけで十分な休息がとれたと感じる）
    (3) 普段より多弁であるか，しゃべり続けようとする切迫感
    (4) 観念奔逸，またはいくつもの考えがせめぎ合っているといった主観的な体験
    (5) 注意散漫（すなわち，注意があまりにも容易に，重要でないまたは関係のない外的刺激によって他に転じる）が報告される，または観察される。
    (6) 目標指向性の活動（社会的，職場または学校内，性的のいずれか）の増加，または精神運動焦燥
    (7) 困った結果につながる可能性が高い活動に熱中すること（例：制御のきかない買いあさり，性的無分別，またはばかげた事業への投資などに専念すること）

C. 本エピソード中は，症状のないときのその人固有のものではないような，疑う余地のない機能の変化と関連する。

D. 気分の障害や機能の変化は，他者から観察可能である。

E. 本エピソードは，社会的または職業的機能に著しい障害を引き起こしたり，または入院を必要とするほど重篤ではない。もし精神病性の特徴を伴えば，定義上，そのエピソードは躁病エピソードとなる。

F. 本エピソードは，物質（例：乱用薬物，医薬品，あるいは他の治療）の生理学的作用によるものではない。
    注：抗うつ治療（例：医薬品，電気けいれん療法）の間に生じた完全な軽躁病エピソードが，それらの治療により生じる生理学的作用を超えて十分な症候群に達して，それが続く場合は，軽躁病エピソードと診断するのがふさわしいとする証拠が存在する。しかしながら，1つまたは2つの症状（特に，抗うつ薬使用後の，易怒性，いらいら，または焦燥）だけでは軽躁病エピソードとするには不十分であり，双極性の素因を示唆するには不十分であるという点に注意を払う必要がある。

注：基準A〜Fにより軽躁病エピソードが構成される。軽躁病エピソードは双極Ⅰ型障害ではよくみられるが，双極Ⅰ型障害の診断には必ずしも必須ではない。

日本精神神経学会 日本語版用語監修，髙橋三郎・大野裕監訳：DSM-5 精神疾患の診断・統計マニュアル，医学書院，124-125，2014.

ルールである。この診断体系は症状や経過を詳細に観察していることが前提であり，箇条書きに記載された各症状の有無を表面的に確認するだけで診断できるわけではない。

　まとめると，精神科臨床ではその疾患の原因という本質から診断を行うことが困難であり，主観症状および客観症状やそれらの経過を詳細に記述することで診断を行う。このような診断方法は妥当ではあるが信頼

性に欠けるため，操作的診断基準というキーワードとルールを併用することにより，診断の信頼性や一致率を高める工夫を行う。このようにして得られた診断をもとに，疫学の検討，各種治療効果の検討，予後の予測，治療方針の決定，患者や家族への説明，社会に対する意見表明を行うことが精神科診断の意味といえる。

❷ 精神科診断に対する誤解

　日常臨床における精神科診断の問題のひとつは，記述的診断や操作的診断基準の意味が説明されないことによって，診断がつけば原因がわかったものと誤解されることである。精神疾患の病因には生物学的なものから心理社会的なものまで多くの要因が含まれると考えられており，同一の診断であっても疾患の成り立ちには個人差がある。その違いによって必要な治療，看護や支援は異なり，特にうつ病の治療や看護においてはこの個人差を十分に考慮する必要がある。

　また，操作的診断基準は定期的に改訂されることから，何度も変更される診断基準は信頼できないと批判されることがある。操作的診断基準の有用性については，その基準を用いることで実際の患者の重症度や入院治療の必要性などを予測できるかどうかを実地調査することによって検証される。そして，新しく得られた調査結果や新たな精神医学研究の知見を診断に反映するために，操作的診断基準は定期的に改訂される。DSM-5による操作的診断基準は確かに暫定的といえるが，妥当性と信頼性のバランスの面から実際の精神科臨床に役立つツールとしては最も洗練されたものであるし，改善のための間断なき努力が継続されていることから，医療従事者が用いる精神科診断体系の第一選択であるといえよう。

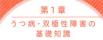

うつ病・双極性障害の診断

ここではDSM-5の操作的診断基準に従って，うつ病・双極性障害を診断する方法について解説する。うつ病・双極性障害の診断は，①抑うつ症状および抑うつエピソード（うつ病エピソード）[1]の確認，②基本的な鑑別診断，③躁症状および躁病・軽躁病エピソードの確認または除外，④うつ病・双極性障害の確定診断，⑤併存症の確認という手順で行われる（図1-1）。

[1] 抑うつエピソード（うつ病エピソード）
病的なうつ状態について，双極性障害診断においては抑うつエピソード，うつ病診断においてはうつ病エピソードと呼ぶが，内容は同じと考えてよい。ここでは抑うつエピソードの名称を優先して用いる。

図1-1 うつ病・双極性障害の診断手順

1. うつ状態の確認
   診断基準との照合（抑うつエピソードの確認）
2. 身体疾患，薬剤性，他の精神疾患等の除外
3. 躁病・軽躁病エピソードの確認/除外 ｝双極性障害診断
4. うつ病との確定診断

❶ 抑うつ症状および抑うつエピソードの確認

患者がゆううつな気分を強く感じたり，興味を失う状態が長く続いたりした場合，それらが健常者にも生じる範囲内のものであるのか，病的であり，治療を要する症状であるのかを判断する。うつ病の全体像を把握していることを前提に，下記の手順で診断を行う。

1 抑うつ状態の全体像の把握

典型的なうつ病症状の概要は，伝統的診断によると次のように記述される[1)]。「大部分緩慢な発病である。患者は最初は身体的な不調を自覚し，睡眠障害，食欲減退，頭重感，疲労感，動悸，などがあらわれる。なにをするのも億劫になり，興味を失い，能率が低下するが，しなければなら

ないという気持にせき立てられて，気分はいらいらして焦燥感が強まり不安になる。記憶力減退，判断力低下を自覚する。自信がなくなり，自分を責め，深刻な劣等感をいだき，しだいに憂うつの度が増し，やるせない悲哀感がつのってくる。それでも最初のうちは，患者は自らを鞭うって，仕事は平常通りにやりとげるし，他人との応接にも，つとめて平静を装うので，職場などでは異常が目立たないことが多い。しかし家族の者には気分の変調が早くから気づかれる。患者はなんともいえない内的な苦しみを感じ，将来にたいする希望がまったく失われ，厭世的となり，"こんなに苦しいなら死んだほうがましだ"，というようなことを家人にもらすようになる。このような深刻な自殺念慮はうつ状態に特有である。」

2 うつ病・双極性障害（抑うつエピソード）の主要症状

上記の伝統的診断による記述を念頭に，DSM-5による抑うつエピソード[2]の操作的診断基準（表1-1）の各項に沿って症状を説明する。

❶その人自身の言葉（例：悲しみ，空虚感，または絶望を感じる）か，他者の観察（例：涙を流しているように見える）によって示される，ほとんど1日中，ほとんど毎日の抑うつ気分

ゆううつで，気分が滅入り沈んだ状態を指すが，その程度は健常な状態で経験する落ち込んだ気分よりも重く，空虚感や絶望感を伴い，自信を失い，存在意義に対する疑問をもつことさえある。些細なことで涙が流れる，あるいは，泣きたい気持ちであるのに涙さえ流れない状態となることもある。意欲も出ない。また，抑うつ気分は患者の言葉よりも，活気がなく不安げで，変化に乏しい表情や態度によってより強く表されることがある。このような気分が，多少の日内変動を伴うことはあっても，終日持続する。

❷ほとんど1日中，ほとんど毎日の，すべて，またはほとんどすべての活動における興味または喜びの著しい減退（その人の説明，または他者の観察によって示される）

趣味や仕事，日常生活において楽しみにしていたことなどに関する興味が失われ，たとえそれらを行ったとしても喜びの気持ちを感じなくなる。さらに，食事などの生存に欠かせない行動や，洗面や入浴などの保清のための行動を含むあらゆることに対する興味までもが失われることがある。性的な関心や欲求が著しく低下することも含む。このような状態が，多少の日内変動を伴うことはあっても，終日持続する。

❸食事療法をしていないのに，有意の体重減少，または体重増加（例：1か月で体重の5％以上の変化），またはほとんど毎日の食欲の減退または増加

食欲そのものが低下することにより，あるいは，胃部不快感や嘔気などの消化器症状を伴うことにより食事摂取量が減少することが多い。一方で過食となったり，甘いものや炭水化物などの特定の食物のみを多くとるようになったりすることもある。これらに伴い，体重が減少したり，増加したりする。

❹ほとんど毎日の不眠または過眠

寝付きが悪くなる，夜中に繰り返し目が覚める，早朝（午前3～4時など）に目が覚めそのまま眠れなくなるなどの不眠症状が出現することがある。一方で，入眠時刻は遅くないのに昼頃まで寝てしまうような過眠が生じることもある。なお，明け方近くに入眠して，昼頃に覚醒する睡眠相の後退は，過眠とは区別する。

❺ほとんど毎日の精神運動焦燥または制止（他者によって観察可能で，ただ単に落ち着きがないとか，のろくなったという主観的感覚ではないもの）

焦燥感とはイライラして落ち着かない気分を意味するが，精神運動焦燥とは単に気分だけではなく，実際にじっとしていられず歩き回ったりするなどの行動が生じる状態を指す。また，精神運動制止についても，ただ動きたくないと感じる気分を指すのではなく，曰く言い難い気分によって動作が遅くなる，考えることや会話が遅くなる，返事をするまでの時間が長くなる，声が小さく抑揚が少なくなり，会話内容も乏しいものになることなどが含まれる。なお，精神運動焦燥および制止は混合して出現することもある。これらは自覚的な訴えだけではなく，他者から見てその様子がわかる程度である場合に症状として捉える。

❻ほとんど毎日の疲労感，または気力の減退

特に運動していなくても疲労感を感じたり，それが続いたりし，歯磨きや洗面，更衣程度の日常生活に必要な動作を行うだけでも疲れやすい。また，外出などの少しまとまった行動をとると寝込んでしまうほど疲れやすい状態である。活動の効率は著しく低下する。

❼ほとんど毎日の無価値感，または過剰であるか不適切な罪責感（妄想的であることもある。単に自分をとがめること，または病気になったことに対する罪悪感ではない）

患者は些細な失敗などを繰り返して思い悩み，自分自身の価値に対し異常に過小評価していることがある。また，自分自身には直接関係ない出来事に対して過剰に，または不適切に責任を感じ，強い自責感が続く。一部には妄想的といえることもある。

❽思考力や集中力の減退，または決断困難がほとんど毎日認められる（その人自身の説明による，または他者によって観察される）

生活または業務における判断を病前には問題なく行えていた人が，考えること，集中すること，決断することが遅くなったり，難しくなったりしたと自覚する。ときには記憶力の低下を訴えることもあり，たとえ時間をかけたとしても決断することが困難になる。

❾死についての反復思考（死の恐怖だけではない），特別な計画はないが反復的な自殺念慮，または自殺企図，または自殺するためのはっきりとした計画

こんなにつらい状態が続くなら事故に遭って死んだほうがよい，病気になって朝目覚めなければよいのに，といった消極的なものから，自分が生きていては他人の迷惑になるので準備ができ次第死んでしまおうといった積極的なものまで，さまざまな水準での自殺念慮が生じることがある。自殺を確信する患者は事前に身辺整理を行うことがある。また，このような患者は自殺念慮の有無を問われても返答しなかったり，ないと答えたりすることがあるため，患者本人からの情報だけではなく，家族など周囲にいる人たちからも情報を得たり，入院中の場合には患者本人の行動に十分注意する必要がある。

■ 3　「抑うつエピソード」（病的な抑うつ状態といえるか否か）の確認

上記の症状のうち，必須症状である①抑うつ気分または②興味消失の少なくとも1つを含み，合計で5つ以上の症状を認め，それぞれの症状が1日中，ほとんど毎日，2週間以上持続しており，また，患者に精神的苦痛が生じており，発症前と比較して社会機能の低下を認める場合，抑うつエピソード（病的な抑うつ状態）であると認める。

❷ 基本的な鑑別診断

抑うつエピソードを含め，患者に何らかの抑うつ状態を認める場合には，身体疾患や薬物の影響による抑うつ状態との鑑別を行う。鑑別を要する項目は以下のとおりである。

■ 1　身体疾患および薬物・物質の影響

身体疾患（表1-4）および薬物・物質の影響（表1-5）により抑うつ状態が生じることがあり，この場合，暫定的な診断はそれぞれ「他の医学的疾患による抑うつ障害」「物質・医薬品誘発性抑うつ障害」となり，うつ

表1-4 抑うつ状態を引き起こす身体疾患の例

- **内分泌疾患**
  - ▶甲状腺機能低下症，クッシング症候群，アジソン病，下垂体機能障害，副甲状腺機能亢進症など
- **頭蓋内器質性疾患**
  - ▶頭部外傷，脳腫瘍，脳梗塞後遺症など
- **神経変性疾患**
  - ▶アルツハイマー病，レビー小体病（パーキンソン病，レビー小体型認知症）など
- **その他**
  - ▶糖尿病，膠原病（全身性エリテマトーデス：SLE）など

表1-5 抑うつ状態を引き起こす治療薬やその他の物質の例

- **治療薬**
  - ▶インターフェロン製剤
  - ▶副腎皮質ステロイド
  - ▶経口避妊薬
  - ▶一部の降圧薬（レセルピンなど）
  - ▶一部の定型抗精神病薬（ピモジドなど）
  - ▶一部の抗ウイルス薬
  - ▶精神刺激薬（メチルフェニデート塩酸塩）
  - ▶肥満症治療薬（マジンドール）
  - ▶抗ヒスタミン薬
- **その他の物質**
  - ▶アルコール
  - ▶覚醒剤
  - ▶麻薬

病とは区別される。

2 認知症

　レビー小体型認知症，パーキンソン病に伴う認知症などでは抑うつ症状を伴うことがある。その他，アルツハイマー型認知症でも行動・心理症状（BPSD）として抑うつ症状を呈することがある。認知症における抑うつ症状と，認知機能低下を伴ううつ病・双極性障害の抑うつエピソードとの鑑別は非常に難しく，患者本人だけではなく家族からも詳細に症状および経過を聴取すること，および脳画像検査など，生物学的な指標も併せて鑑別することが重要である。

　なお，いずれが主診断となっても，特に高齢者においては気分症状と認知症症状は併存する可能性があるものとして治療や支援が検討されなければならない。この点については後述する（05 うつ病・双極性障害患者の「見立て」）。

3 統合失調症

統合失調症は幻覚妄想状態，思路障害，自我障害を特徴とする内因性精神疾患である（詳細は本シリーズ『統合失調症の看護ケア』参照）。うつ症状を伴うことは珍しくなく，後述する躁症状を伴うこともある。精神病性の特徴を伴う，あるいは，緊張病を伴う重症うつ病は，初診時には統合失調症との鑑別が難しいことがある。統合失調症の経過中に診断基準を満たす抑うつエピソードまたは躁病エピソードが併存した場合，統合失調感情障害と診断する。

❸ 躁症状および躁病・軽躁病エピソードの確認または除外

患者の現症が抑うつ状態であり，その症状が抑うつエピソードの診断基準を満たす場合，次に，躁病エピソード（表1-2）または軽躁病エピソード（表1-3）の既往の有無を確認する。

1 躁状態の全体像の把握

典型的な躁症状の概要は，伝統的診断によると次のように記述される[2]。「まれには急激な発病をしめすが，多くは徐々にはじまる。最初はなんとなく体の調子が良くなり，平常よりも仕事の能率があがり，いろいろと計画をたてて活動的となる。しだいにその程度が強くなり，夜間もとび回り，睡眠時間は短いが，疲労感を覚えない。自信がついて，将来の見通しが明るくなる。口数も多くなり，今までと違って上司の前でも自分の意見などをはっきり主張するようになる。しきりに他人の世話をやき干渉的となる。最初のうちは自分でも調子がですぎたことに気づき，状況によっては多少自制することができるので，著しく非常識な行為には陥らない。しかししだいに傍若無人な言動があらわれるようになり，そのころになると病識が失われる。いろいろ無分別な脱線行為，たとえば無用な訪問，旅行，濫費，暴飲，年齢不相応のけばけばしい化粧，派手な服装，性的放埒などが目立つようになって，はじめて家人や周囲の人々が患者をつれて専門医を訪れる。」

2 躁病エピソードの主要症状

上記の伝統的診断による記述を念頭に，DSM-5による躁病エピソード❸の操作的診断基準（表1-2）の各項に沿って症状を説明する。

❸ 躁病エピソード
p6表1-2参照

❶気分が異常かつ持続的に高揚し，開放的または易怒的となる。加えて，異常にかつ持続的に亢進した目標指向性の活動または活力がある。このような普段とは異なる期間が，少なくとも1週間，ほぼ毎日，1日の大半において持続する（入院治療が必要な場合はいかなる期間でもよい）

患者の普段の状態とは明らかに異なる程度に，ほぼ終日，数日間以上にわたり上機嫌で爽快な気分となり，楽しくて仕方ない，あるいはとても幸せでうきうきとしているなどの気分高揚が生じる。これらに加えて人と話したい，仕事を進めたい，家事をしたいなどの欲求が異常に高まり，真夜中や早朝などに周囲の人々への影響も配慮せずに行動するなど，活動性が異常に亢進する。一方で気分は変動しやすく，短時間に爽快気分から非常に怒りっぽく，攻撃的な状態に変化することがある。このような変化は患者が何かを待ちきれないとき，期待した結果を得られなかったとき，周囲の人々に自分の行動を妨害されたと感じたりしたときなどに生じやすい。また，病初期から易怒性や非常に強い不安，焦燥が前景に立つこともあり，これは不快躁病とも呼ばれる。

❷自尊心の肥大，または誇大

自分自身が誰よりも優れている，あるいは自分の行動に間違いはないと過度な自信に満ちあふれ，自分の行動はよい結果を生むと異常に楽観的となる。例えば，業務上の判断について根拠なく絶対的な自信をもち，それが誤っている可能性について一切考慮しないなどである。躁状態における自尊心の肥大は訂正が容易ではないが，明確な反証にもかかわらず訂正が全くできない場合には誇大妄想と判断することがある。

❸睡眠欲求の減少（例：3時間眠っただけで十分な休息がとれたと感じる）

うつ状態での不眠は「眠れずにつらい状態」であるが，躁状態での不眠は「眠る時間が惜しい状態」といえる。普段と比べて睡眠時間がかなり短いか，あるいは全く眠っていないにもかかわらず，患者は精神的な疲れや苦痛を感じず，床上でじっとしていることが難しく，深夜あるいは早朝からさまざまな活動を始める。昼寝をすることもない。

❹普段より多弁であるか，しゃべり続けようとする切迫感

患者の話し方は典型的には声が大きく，早口で，絶え間なく話し続け，制止しようとしても応じないか，いったん話を止めてもすぐにまた話し始めてしまう。話しすぎて声がかすれることもある。

❺観念奔逸，またはいくつもの考えがせめぎ合っているといった主観的な体験

躁状態での代表的な思考の異常は観念奔逸と呼ばれ，会話内容に現れる。患者が話す一つひとつの短い話題は理路整然としていたり，少なく

ともまとまりは悪くなかったりするが，患者自身の連想の影響や注意の移りやすさによって話題が次から次に変化するため，全体的な会話のまとまりは非常に悪くなる。重度の観念奔逸では，会話内容が支離滅裂となる。また，いくつもの考えがすべてを言葉にする間もないくらいに，まるで競いあうかのように次々と浮かんでくると患者が自覚することがあり，これを思考競合と呼ぶ。

❻注意散漫（すなわち，注意があまりにも容易に，重要でないまたは関係のない外的刺激によって他に転じる）が報告される，または観察される

患者は目の前にある些細なことに気を取られやすくなり，1つのことに注意を集中できなくなる。このため会話内容も外部からの刺激によって次々に変化してしまう。

❼目標指向性の活動（社会的，職場または学校内，性的のいずれか）の増加，または精神運動焦燥（すなわち，無意味な非目標指向性の活動）

社会的な活動，職場や学校における活動，政治的または宗教的な活動，性的な活動など，適切か不適切かは問わず特定の目標をもった活動が増加する。これらは他者が被る迷惑を顧みない活動であることも多く，周囲からは傲慢とみられる。また，多くの活動を同時に行おうとするので計画が破綻しやすい。他方で，非常にイライラして目的もなく歩き回るなど，精神運動焦燥による非目標指向性の活動が増加することもある。

❽困った結果につながる可能性が高い活動に熱中すること（例：制御のきかない買いあさり，性的無分別，またはばかげた事業への投資などに専念すること）

ばかげた事業への思慮に欠ける投資，過度に楽観的な浪費，自分の財産や持ち物を思いつきで他人に分け与える行為，短期間に多数の相手と性的関係をもつ行為など，その患者の普段の行動からは予測できない無分別な行動が出現し，持続する。このような行動の結果により，患者は社会的・経済的に大きな困難に陥ることがある。

3 躁病エピソード（病的な躁状態といえるか否か）の確認

上記の症状のうち，必須症状である①気分高揚・活動性亢進を含み，合計で4つ以上（必須症状が易怒性のみの場合は合計で5つ以上）の症状を認め，それぞれの症状が少なくとも1週間，ほとんど毎日，1日の大半において持続する場合，躁病エピソードであると認める。ただし，入院治療が必要な場合は1週間未満の持続であっても診断基準を満たすと判断する。

4 軽躁病エピソードの確認

軽躁病エピソード[4]とは，躁的であり正常な状態ではないが，躁病エピソードの診断基準は満たさない状態である。診断基準における症状の項目は躁病エピソードと同一である。躁病エピソードとの違いは，普段の状態から明らかに異なる状態ではあるが，社会的または機能的に著しい障害を引き起こしているとはいえず，また，入院治療の必要もないことである。このようなエピソードの持続期間が4日間以上あれば軽躁病エピソードと判断する。

[4] 軽躁病エピソード
p7表1-3参照

❹ うつ病・双極性障害の確定診断

抑うつエピソード，躁病・軽躁病エピソードの有無を確認し，基本的な除外診断を行ったうえで，下記の手順で確定診断に至る（図1-2）。

1 双極Ⅰ型障害

現在が躁状態である場合，躁病エピソード（表1-2）の診断基準を満たすならば，抑うつエピソード（表1-1）の既往の有無に関係なく双極Ⅰ型障害と診断する。現在が抑うつエピソードである場合も，過去に一度でも躁病エピソードを経験していれば双極Ⅰ型障害と診断する。抗うつ薬の作用により躁症状が出現することがあるが，誘因となった薬物を中止して1か月程度の期間が経過しても症状が持続しているかどうかで双極Ⅰ型障害と鑑別する。

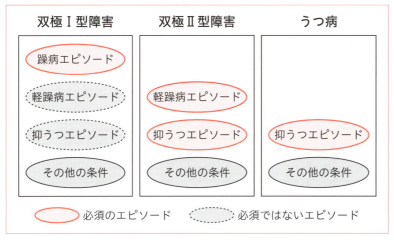

図1-2　うつ病・双極性障害のエピソードと診断

2 双極II型障害

現在が抑うつエピソード（表1-1）であっても，過去に軽躁病エピソード（表1-3）を一度でも経験していれば双極II型障害と診断する。なお，抑うつエピソードの既往がなく，軽躁病エピソードの既往のみ認める場合には疾患ではなく，双極II型障害とは診断しない。

3 うつ病

診断基準を満たす抑うつエピソードを認め，身体疾患，薬物の影響，統合失調症または統合失調感情障害，双極性障害が除外された場合にうつ病と診断する。双極I型障害が抑うつエピソードから発症することもあるが，この時点での診断はうつ病である。後に躁病エピソードまたは軽躁病エピソードを発症した時点で診断はそれぞれ双極I型障害または双極II型障害へと変更される。うつ病とは，種々の鑑別診断が行われた後に確定する除外診断であることに注意を要する。

4 重症度，下位分類

うつ病・双極性障害は操作的診断基準において条件を満たす項目の数に応じて，軽度，中等度，重度の3段階に重症度分類される。また，うつ病・双極性障害には下位分類がある（表1-6）。

5 抑うつエピソードの診断基準を満たさない抑うつ状態

抑うつ症状が抑うつエピソードの診断基準を満たさず，うつ病の診断には至らなくとも，患者には精神的苦痛があり社会機能も低下している場合がある。特に，心理社会的なストレス因に対する反応として一定の抑うつ症状が持続する場合には，その反応の程度や持続期間により，以下のように診断されることがある。

❶気分変調性障害[3]

抑うつエピソードの診断基準は満たさないが，ほとんど毎日の抑うつ気分が2年間以上遷延し，抑うつ症状のない日よりもある日のほうが多く，食思不振・過食，不眠・過眠，気力低下または疲れやすさ，低い自己評価，集中困難，絶望感のうち少なくとも2つ以上が存在する場合には気分変調性障害と診断する。この診断においてはうつ病エピソードの既往の有無を確認することが重要であるが，慢性・部分寛解のうつ病との鑑別はかなり難しい。気分変調性障害の抑うつ症状はうつ病のそれよりも軽度であるとはいえ長期にわたり遷延するため，患者の不利益は決

表1-6　うつ病・双極性障害の分類

- ● **エピソード発生回数による分類**
  - ▶ うつ病
    - ・単一エピソード
      今回が初発のエピソードである場合
    - ・反復性
      今回が2回目以上のエピソードである場合
  - ▶ 双極性障害
    - ・急速交代型
      過去1年間に4回以上の躁病，軽躁病，抑うつエピソードの反復を認めた場合
- ● **状態像の特徴による分類**
  - ▶ 混合状態
    抑うつエピソード中にいくつかの躁症状を認める，または，躁病エピソード中にいくつかのうつ症状を認める状態。
  - ▶ メランコリー型
    抑うつエピソードにおいて，非常に強い興味喪失が中心的な症状となっており，気分反応性が非常に乏しく，朝に増悪する症状の日内変動を伴う状態。
  - ▶ 非定型
    抑うつエピソードにおいて，過食，過眠が目立ち，外部からの刺激に容易に反応して一時的に気分がよくなるなどの気分反応性の高さを有する。また，抑うつエピソードがない期間においても対人関係上の拒絶に対し過敏な性格的特徴を有する。
  - ▶ 精神病症状を伴う
    幻覚・妄想が存在する。
  - ▶ 緊張病症状を伴う
    意識清明でありながら周囲からの刺激に反応できない混迷，受動的にとらされた姿勢を維持するカタレプシーなどの緊張病症状を伴う。
  - ▶ 産後発症
    出産後数週間以内に発症。
  - ▶ 季節型
    反復性のうつ病において，抑うつエピソードが特定の季節に発症する。

して小さくない。

　また，この診断の患者群は，以前には抑うつ神経症と診断されていた慢性的な不安と抑うつ症状を伴う患者群とかなり重複し，気分変調性障害に加えて全般性不安障害の診断が加えられることがある。この場合には薬物療法のみに頼るのではなく，心理療法による治療も必要となる[4]。

❷適応障害[5]

　明確なストレス因に対する心理的反応であり，抑うつや不安などの症状や行動面での障害が生じること，ストレス因に不釣りあいなほどに著しい苦痛を伴うことにより診断される。職場での異動に伴う不安感などは正常範囲のストレス反応として適応障害とは鑑別される。しかし，長期間の過労による強い疲労感や抑うつ感などによって業務に支障が生じ

るなど，有害な事象によって機能障害が引き起こされている場合には適応障害と診断することができる。この場合，症状改善のためにはストレス因を取り除くことが最も重要である。

❸正常なストレス反応

前述のとおり日常起こり得る出来事に対する一過性で機能障害を伴わない不安や抑うつ感は正常なストレス反応である。精神的苦痛を伴う場合には放置してよいわけではないが，診断がつかないまま安易に薬物投与を行うのではなく，経過の観察と心理社会的な支援に重点を置く。

❺ 併存症の確認

操作的診断基準では，条件によって複数の診断がつくことがある。うつ病・双極性障害に多い併存症として不安症や神経発達症群，アルコール関連障害群などがあげられる。薬物摂取によるもの，一般身体疾患によるもの，統合失調症，妄想性障害，双極性障害などは前述のとおりそれらの診断が優先され，併存症とは考えない。

第1章
うつ病・双極性障害の
基礎知識

04 入院看護開始時の留意点

❶ 躁状態の患者が入院するときの基本的な留意事項

　興奮を伴う躁状態で入院となった患者については，患者自身と医療スタッフの身体的安全の確保を最優先とする。ほとんどの場合は患者本人に病識がなく，入院治療にも同意しておらず，医療保護入院である。激しい興奮を呈してる場合には入棟後に保護室への隔離やベッド上での身体的拘束の指示が出ることもあるため，必要であれば他病棟からも応援を募るなどして可能な限り多くの人数で対応できる準備をしておき，また，保護室や拘束帯の使用方法などを含めて患者対応や処置の手順を確認しておく。これらのことを安全かつ円滑に実施するためには，精神保健及び精神障害者福祉に関する法律（精神保健福祉法）における入院形態や行動制限など患者の人権にかかわる条文について十分に学んでおくことが重要である。

　情報収集や信頼関係構築のために，患者の入棟に先立って担当看護師が患者の外来診察に陪席していることが望ましい。患者の入棟時には，精神症状および身体症状について医師から説明を受け，チーム内で情報を共有する。そのうえで看護体制，医師への連絡体制，また，指示がある場合には頓服薬の使用方法などについて確認する。バイタルサインや呼吸の確認は重要であるが，単独での諸対応が危険かつ困難なこともあり，複数対応を検討する。隔離や身体的拘束となった場合には頻回の観察が必要となる。躁状態の患者は多額の現金や貴重品などを病棟に持ち込もうとすることがあるため，やむを得ず所持品のチェックを行う。もし，これらのものがみつかれば，患者本人，家族と相談のうえ，信頼できる家人などに保管を依頼する。

　躁状態の患者は激しい興奮を呈しているとしても通常は意識清明であり，エピソード中の記憶も基本的に保たれている。このため，隔離や身体的拘束などの処置を行う際には，落ち着いたていねいな口調で，患者がこの処置を苦痛に感じていることは十分理解していること，しかし，患者自身の安全を確保し治療を開始するためにやむを得ない処置であること，今後十分に観察するので心配はないことを繰り返し伝える。医療

スタッフ側に感情的な発言があれば患者はそれを記憶しており，その後の治療関係に悪影響を及ぼす。

　興奮の程度が強くない場合，可能であれば患者自身からの情報収集を試みる。しかし，たとえ患者が上機嫌であっても，些細な言動によって突然易怒的となったり興奮したりする可能性があるため，話を聞く場所や患者との距離には十分留意し，単独対応はできる限り避けることが望ましい。状況によっては家族からの情報収集を優先して行う。患者との会話は落ち着いた声ではっきりと，簡潔に話すことを心がける。第2章で述べる意図的面接技法も参照する。躁状態では注意・集中や理解力が一時的に低下するため，長い話を理解したり記憶したりすることが難しい場合がある。病棟のルールやスケジュール，指示については紙に書いて簡潔に伝えるなど工夫する。

② うつ病の患者が入院するときの基本的な留意事項

　典型的なうつ病の患者は，自分自身とその将来について悲観的な考えをもって入院してくる。家庭や職場に対して責任を果たせないという自責感，または，それらからの疎外感を強く感じていることが多く，自分の居場所がないと考えがちである。このため患者の入院にあたっては，患者が病棟スタッフに受け入れられていると感じられること，また，病棟が安心して療養に専念できる場所であると感じられることが重要である。第2章で述べる意図的面接技法を十分に活用し，患者に対する適切なかかわり行動，肯定的な関心，尊敬の念と温かさ，非審判的な態度を示すことから始める。

　躁状態の患者の場合と同様に，可能であれば担当看護師が外来診察に陪席する。患者の入棟時には担当医師から精神症状，身体症状，自殺念慮の有無と自殺リスク，入院形態について説明を受け，チーム内で情報を共有することが重要である。医療保護入院であれば，任意入院ではない理由を確認する。医療保護入院の要件として，抑うつ症状や自殺念慮が重度であるにもかかわらず，強い自責感や病識の乏しさなどにより入院治療を否定することなどがあげられる。このような場合には上記の共感的態度を示しながらも，患者の行動には十分な注意を払う必要がある。まずは自殺リスクに応じて病室や看護体制を検討する。自殺リスクが非常に高い場合には保護室への隔離などの指示が出る場合がある。自殺念慮の強い患者は所持品の中からひもやベルト状のものなどを自殺企図に用いることがあるため，やむを得ず所持品のチェックを行う。イヤホン

など療養生活に必要な物品もあるため，許可する持ち込み品について事前に医師と相談のうえ，ルールを作成しておくことが望ましい。

入棟後に看護上必要な情報収集を行う場合にも，患者自身の精神的・身体的状況には留意する。倦怠感や疲労感のため長時間の会話が困難である場合には，当日の看護や病棟生活に必要性が高い情報から順に可能な範囲で収集し，患者に過度な負担がかからないように留意する。情報収集の内容や具体的な面接方法については第2章を参照されたい。バイタルサインや身体的愁訴の有無，セルフケアの可否についても確認する。

また，前述のとおり抑うつ状態の背景はさまざまであり，症状の表れ方，看護や療養生活上の留意点なども患者ごとに多様である。この多様性に対処するためには，診断以外の情報も併せた患者の「見立て」が必要であり，次項以降で具体的に説明する。

うつ病・双極性障害患者の「見立て」

第1章
うつ病・双極性障害の基礎知識

05

多くの精神疾患の原因は不明であるため，原因に直接作用するある1つの治療方法があるわけではない。このため，症状の改善と社会機能の回復に有効と考えられる方法をできる限り多く準備し，患者の状況ごとにそれらの方法の優先順位を決定し，選択した方法を適切に実施することが求められる。このためには診断という視点だけではなく，症状経過や併存症，患者の特性やこれまでの体験，環境など複数の視点から患者の病状や問題点，あるいは保護因子を評価し，その結果として患者を「見立てる」作業が必要となる。

このような見立てはチームによって行われる。見立てに必要な情報は医師の診察によって得られるものだけではなく，コメディカルの観察によって，または，家族からコメディカルを経由してもたらされるものも多い。このため，コメディカルが患者の言動を症状やその経過，患者の特性や価値観などの複数の視点から理解できることが，適正な治療，看護，リハビリテーションのために重要である。

また，救急受診した初診患者の場合などは基本的に情報収集が不十分であり，現症のみで暫定的に診断することになる。そのことがチーム内で共有されなければ，その後の患者理解や看護計画の策定にも混乱が生じる。すでに得られている情報だけに注意を向けるのではなく，必要だが得られていない情報が常にあることを自覚し，治療開始後も情報収集を継続する意識をもつことが大切である。

うつ病・双極性障害患者の見立てを行い，看護計画を作成するために必要な情報，すなわち視点の例を以下にあげる。一部は鑑別診断の際に検討された情報であり，それらも併せて検討する。

①うつ病の症状経過と予後

②双極性障害の症状経過と予後

③双極性，不安症群その他，神経発達症群，認知症の併存などの医学的因子

④認知機能や学習された行動，ストレス反応を含む患者の生活・社会能力

⑤患者の価値観と看護師の価値観

⑥自殺念慮，自傷行為の理解と評価

① うつ病の症状経過と予後

　うつ病は思春期から老年期までほとんどの年代において初発する可能性がある。典型的にはうつ病と診断された患者は数か月以内，遅くとも1年以内に回復し始める。再発の危険は常に存在し，若年発症，多数のうつ病エピソードの既往，前回のエピソードが重度であったことなどが再発の予測因子となる。寛解期が長くなれば再発の危険は減少する。寛解期には症状が完全に消失する場合もあるが，診断には至らない程度でいくつかの軽い症状が残る場合もある。双極性障害は抑うつエピソードから発症することもあるため，うつ病と診断される患者のなかに「まだ躁症状を呈していない，双極性障害の患者」が一定の割合で含まれることに留意する。

【看護への影響と対処】
　典型的なうつ病については上述のとおりに回復の経過が期待されるが，背景に持続するストレス因があると症状は遷延する。クリティカルパスに沿った評価や治療は，患者の病態がクリティカルパス作成時に想定されたとおりであれば有用であるが，病態の多様さから，想定どおりの経過とならないこともある。このような場合や，新しい情報により見立てが変更された場合には，チーム内で必ず情報を共有し，看護方針の円滑な修正を図る。

　また，重度の抑うつ状態のために実行されていなかった自殺行動が，症状の改善とともに活動可能となって自殺企図に至ることがある。表面的な症状改善にとらわれず，自殺念慮の消失が確認されるまで十分に患者の言動に注意することで，患者の安全を確保する。

② 双極性障害の経過と予後

　双極性障害の初発年齢は20〜30歳代が中心ではあるが，うつ病と同様，思春期から老年期までのすべての年代において発症の可能性がある。双極性障害は躁病エピソードで発症する場合と抑うつエピソードで発症する場合があり，さまざまな頻度で躁病エピソードや抑うつエピソード，寛解期を繰り返す。初発の躁病エピソードを経験した患者の多くはその後に躁病または抑うつエピソードを再発する。躁病エピソードの約6割は抑うつエピソードの直前に認められる。気分エピソードが頻

回に出現することもあり，年間4回以上のエピソードを認める場合には「急速交代型」との特定用語がつけられる。

双極性障害の治療においては急性期症状の治療も当然重要であるが，それと並び，躁病または抑うつエピソードの再発を防止することも重要である。双極性障害の経過においては気分エピソードの反復回数が増えるほど次の再発までの期間が短くなる可能性がある。患者が経験する気分エピソードの増加は自殺リスクの増加や後述する認知機能の低下，患者の社会的・経済的損失などに直結する問題であり，急性期症状が改善しても再発を防止できなければ十分な治療とはいえない。患者の症状寛解期においても再発防止のための受療継続を支援する工夫が必要である。

【看護への影響と対処】

躁状態が改善した場合に患者が再発防止の重要性を理解することができず，薬物療法の終了を希望したり，自己中断したりすることがある。双極性障害は基本的に病相が反復する慢性疾患であることを看護師自身が理解し，今後の病相予防のための服薬継続の重要性を伝えることで気分エピソードの再発防止を支援できる。

躁状態が改善した後に，実際には平常気分であるとしても，患者は従来からの高揚気分との落差を「うつ」と感じ，抑うつ気分や意欲低下として訴えることがある。一方で，双極性障害の経過として，軽躁・躁病エピソードの後，平常状態を経ずに抑うつエピソードに移行することもある。このような場合にも治療薬によって抑うつが生じたと患者が誤解し，服薬を中断する可能性がある。症状の変動については時間をかけて評価する必要があるため慌てないようにと患者に伝えるとともに，患者の訴えを医師に伝達することで，適正な症状評価と服薬アドヒアランスの維持につなぐことができる。

❸ 双極性，不安症群その他，神経発達症群，認知症の併存などの医学的因子

▋1 双極性の併存

前述のとおり，うつ病と診断するためには双極性障害を除外する必要があるが，躁病エピソードや軽躁病エピソードの既往が見逃されて双極性障害の患者がうつ病と診断された場合，症状経過や抗うつ薬の影響により，抑うつエピソードから躁病・軽躁病エピソードに移行する躁転が生じたり，抑うつエピソードに強い焦燥や活動性の増加，攻撃性を伴う賦活症候群**5**が生じたりすることがある。これらは典型的なうつ病症状

5 賦活症候群
抗うつ薬（特にSSRIなど）による有害事象のひとつであり，投与初期や増量後に不安・焦燥，不眠，衝動性，易刺激性，動悸・過呼吸，アカシジアなどを呈する。アクチベーション・シンドロームとも呼ばれる。

表1-7　ソフトな双極性の特徴

▶ 焦燥(焦り，待てない，イライラ，不機嫌，執拗な訴え)
▶ 高い気分反応性(刺激により気分がコロコロ変わる)
▶ 気分の周期性・混在(よい気分，悪い気分)
▶ 関係念慮(対人関係の過敏さ)
▶ 罪業・心気・貧困妄想(念慮)
▶ 聴覚・痛覚の過敏
▶ 行動化(過量服薬，リストカット，飲酒，過食・拒食)
▶ 病前性格(高揚気質，発揚気質)
▶ 併存障害(不安障害，摂食障害，依存症)

内海健：うつ病，臨床精神医学26増刊号，39-44，1997.　を参考に作成

とは異なるため，看護師による患者理解にも混乱が生じる。

　また，双極Ⅰ型障害や双極Ⅱ型障害の診断基準は満たさないので診断としてはうつ病となるものの，「ソフトな双極性(双極性らしさ)」を伴ううつ病が存在し，DSM-5ではこのようなうつ病には「混合性の特徴を伴う」との特定用語がつくことがある。類似の概念として，双極スペクトラム障害との診断[6]や，双極Ⅱ型障害を広く解釈する立場[7]などがある。躁病・軽躁病エピソード，または，賦活症候群や混合状態による攻撃性などから患者が他患者や職員との間にトラブルを起こすことがあるが，その行動はうつ病像から理解することが困難であり，パーソナリティによる行動などと誤解されやすい。

【看護への影響と対処】

　抑うつエピソードで認められる症状の知識だけで患者の病状を評価しようとすると，躁状態や混合状態を呈する患者の言動を理解できず，誤った評価につながる。焦燥感や不機嫌，気分の変わりやすさなど，うつ病患者の一部にみられる「ソフトな双極性」を示唆する症状や状態を知っておくことは有用である(表1-7)。また，このような状態は診断に関する情報不足により生じた事態でもあるので，病棟で観察される患者の状態を正しく医師に伝達することで，診断や治療の適正化を促進できる可能性がある。

　うつ病・双極性障害と診断されている患者の問題となる言動については，まず可能な限り気分症状の側面から評価し，対応を検討することが重要である。安易にパーソナリティの問題として評価すると，患者に対する治療的対応が指導的，教育的対応へと変化し，患者の病状が悪化したり，トラブルが生じたりする原因となる。基本的に，パーソナリティの評価は十分なうつ病・双極性障害の評価と治療がなされた後で行われるべきである。患者の逸脱した言動が気分症状から生じる可能性があることを，看護師，患者，家族を含めた関係者全員が理解しておくことで，

患者の治療機会が安易に奪われることを防ぐことができる。

2 不安障害，解離性障害，身体表現性障害の代表的症状の併存

うつ病，双極性障害ともに，一般的な「不安な気持」だけではなく，社交不安障害やパニック障害，外傷後ストレス障害などの不安障害（表1-8）を併存することがある。また，これらの不安症の経過中に抑うつ症状が出現し，重症化してうつ病との診断に至ることもある。

社交不安障害の場合には若年期から持続する不安症状であるため，患者本人でさえ性格の問題と考えて症状経過の情報提供に至らず，医師や看護師が気づかないことがある。パニック障害においてはパニック発作が反復する場合，その症状にばかり注目が集まり，併存する抑うつ症状が見逃されることがある。外傷後ストレス障害の場合，患者が外傷体験について話すことを躊躇し，医師や看護師がその存在に気づかないことがある。また，強迫性障害は難治性であることが多く，それに伴って抑うつ症状も併存，遷延しやすい。

【看護への影響と対処】

不安障害等が併存するうつ病・双極性障害は一般的に難治であり，単に気分症状の治療を行うだけでは症状改善が困難であるか，改善しても寛解には至らないことが多い。このとき，難治性の一因が不安症の併存であることに気づかず，単に指導的，教育的な態度で対応すると患者からの信頼を得られず，治療の継続が困難となる。不安障害の代表的な症状（表1-8）について知り，第2章で述べる意図的面接技法に基づく傾聴によって抑うつだけではなく，不安に関する訴えにも十分に耳を傾けて医師に報告することで，治療の適正化を支援することができる。

3 神経発達症群（自閉スペクトラム症，注意欠如・多動症，学習障害など）の併存

神経発達症群（発達障害）は，主に知的能力障害（知的障害），限局性学習障害，注意欠如・多動症（AD/HD），自閉スペクトラム症などに分類される。生来の脳機能の発達の遅れや偏りが原因となり小児期から明らかになる障害であり，学業や社会生活上における適応の障害を伴う。周囲がその神経発達症群の特性を受容する環境であれば適応が大きく損なわれることはない。一方で，周囲が障害の特性を理解しておらず患者にとって過大な要求をする場合には，たとえ診断閾値付近の障害やその傾向であっても社会的な不適応が生じやすくなり，適応障害を経てうつ病発症に至ることがある。また，容易に診断できるレベルの典型的な障害をもつ患者もいるが，特に診断閾値付近の患者であれば周囲からは「変

表1-8　代表的な不安障害，解離性障害，身体表現性障害

- **社交不安障害**
  - ▶ 他者に注目されるかもしれない状況に関する明らかで強烈な恐怖または不安
- **パニック障害**
  - ▶ 予期しないパニック発作が反復する。
- **強迫性障害**
  - ▶ 強迫観念（不適切だとわかっているのに反復・持続する不快な思考やイメージ）と強迫行為（強迫観念による苦痛を防いだり，軽減したりするために，繰り返される行動や心のなかの行為）
- **外傷後ストレス障害**
  - ▶ 外傷的記憶の侵入的想起により生じる再体験症状，回避・麻痺症状，過覚醒症状や解離症状など
- **解離性健忘**
  - ▶ 通常は容易に想起できる生活史のある側面が想起できない可逆性の記憶障害
- **身体表現性障害**
  - ▶ 苦痛を伴う身体症状があり，それにまつわる思考や不安が症状の程度に不釣りあいなほどに持続する
- **転換性障害**
  - ▶ 神経疾患や他の医学的疾患では説明できない随意運動や感覚機能の障害

高橋三郎・大野裕・染矢俊幸訳：DSM-Ⅳ-TR精神疾患の分類と診断の手引，医学書院，2002. を参考に作成

わった人」「付きあいにくい人」などと認識され，精神障害であるとは認識されていないことが多い。わが国の医療・福祉において知的能力障害以外の神経発達症群の診断が明確に認識されるようになったのは2000年代以降であり，成人のなかには色濃くその特徴をもちながらも診断されていない人がいることに留意する。

　全般的な知的発達の遅れは知的能力障害，読み書きや計算などの特定の技能の遅れは限局性学習障害と分類される。

　注意に関する発達の遅れは注意欠如・多動症と分類される。日常生活や学業，業務に支障が生じる程度の不注意と多動性・衝動性の双方，またはいずれか一方が幼少期から持続する。不注意については，集中を続けることが難しく，簡単に課題から注意が逸れてしまい，1つの作業を続けるようなことがとても苦手である。小児期であれば，学校の授業中であっても席を立って教室内を歩き回るなどの多動性を示したり，突然，道路に飛び出すなどの衝動性を見せたりすることがある。成人期では多動性・衝動性が仕事上の失敗や浪費，頻回の交通事故などとして表れることがある。思いつきの行動が一見，躁症状のように観察されることもあるが，双極性障害とは異なるため，特に幼少期に関する十分な情報収

集によって評価する必要がある。

社会性に関する発達の遅れや認知の偏りは自閉スペクトラム症（以前の自閉症，広汎性発達障害，一部はアスペルガー症候群と呼ばれた）と分類される。コミュニケーションや対人関係に表れる社会性の障害と，同じことを繰り返す行動，同じものに対する融通が利かないほどの執着，異常に限局された興味などに表れるこだわりの強さ，感覚過敏などを伴う。知的能力障害は伴わないこともあり，伴う場合にもその程度はさまざまである。言語理解や記憶，処理速度などの能力が非常に高い場合もある。しかし，発達の特性から他者の気持ちを推し量ったり，他者の立場に立って考えたりすることが苦手であり，高い能力を有する人であっても社会的な不適応を起こしやすい。

また，これらの診断に該当する，または，診断基準は満たさないがその傾向をもつ患者のなかには，家庭内を含むさまざまな環境における適応の問題から，幼少期から被虐待やいじめ被害を経験している人が少なくない。そのような経験に由来する外傷的記憶の侵入的想起が抑うつ気分や不安・焦燥，衝動性などの原因となることもある。このような気分症状は難治性であることが多く，定型的な薬物療法のみでは十分な改善を得られない可能性がある[8]。

【看護への影響と対処】

神経発達症群が併存する患者に対し，その特性を考慮せずに診断や治療，入院などに関する説明や指導を行うと十分理解を得ることができないまま治療が進むこととなり，その結果，治療へのアドヒアランスが低下し，医療からの脱落につながることがある。神経発達症群では発達の特性による得意領域，不得意領域があることを理解してコミュニケーションを図る。

知的能力障害においては患者の能力にあわせた説明が求められ，言葉の選択や絵図の併用などを工夫する。また，患者からの訴えを聞き，内容を確認するために通常より時間がかかる可能性があることを予測しておく。

注意欠如・多動症においては，成人期においても，患者が自分自身で行動の順番を決めることが困難なことが多いことに留意し，患者と相談のうえ，療養や日常生活に必要な行動の優先順位を決定して患者に明確に提示することで，患者の円滑な療養生活を支援することができる。

自閉スペクトラム症の傾向をもつ患者は，例えば「生活を楽しむ」や「適当にあわせる」といった抽象的な表現や曖昧な表現が意味するところを自らの生活に具体的に当てはめて理解することを苦手とする。この

ため患者への説明や指導においては，時刻や手順，行動内容を含めて可能な限り具体的な表現を用いる。また，情報の細部に注意が集中する傾向もあるため，伝えたい情報の優先順位を考え，大切なものからわかりやすく伝える工夫をする。その他には，聴覚を含む感覚過敏によって集中が困難となり，理解力が低下しているように観察されることもあり，会話の声の大きさや面接時の環境などにも配慮を要する。

神経発達症群が併存するうつ病・双極性障害患者においては，気分症状が改善したとしてもその患者の社会的困難や精神的苦痛，つまり「生きにくさ」が解消されるわけではない。神経発達症群そのものについては治療ではなく，長期間のトレーニングによる適応の改善が必要となる。気分症状の急性期治療の入院期間中に患者がもつすべての困難を取り除こうとすることは無理な指導や教育につながりやすく，それが患者の自尊心の低下や抑うつ症状が遷延する原因となり得る。発達の特性を理解し，得意領域を中心に患者にかかわることにより，患者の自尊心を維持または回復させつつ，患者が気分症状の治療を継続することを支援できる。

4 高齢者のうつ病，認知症の併存

高齢発症のうつ病患者は他の年齢層と比較して定型的なうつ病症状を示すことが少ないとされる。興味の消失，意欲・集中力の低下，精神運動制止，不安・焦燥，身体状況へのこだわりなどが目立つ一方で，抑うつ気分や悲観的思考，罪責感などは目立たないことがあるなど症状が不揃いであったり，患者の訴えが「物忘れ」「新しいことが覚えられない」など記憶に関するものであったりすることから，高齢者のうつ病は見逃されやすい[9]。

うつ病エピソードの経過中に認知機能が一過性に低下することは年齢にかかわらず起こり得る。一方で，高齢者は一定の割合で認知症を発症している可能性があり，レビー小体型認知症などパーキンソン病関連の認知症では中核症状として，アルツハイマー型認知症では行動・心理症状（BPSD）として抑うつ症状を伴うことがある。老年期においてうつ病が遷延する場合には認知症との鑑別を検討する。さらに高齢者では，抗うつ薬を含む向精神薬や内科薬による鎮静により，うつ症状や認知症症状と誤解されるような認知機能低下が生じることもあり，それぞれの病態の鑑別は容易ではない。さらに，躁病エピソードや抑うつエピソードのため入院した高齢患者において，気分症状の寛解を得た後に認知症症状が明らかとなることもある。主診断がうつ病・双極性障害であるか，

表1-9　うつ病性仮性認知症と認知症の鑑別

	仮性認知症	認知症
物忘れの自覚	ある	少ない
物忘れに対する深刻さ	ある	少ない
物忘れに対する姿勢	誇張的	取り繕い的
気分の落ち込み	ある	少ない
典型的な妄想	心気妄想	物盗られ妄想
脳画像所見	正常	異常
抗うつ薬治療	有効	無効

日本認知症学会編：認知症テキストブック，161，中外医学社，2008.

認知症であるかによって，薬剤の選択など治療方針が異なる。うつ病性仮性認知症と認知症との鑑別点を表1-9に示す。

【看護への影響と対処】

　認知機能・生活機能低下は認知症と結びつけて理解されやすいため，うつ病症状からこれらの機能低下を理解する視点を忘れないことが重要である。高齢患者に行動が遅い，簡単な行動ができない，つじつまの合わない言動があるなどの状態を認める場合，うつ病症状であれば患者が十分に休養できるような看護上の工夫が必要であるし，認知症症状であれば患者の行動上の負担を軽減するための工夫が必要となる。急性期における入院など，短期間での観察では鑑別が困難であることも多いが，可能な限り患者の生活を認知機能の面からも評価し，例えば，患者の時間や場所の見当識が保たれているか，時計を読んだり模写したりできるか，語流暢性⑥が保たれているかなどを確認することで鑑別の一助とすることができる。また，病前との比較などについて，本人だけではなく家族からも情報を得ることが重要である。

　なお，非高齢者では忍容性が高い向精神薬であっても，高齢者には鎮静やせん妄などの副作用が出やすいため，特に処方薬の変更後には副作用の有無を慎重に評価する。

❹ 認知機能や学習された行動，ストレス反応を含む患者の生活・社会能力

▌1　うつ病・双極性障害における認知機能障害

　認知機能とは，「情報を捉え，取り入れ，理解し，それに対して反応するための，思考あるいは知的機能」と定義される[10]。食事の準備を例にあげると，ある献立と必要な材料を思い出し（言語記憶），冷蔵庫のなかにある材料を確認し（言語・視覚記憶，空間認知），不足している材料

---

⑥ 語流暢性
示された条件に合致する言葉を適切に，素早く，数多く表出する能力。文字流暢性（「あ」から始まる言葉など）と意味流暢性（動物の名前など）がある。言語機能や前頭葉機能の目安になるとされる。

を同定する(作業記憶)。次に，不足する材料を売っている店とその場所を思い出し(言語記憶，空間記憶)，複数の店を回って訪ねる順番や経路を決める(遂行機能)などの機能である。認知機能はストレス，栄養，精神疾患，薬物療法，睡眠習慣，遺伝的要因，医原的要因，薬物，飲酒，学習環境などに影響を受けるが，うつ病・双極性障害の急性期経過中にも一過性に認知機能が低下することがある。気分症状が改善すると認知機能も回復するが，気分症状の回復から数か月遅れることがある。

【看護への影響と対処】

うつ病・双極性障害の患者においては，高齢者に限らず，気分症状の経過中に認知機能が低下すること，気分症状が改善しても認知機能はすぐには回復しないこと，また，反復性の気分症状(双極性障害や反復性うつ病)をもつ患者では，気分症状の寛解期であっても認知機能の回復が十分でない場合もあることを理解しておく。この認知機能低下の可能性を理解しておくと，看護，治療や療養に関する指導，教育などを円滑に行うことができる。

過労によるうつ病のために休職している患者の場合，復職時の気分症状の有無だけではなく認知機能の回復を確認することで，復職後の抑うつ症状再発防止の一助とすることができる。このような場合の認知機能の評価は，作業療法，デイケアにおける復職プログラム，または各種認知機能検査を用いて行う。

2　学習された行動(機能分析の観点から)

人は不安やその他の不快な気分を避けるための手段としてさまざまな行動をとる。不安は本来，危険予知のために必要な脳機能，感覚であり，この機能を停止することはできない。不安への耐性が低い患者の場合，不安が強まると短絡的にその場をしのぐための行動(表1-10)が生じ，一時的に不安は軽減する。しかし，この効果は一時的なものに過ぎず，しばらくすると不安が再発し，再び同様の回避行動が生じる。これが繰り返されると長期的には社会機能が低下してうつ病・双極性障害治療の妨げとなる。長期間に渡り学習された結果であるため短期間での修正は容易ではなく，薬物療法による気分安定と，認知行動療法などを中心とした心理療法を適切に組み合わせるなどの工夫が必要となる。

【看護への影響と対処】

患者が治療に消極的であるか，あえて不適切な行動を続けようとする場合，それらの行動がもつ機能，例えば一時的な不安軽減効果の有無について検討する必要があり，さもなければ安易に問題患者というラベル

表1-10　不安に対する不適切な回避行動の例

- ▶ 他者や特定の状況を避ける
- ▶ 他者を攻撃する
- ▶ 他者に依存する
- ▶ 問題解決しなくてよい理由を考える
- ▶ 問題解決しようとして，やみくもに考え続ける
- ▶ あえて気分を落ち込ませる
- ▶ むやみにテンションを上げる
- ▶ 飲酒，アルコールや薬物の乱用・依存
- ▶ 自傷行為　　　　など

を貼ることになる。また，患者本人は自らの行動によって不安や不快気分を回避しているという自覚が乏しく，逆に自らの安全を守っていると感じているため，不適切な回避行動を一方的に止めさせようとすると強い抵抗感を示す。このような行動に関しては医師に報告し，心理士も交えて行動の機能を評価し，チーム全員による統一した対応を確認する。患者に対しては，そのような回避行動は一時的には効果的であっても，長期的には患者自身の不利益につながることを粘り強く伝えることで，心理療法などにより患者が適切な対処行動を身につけるように支援できる。

3　ストレス反応

　ストレスという用語は一般的に用いられるが，本来は生体に何らかの反応を生じさせるものをストレス刺激（ストレッサー），それにより生体に生じた反応をストレス反応（ストレス）と呼ぶ。ストレス刺激は心理社会的なものに限らず，物理的（音，光など），化学的（種々の化学物質など），生物学的（細菌，ウイルスなど）ストレス刺激が存在する。精神科臨床において問題となるストレス刺激は，経済的困難，職場での過労や人間関係上の困難，家庭内での配偶者からの暴力や養育者からの虐待などを含む過酷な人間関係などであり，ストレス反応として抑うつ症状や不安症状のほか，嘔気や発熱などの身体症状が生じることがある。これらの症状がうつ病の診断基準を満たす場合にはうつ病と診断され，満たさない場合には気分変調性障害や適応障害と診断されることは前述した。これらの病状を改善するためにはストレス因を取り除くことが重要であることはいうまでもないが，それが困難な場合には抑うつ症状や不安が遷延しやすく，一部の患者は難治性と評価されることがある。このような場合，治療としては心理社会的介入が重要となる。なお，単に患者の背景にストレス因らしきものが存在していればストレス反応性うつ

病であるといえるわけではなく，あくまでそのストレス因が誘因となって抑うつ状態が生じたり遷延したりしていることを確認する必要がある。

【看護への影響と対処】

　ストレス因の内容によっては患者がそれを明らかにしないことがある。第2章で述べる意図的面接技法に基づく情報収集を心がけ，話しにくい内容であっても患者から話してもらえるように工夫することで，治療や看護に必要な情報を収集することができる。例えば家庭内で持続する暴力被害というストレス因がその患者のうつ病の主要な原因であれば，その暴力を解決せずに薬物療法のみで治療継続したとしても効果は期待できない。チームで患者の心理面を支援しつつ，ケースワークや行政との連携などによって患者に安全な環境を提供することで，治療の前提となる環境を整えることができる。学校や職場におけるストレス因についても同様である。

❺ 患者の価値観と看護師の価値観

　人の身体的な構造や機能は各個人間の共通性が高く，身体疾患を治療する場合の目標にも個人差は少ないため，それに適した治療法の選択肢は次第に最も優秀な方法に集約されてくる。精神疾患においても生物学的な要因が強い場合には同様である。例えば，うつ病・双極性障害において昏迷を伴うなど意思表示も困難なほどに重度の病態に対する治療法には選択肢が少なく，患者の価値観が治療の内容に影響する余地は多くない。しかし，病状が軽度である場合や，元来，心理社会的ストレス因が誘因であると考えられる場合には，問題解決の方向性は患者の価値観に強く影響される。このため，画一的な方法で治療や看護を行うと，患者のニーズが無視され，患者にとっての問題解決がより困難になる可能性がある。治療や看護，リハビリテーション，ケースワークなどの介入方法の選択と目標設定については，患者の価値観を可能な限り反映できるように工夫する必要がある。

　一方で，患者の価値観を評価しているのは看護師個人の価値観であるという自覚もまた重要である。さらに，チーム医療を構成する各医療従事者の価値観もそれぞれに異なることにも留意する。例えば，病棟内への持ち込み品の選定，院内での喫煙の可否などについて，各スタッフがそれぞれ倫理的に検討した結果，各人の価値観の相違により意見が異なるとしてもそれは不自然ではない。医師を含めて医療従事者はこのような価値の多様性に由来する倫理的ジレンマを解決する明確な指針は持ち

合わせておらず，正解がない不安を受け入れつつ，チームに属する各スタッフの価値の多様性を生かし，多様な価値を内包する新たな価値を生み出そうとする努力が求められる[11]。

【看護への影響と対処】

　症状が軽快した段階において，「病気だから薬を飲み続けなければならない」という説得だけで患者の治療へのアドヒアランスを維持することは困難である。例えば，女性患者が症状の再発防止よりも挙児希望を優先して考えていることに医師や看護師が気づいていない場合，患者が無断で服薬を中断することもあり得る。

　患者の精神症状が安定すれば，再発防止の観点から必要な疾病教育を行いつつ，患者の価値観と社会機能の改善・維持とのバランスが最大限に良好となるよう，チームでその後の治療および支援の方針を検討する。前提として，第2章で述べる意図的面接技法を十分に活用して患者の価値観を把握できるよう努力する。薬物療法の継続を指導する際には，患者自身が今後の目標や価値をどこに置いているのかを確認しながら症状再発防止の重要性を説明し，患者自身の目標実現のための方法として服薬継続が推奨されることを伝える。労力はかかるがこのような工夫を行うことで，患者が患者自身の価値観に基づく活動と病状の再燃防止を両立することを支援できる。

❻ 自殺念慮，自傷行為の理解と評価

　うつ病・双極性障害に限らず，自殺防止は最重要の課題であり，精神科看護において自殺念慮や自殺企図，自傷行為の理解と評価は欠かせない。うつ病症状のひとつとして，あるいは，外傷体験や過酷な環境からの影響として生じる自殺念慮や自傷行為は，患者にとって「問題解決行動」である[12]。しかし，この解決方法は患者本人が命を失うことはもちろんのこと，家族や友人にとっても悲嘆や心的外傷という最悪の副作用を伴う。自殺企図を防止するためにはチームでの対応が必要であり，入院治療の場合には患者に対応する機会の多さから看護師が果たす役割は大きい。

　自傷行為は，自殺以外の意図があること，死に至らない程度の行為であるという予測があることで自殺企図から区別されるが[13]，不快気分やさまざまなストレス反応を回避するための問題解決行動であることは自殺企図と同様であり，慎重な対応が求められる。

　ここでは，松本による解説[14]を参照しつつ，自殺企図を防止し，自傷行為に対応するための要点を概説する。

1　自殺念慮と自殺企図

　自分自身が抱える問題はもはや解決できないと患者が感じると，次第に命を絶つより他に解決方法がないと信じ込むようになる。特に，①死に対する恐怖を感じにくくなっている，②自分の身体を傷つけることに慣れている，③痛みに対して鈍感になっているなど，患者にとって自殺しやすい状況が揃っている状態では自殺念慮に沿った行動をとりやすく，自殺の準備状態にあるといえる。この段階では「事故に遭って死んでしまえればいいのに」などの消極的な自殺念慮にとどまることが多いが，これに家族や集団からの疎外感や，仕事の負担が大きく業務を遂行できないことなどへの自責感が加わったり，不快なストレス刺激（外傷的記憶の想起なども含む）を受けたりすると，切迫した自殺の危険性が生じる。この状態では，患者の自殺念慮について傾聴し，そこから得た情報をもとにこの危機的状態をやり過ごせるようチームで介入し，患者の自殺リスクを軽減することが必要である。

【看護への影響と対処】

　患者が，自殺について話すことはタブーであると思っていたり，自殺念慮を知られたら入院させられると心配していたり，真剣に死を望んでいて，そのことを誰にも知られたくないと思っていたりすると，自殺念慮は隠されやすくなる。また，自殺をタブー視する考えや，自殺念慮に関する質問が患者の自殺行動を誘発するのではないかとの心配，あるいは，自殺念慮があると聞いてしまったときの対処がわからないという心配があると，看護師は自殺念慮に関する質問をためらい，問題を確認できなくなる。患者は自殺念慮について問われることによって安心することが多いとの指摘もあり，第2章で述べる意図的面接技法に基づいて共感的に傾聴しつつ，慎重に情報収集を行う。

　もし，自殺念慮や具体的な自殺企図，その準備を確認した場合には速やかに医師に連絡し，チームでも情報を共有する。患者から「誰にも言わないでほしい」という条件つきで自殺企図の事実や強い自殺念慮を打ち明けられることがあるが，この場合には患者を守るためにチームで情報を共有することが欠かせないことを十分に説明する。

　また，患者から自殺念慮を打ち明けられた場合には，自殺念慮だけに焦点を当てて会話を進めるのではなく，「最近，そう思わせる何かが起こりましたか」などと背景についても質問する。このときに「自殺してはいけない」といった説教はしない。患者が「なぜ自殺してはいけないのか」と質問した場合には，自殺企図とは取り返しがつかない副作用が

自分自身や周辺に及ぶ問題解決方法であることを説明し，自殺以外の解決方法をチーム全員で患者と一緒に考えていくことを伝える。

2 自傷行為

ここでは，リストカット，タバコの火を皮膚に押し当てる，皮膚を掻きむしる，抜毛などの表層型自傷行為について概説する。自傷行為にはさまざまなパターンがあるものの，基本的にこれらの行動は，患者に生じた不快感情や不快な思考，生きている実感が極端に乏しくなる状態などを回避するために生じるものと考える。自傷直後には傷の痛みが不安や不快感情を抑制したり，生きている実感を回復させたりする効果を生む。これが学習されることで自傷行為が繰り返されるようになるが，長期間反復すると次第に痛みの閾値は高くなり自傷の効果が薄れる。患者はより強い効果を得ようとして自傷行為をエスカレートさせ，その結果としての行きすぎた自傷行為が社会機能を低下させ，ときには生命の危険を生じさせることもある。薬物やアルコールの乱用・依存，治療薬の過量服薬についても同様の機序が存在すると考えられる。ただし，過量服薬は自殺企図との鑑別が困難であることが多い。自傷行為を繰り返す患者に対して安易に問題患者とラベル貼りするのではなく，患者からの援助希求が途切れないように慎重な対応を行い，患者を医療や福祉の輪のなかに留める工夫が求められる。

【看護への影響と対処】

自傷行為を単に注意をひくための行動であると捉えると，患者に対する陰性感情が看護師に引き起こされ，患者が医療から脱落する誘因となり得る。患者から自傷行為の報告を受けた場合には，自殺未遂の場合と同様に「自傷行為などしてはいけない」との説教はしない。自傷痕を確認し，報告してくれたことに感謝の意を表しつつ，この行為が患者による問題解決のための努力であることを看護師が認めていることを伝える。そのうえで，自傷行為の反復はすぐには止められないかもしれないが，まずは自傷行為の重症化を防ぐことが重要であり，その方策を検討するために情報を医師やチームに伝えることを説明する。チーム内では，医師，心理士を中心として自傷行為が果たしている機能を分析し，適応的な代替行為に置き換えるための方法や，自傷行為の背景にある心理社会的要因への介入を検討する。

うつ病・双極性障害の治療

第1章
うつ病・双極性障害の
基礎知識

06

　うつ病・双極性障害の治療法には薬物療法，修正型電気けいれん療法，経頭蓋磁気刺激法などの生物学的治療法，認知行動療法や対人関係療法をはじめとする各種心理療法があげられる。また，症状の改善，生活能力や就労能力の回復および症状再発防止を図るための介入方法は治療に限らず，疾病教育や心理教育，作業療法やデイケアを利用したリハビリテーションまたはトレーニング，環境調整のためのケースワークなども用いられる。これらの介入方法については，診断や重症度，経過に基づき，信頼される治療ガイドラインに沿って選択される。

　急性期には早急な症状改善が求められ，薬物療法が第一選択となることが多い。しかし，例えばうつ病の発症要因にストレス因や環境因があげられる場合には，ケースワークによってそれらの要因を軽減するための介入を行うことも必要であるし，心理療法や心理教育によって患者自身のストレス対処方法を改善する必要もある。早期復職や復職後の症状再発防止を図るためにはリハビリテーションの実施が有用であるなど，総合的に患者の生活レベルを改善するためにはさまざまな介入方法のなかから適切なものを選択する必要がある。

　各種生物学的治療法，各種心理療法，リハビリテーション，ケースワークなど，それぞれの介入方法の間に優劣があるのではなく，その時点での介入の目標によって，各方法論間の優先順位が決まる。前述の例のように，急性期症状を改善すること，症状の背景として存在する心理社会的ストレス因への対処方法を改善すること，または，ストレス因そのものを除去すること，再発防止のために患者の行動を変化させることなど，その時点での優先される目標を明確にし，その目標に沿って適切と考えられるいくつかの介入方法の優先順位について評価する。そのうえで順位の高い方法から順次実施を試みる。精神科治療やリハビリテーションの実施においては，介入方法の選択肢をよく知り，何を意図してある1つの方法を選択するのかを自覚することが重要である。

　具体的な治療選択の指針として，日本うつ病学会のうつ病治療ガイドライン（表1-11）および双極性障害治療ガイドライン（表1-12）を示すので参照されたい（表1-11における新規抗うつ薬は表1-13参照）。

表1-11　日本うつ病学会治療ガイドライン　Ⅱ．うつ病（DSM-5）の治療（2016版）

1. 軽症うつ病
   - 全例に行うべき基礎的介入
     - ▶患者背景，病態の理解に努め，支持的精神療法と心理教育を行う。
   - 基礎的介入に加えて，必要に応じて選択される推奨治療
     - ▶新規抗うつ薬（表1-13）
     - ▶認知行動療法

2. 中等症・重症うつ病（精神病性の特徴を伴わないもの）
   - 全例に行うべき基礎的介入
     - ▶患者背景，病態の理解に努め，支持的精神療法と心理教育を行う。
   - 推奨される治療
     - ▶新規抗うつ薬
     - ▶三環系抗うつ薬/四環系抗うつ薬
     - ▶修正型電気けいれん療法
   - 必要に応じて選択される推奨治療
     - ▶ベンゾジアゼピン系薬物の一時的な併用
     - ▶炭酸リチウム，甲状腺ホルモン製剤，気分安定薬による抗うつ効果増強療法
     - ▶非定型抗精神病薬による抗うつ効果増強療法
     - ▶エビデンスに基づく心理療法
   - 推奨されない治療
     - ▶ベンゾジアゼピン系薬物による単剤治療
     - ▶スルピリドや非定型抗精神病薬による単剤療法
     - ▶中枢刺激薬
     - ▶バルビツール製剤
     - ▶精神療法単独による治療
     - ▶抗うつ薬の多剤併用，抗不安薬の多剤併用など，同一種類の向精神薬を合理性なく多剤併用すること

3. 精神病性うつ病
   - 推奨される治療
     - ▶抗うつ薬と抗精神病薬の併用
     - ▶修正型電気けいれん療法
     - ▶抗うつ薬単剤で治療開始し，効果不十分ならば抗精神病薬を追加

4. 緊張病症状を伴ううつ病
   - 推奨される治療
     - ▶ベンゾジアゼピン系薬物の経口または非経口投与
     - ▶修正型電気けいれん療法

5. 児童思春期のうつ病
   - 全例に行うべき基礎的介入
     - ▶生育歴を含めた患者背景，病態の包括的な理解
     - ▶心理および疾病教育と環境調整
     - ▶支持的な介入
     - ▶家族への支援
   - 推奨されない治療
     - ▶三環系・四環系抗うつ薬
     - ▶ベンゾジアゼピン系薬物
   - 必要に応じて選択される治療
     - ▶12歳以上ではエスシタロプラムシュウ酸塩，6歳以上では塩酸セルトラリン

- ▶ 認知行動療法
- ▶ 対人関係療法

6. うつ病患者の睡眠障害とその対応
  - ● 推奨される治療
    - ▶ 不眠による夜間や日中の苦痛が臨床的に明らかな場合，積極的に不眠の治療を考える
    - ▶ 原発性睡眠障害合併の可能性も考え，十分な鑑別を行う
    - ▶ 睡眠衛生指導，薬物療法，不眠に対する（認知）行動療法を行う
    - ▶ 薬物療法を行う場合は，不眠の症状を考慮して，薬剤選択を行う
  - ● 推奨されない治療
    - ▶ 不眠に対するバルビツール酸系薬物，非バルビツール酸系薬物の投与
    - ▶ 同一作用機序薬剤の多剤併用
    - ▶ 過眠に対する中枢神経刺激薬

日本うつ病学会：日本うつ病学会治療ガイドライン Ⅱ．うつ病(DSM-5)／大うつ病性障害，2016.

表1-12　日本うつ病学会治療ガイドライン　Ⅰ．双極性障害（2012版）

1. 躁病エピソードの薬物療法（双極Ⅰ型障害）
   - ● 気分安定薬
     - ▶ 炭酸リチウム
     - ▶ バルプロ酸ナトリウム
     - ▶ カルバマゼピン
   - ● 非定型抗精神病薬
     - ▶ オランザピン
     - ▶ アリピプラゾール
     - ▶ クエチアピンフマル酸塩
     - ▶ リスペリドン
   - ● 気分安定薬と非定型抗精神病薬の併用

2. うつ病エピソードの薬物療法（双極Ⅰ型障害，双極Ⅱ型障害）
   - ● 気分安定薬
     - ▶ 炭酸リチウム
     - ▶ ラモトリギン
   - ● 非定型抗精神病薬
     - ▶ オランザピン
     - ▶ クエチアピンフマル酸塩
   - ● 気分安定薬と抗うつ薬の併用
   - ● 気分安定薬同士の併用
   - ● 修正型電気けいれん療法

3. 維持療法
   - ● 気分安定薬
     - ▶ 炭酸リチウム
     - ▶ ラモトリギン
     - ▶ バルプロ酸ナトリウム
     - ▶ カルバマゼピン
   - ● 非定型抗精神病薬
     - ▶ オランザピン
     - ▶ クエチアピンフマル酸塩
     - ▶ アリピプラゾール
     - ▶ リスペリドン

日本うつ病学会：日本うつ病学会治療ガイドライン Ⅰ．双極性障害，2012.

表1-13　日本で発売されている新規抗うつ薬

- SSRI(選択的セロトニン再取込み阻害薬)
  - ▶ エスシタロプラムシュウ酸塩(商品名：レクサプロ)
  - ▶ 塩酸セルトラリン(商品名：ジェイゾロフトなど，後発医薬品あり)
  - ▶ フルボキサミンマレイン酸塩(商品名：デプロメール，ルボックスなど，後発医薬品あり)
  - ▶ パロキセチン塩酸塩水和物(商品名：パキシルなど，後発医薬品あり)
- SNRI(セロトニン・ノルアドレナリン再取込み阻害薬)
  - ▶ ベンラファキシン塩酸塩(商品名：イフェクサー SR)
  - ▶ デュロキセチン塩酸塩(商品名：サインバルタ)
  - ▶ ミルナシプラン塩酸塩(商品名：トレドミンなど，後発品あり)
- NaSSA(ノルアドレナリン作動性・特異的セロトニン作動性抗うつ薬)
  - ▶ ミルタザピン(商品名：リフレックス，レメロン)

第1章
うつ病・双極性障害の
基礎知識

07 うつ病・双極性障害の疫学

1 うつ病の疫学

　厚生労働省が実施している患者調査によれば，日本の気分障害患者数は1996年には43.3万人であったが，2002年には71.1万人，2008年には104.1万人と急増している。2002 ～ 2003年に実施された岡山市，長崎市，鹿児島県串木野市・日置市吹上町の20歳以上住民を対象としたWMHJ（世界精神保健調査日本調査）2002 ～ 2003調査では，うつ病（DSM-IVによる診断）の12か月有病率（過去12か月にうつ病に罹患した者の割合）は2.9%，生涯有病率（これまでにうつ病に罹患したことがある者の割合）は6.7%であった[15]。その他の疫学調査によっても日本におけるうつ病の12か月有病率が1 ～ 2%，生涯有病率が3 ～ 7%とされる[16]。これらの結果は，欧米と比較すると有病率は低いものの，日本においてもうつ病がごく一般的な疾患であることを示している[16]。一般的に女性，若年者に多いとされるが，日本では中高年でも頻度が高く，うつ病による社会経済的影響が大きい[17]。

2 双極性障害の疫学

　前述のWMHJ2002 ～ 2003調査では，双極性障害全体の頻度は12か月有病率で0.1%，生涯有病率で0.7%であった[15]。全体的に日本における双極Ⅰ型障害の生涯有病率は0.08%，双極Ⅱ型障害で0.13%，双極性障害全体で約0.2%と見積もられており[17]，うつ病の1/10程度の有病率となる。欧米での多くの研究は双極Ⅰ型障害で1.0 ～ 1.5%と日本より高値を示しており，この差は，文化による診断面接への答え方の違いなどサンプルの偏りによる可能性や，遺伝的背景や環境因の違いによる可能性などが考えられる[18]。今後のさらに詳細な調査，研究が待たれる。

引用文献
1）諏訪望：最新精神医学—精神科臨床の基本，248，南江堂，1984.

2) 前掲1)，245.

3) 髙橋三郎・大野裕・染矢俊幸訳：DSM-Ⅳ-TR精神疾患の分類と診断の手引，144-145，医学書院，2002.

4) 松﨑朝樹監訳：気分障害ハンドブック，89，メディカル・サイエンス・インターナショナル，2013.

5) 前掲3)，231.

6) 前掲4)，38-40.

7) 内海健：双極Ⅱ型障害という病─改訂版うつ病新時代，勉誠出版，2013.

8) 杉山登志郎：発達障害の薬物療法，10，岩崎学術出版社，2015.

9) 厚生労働省：介護予防マニュアル(改訂版：平成24年3月)　資料8-1高齢者のうつについて，2012.

10) 最上多美子・兼子幸一監訳：精神疾患の認知機能障害に取り組む─精神疾患に悩む人の家族と友人用ハンドブック，OMH Publications. http://neuropsychiatry.med.tottori.ac.jp/NEAR.pdf(2017年10月閲覧)

11) 村井俊哉：精神医学の実在と虚構，195-198，日本評論社，2014.

12) 松本俊彦：もしも「死にたい」と言われたら，1，中外医学社，2015.

13) 前掲12)，38.

14) 松本俊彦：もしも「死にたい」と言われたら，中外医学社，2015.

15) Kawakami N, Takeshima T, Ono Y, Uda H, Hata Y, Nakane Y, Nakane H, Iwata N, Furukawa TA, Kikkawa T. : Twelve-month prevalence, severity, and treatment of common mental disorders in communities in Japan : preliminary finding from the World Mental Health Japan Survey 2002-2003, Psychiatry Clin Neurosci, 59(4), 441-452, 2005.

16) 川上憲人：世界のうつ病，日本のうつ病─疫学研究の現在(うつ病のすべて)(疫学)，医学のあゆみ，219(13)，925-929，2006.

17) 川上憲人：特定の精神障害の頻度，危険因子，受診行動，社会生活への影響. 平成18年度厚生労働科学研究費補助金(こころの健康科学研究事業)　こころの健康についての疫学調査に関する研究　分担研究報告，2007.

18) 加藤忠史：双極性障害─病態の理解から治療戦略まで 第2版，17，医学書院，2011.

参考文献

・日本精神神経学会 日本語版用語監修，髙橋三郎・大野裕監訳：DSM-5 精神疾患の診断・統計マニュアル，医学書院，2014.

・井関栄三編著：レビー小体型認知症─臨床と病態，中外医学社，2014.

第 2 章

情報収集の方法

第2章
情報収集の方法

01 何を聞くのか

　ここでは，うつ病・双極性障害が疑われる患者の問診や症状評価について，収集すべき情報の内容を列挙する。各項目は第1章のまとめでもある。

　基本的には患者の主訴を確認することから始め，現在の情報から過去の情報へ遡りながら，また，患者自身の情報から周辺の情報へ広げながら情報収集を行う。また，家族からも情報収集を行う。面接時に患者の状態を無視し，長時間にわたって話を聞くと患者にとって負担が大きくなりすぎることもある。面接中は患者の様子を観察し，必要に応じて聴取する内容を取捨選択したり，面談を複数回に分けたりするなどの調整を行う。

1 医学的因子

1 主訴, 現病歴

ⅰ．抑うつエピソードに関連した気分症状

- ゆううつな気分，悲観的な考え(抑うつ気分)
- 周囲のことに何ひとつ興味をもてない状態(興味消失)
- 死んでしまいたいという気持ち，生きていても仕方ないという気持ち(自殺念慮)
- 強い倦怠感，やる気が全く起きない状態(疲労感)
- ものごとに集中できない状態,不注意によるミスを繰り返す状態(集中力減退)
- 入眠困難，途中覚醒，早朝覚醒，過眠，日中の強い眠気(不眠または過眠)
- 食欲低下，不食，食欲亢進，過食，ダラダラ食い(食欲減退または増加)
- 何かに当たりたくなるようなイライラ，じっとしていられないような落ちつかなさ，会話や身体の動きが遅くなる(精神運動焦燥または制止)

ⅱ．躁病エピソードに関連した気分症状

- 次々にいろいろなことをやりたくなったり，いろいろなことに気が向いてしまったりして，1つのことを終わらせることが難しい状態(気分高揚)
- 睡眠時間が短い。しかし，それで十分だと思う状態。寝るのがもったいない状態(不眠)
- 自分が考えることに間違いはない，自分はたくさんの難しいことをやってのけることができる，うまくいかないときは周囲に問題があるなど，確固たる自信をもっている状態(誇大感)
- 次から次へと，まるで競争するかのようにいろいろな考えが浮かび，人と話してもその内容が次から次へと変わっていってしまう状態(観念奔逸)
- じっとしている時間がもったいなく，目的があってもなくてもとりあえず動いていないとがまんできない状態(活動性増加)
- 非常によくしゃべり，他者から制止されてもなかなか止められない状態(多弁)
- 周囲から見ると全く必要がないのに，何かの理由をつけて高額な買い物や投資を次々に行ってしまう状態。軽率な行動(性的逸脱を含む)が続く状態(困った結果につながる可能性が高い活動への熱中)

iii. 気分症状の経過について
- 気分症状はいつから始まったのか
- 気分症状は1日中続くのか。続かない場合，どのようなときによく生じるのか
- 気分症状はほぼ毎日続いているのか。続かなければ，どのような頻度で生じるのか
- 気分症状が始まったきっかけに心当たりがあるか
- 調子がよいときと悪いときの差が激しい状態か。そうであればどのように「調子の波」が起きるのか

iv. 自殺企図や自傷行為の既往
- 自殺企図をしたことがあるか
- 自殺の具体的な計画や準備を行ったことがあるか
- 自殺企図や計画，準備の既往がある場合，その経緯について
- 自殺念慮があるか
- 自殺念慮がある場合，どのような頻度と強さで現れるか
- 自傷行為の既往があるか
- 自傷行為の既往がある場合，その経緯について

ⅴ．その他の精神症状や認知機能障害
- 幻聴や幻視を疑わせる発言はなかったか
- 実際にはない被害を受けているなど，強く確信して訂正できないことがなかったか
- 会話や行動のまとまりが悪く，理解できないことがなかったか

ⅵ．身体症状
- めまい，耳鳴り，口渇，首や肩の凝り，腹痛，下痢・便秘，腰痛，頻尿，性欲減退など

2 既往歴

ⅰ．精神疾患

ⅱ．身体疾患

ⅲ．受診歴と処方薬

ⅳ．飲酒歴と喫煙歴

ⅴ．月経・妊娠の確認

3 成育歴（両親または年長の同胞など家族からの聴取）

ⅰ．発達の遅れなどの指摘がなかったことの確認

ⅱ．就学前，人見知りの強さ，親子関係，友人関係，集団での活動において気がかりな点はなかったか

ⅲ．就学後，家族関係，学校生活，学業成績，友人関係，集団での活動において気がかりな点はなかったか

4 家族歴

ⅰ．精神疾患の家族歴の有無

❷ 患者の生活・社会能力，価値観

1 生活・社会能力

ⅰ．生活歴・学歴・職業歴
- 家族構成
- 生活の地域，転居の有無・回数
- 最終学歴
- 職歴

ⅱ．社会機能，生活機能
- 発症前の学業，仕事，家事など社会機能の確認

- 発症前の家族を含む対人交流の確認
- 発症後，登校，出勤，家事はできていたか
- 発症後，勉強，業務の能率に変化があったか
- 発症後，家事はできていたか。料理や買い物はできていたか
- 発症後，家族との会話はできていたか
- 発症後，友人と会ったり外出したりできていたか

iii．病前性格
- 患者自身は，自身がどのような性格だと考えているか
- 家族は，患者がどのような性格だと考えているか

2 　患者の価値観

i．治療目標
- 症状消失，復学・復職，家事能力の回復

ii．どのような治療を望むか
- 短期間で治す，焦らずゆっくりと治す，薬物療法，薬物の効果と副作用とのバランス，心理療法

iii．人生の大切な側面は何か
- 家族との関係，挙児の希望，育児，仕事，趣味

02 どのように「聴く」のか

第2章 情報収集の方法

　臨床現場における情報収集とは患者やその家族とのコミュニケーションであり，業務に必要な情報を収集することだけが目的ではなく，適切に情報収集する行為自体が患者に安心感を与え，看護的であるという側面をもつ。プライベートな情報の収集には患者−看護師間の信頼関係が必須であるが，看護師が能動的なコミュニケーション技法を身につけることで信頼関係の構築を円滑に行えるようになる。

　また，例えば体温や血圧の測定ではそれぞれに必要な測定機器を用いるが，精神科での情報収集においては看護師自身が測定機器となる。このため，看護師は自分自身の特性を理解したうえで能動的にコミュニケーションを進め，必要が生じた場合には意図的にその方向性を修正する必要がある。

　福原らは，コミュニケーションの場に存在する要素を分析し，ほとんどのコミュニケーションの場において存在する基本的な要素から，特定の目的のために行われるコミュニケーションの場においてのみ存在する要素までを分類し，それぞれの要素がコミュニケーションの場で果たす役割りを詳細に検討した[1]。そして，それぞれの要素を技法として能動的，意図的に用いる面接技法をマイクロカウンセリングとして構築した。この意図的面接技法を用いることにより，誤解のない情報収集が可能となるだけではなく，患者が話し始めることや会話を続けること，患者が抱える心理的な矛盾に患者自身が気づけることの支援なども可能となる。傾聴とは，意図的に技法を選択しながらのコミュニケーションによって成り立つものであり，受動的にただ話を聞くことや，これさえやっておけばよいという画一的な方法で成り立つものではない。マイクロカウンセリングにおける最も基本的な技法群である基本的傾聴技法を主として参照しながら，看護師が面接時に留意すべき点を説明する。なお，面接時には敬語または丁寧語を用い，友達と話すかのような言葉遣いはしない。

❶ 基本的なかかわり方において意図すべき点

1 視線

　視線を適度にあわせることにより，看護師が患者の話をしっかり聞こうとしていることを示すことができる。コミュニケーションにおける視線のあわせ方は文化や患者の状態により異なり，視線を全くあわせないことは避けるべきであるが，視線をあわせすぎることで患者が不安を感じることもある。患者の様子を読み取りながら，患者の負担にならない範囲で意識して視線をあわせたり，外したりする。視線を外すときには手元のカルテ用紙に視線を落とすようにすれば違和感が少ない。

2 声の大きさと調子

　声の大きさや調子をコントロールすることは重要である。声量や声質に個人差があるのは当然であるが，むやみに大きな声で話すのではなく，無理のない範囲での落ちついた声と，はっきりした話し方を基本とする。感情を表現する場合などには，必要に応じて声の調子を変えることもよい。

3 話の腰を折らないこと

　基本的には患者が話す内容を追従するように聴くが，情報収集においては時間が限られることもあり，患者の話を遮らざるを得ないことも多い。このようなときにも何となく遮るのではなく，「お話の腰を折ってしまい申し訳ありませんが」「限られた時間でお話を伺う必要がありますので」などの言葉を添え，患者の話を中断することを予告し，自分自身が患者の話を遮ることを自覚して話題を変える。これらを自覚的に行動することにより，中断によって患者に影響が生じた場合にもその原因を推察しやすくなる。

4 ボディ・ランゲージ

　表情，身振り・手振り，態度などの非言語的コミュニケーションも重要な要素であり，言語的コミュニケーション以上に患者に影響を与えることがあるので，十分に注意を払う。患者の話を真摯に聴こうとする真剣な表情を基本とし，ときどき笑顔を添えることを意識する。情報収集時にはメモを取りながら話を聴くことが多いため，身振り・手振りは限られるが，特に患者の話の内容を確認する際などには大げさでない程度の手振りを交える。姿勢，態度についても十分に注意を払う必要があり，

視線が患者と同等かそれより低くなる姿勢と，傲慢であると誤解されない態度を意識する。

❷ 質問するときに意図すべき点

　質問の方法は情報収集の場面において特に重要であり，「閉じた質問」と「開いた質問」の特徴を把握して，適宜使い分ける。

　「閉じた質問」とは，患者が「はい」または「いいえ」で答える質問である。患者が質問の意図を把握しやすく，答えやすいことが利点であるが，一方で得られる情報量が少ないという欠点をもつ。「今，痛みがありますか」「今朝，朝食をとりましたか」などの質問である。

　「開いた質問」とは患者が文章で答える質問である。この質問に対して患者から返答を得ることができれば，看護師は多くの情報を得ることができる。また，患者としても「しっかり聴いてもらっている」という印象をもちやすい。一方で，患者が質問の意図を理解できなかったり，返答内容をまとめることが難しかったりして，かえって情報が不十分となることもある。「どのような痛みですか」「朝食をとらなかった訳を教えてください」などの質問である。

　抑うつ状態にあって思考制止が強い場合には，患者が答えようとしても答えられなかったり，躁状態にあって観念奔逸や多弁を認める状態であれば返答内容が要領を得ず，必要な情報を得られなかったりする。これらの質問法は適宜使い分けることが重要であり，最初は「開いた質問」から開始し，それに対する患者の答え方を観察し，必要に応じて「閉じた質問」を挿入することを基本とするとよい。

❸ 患者が話すことを励ますために意図すべき点

あいづち：患者の話に対してうなずいたり，「なるほど」や「ええ」などの声を添えたりすることは，看護師が患者の話をしっかりと聴いていること，そして患者はそのまま話し続けてよいことを伝え，患者が話し続けることを励ます。過度なあいづちとならないよう，視線のあわせ方と併せてタイミングを工夫するとよい。

言い換え：患者の話の要点を数語の言葉に言い換えて患者に返すことは，患者が話すことへの励ましと，患者が話した内容の確認という2つの意味をもつ。「なるほど，不安が続いているのですね」「ゆううつな気分が続いて困っておられるのですね」など，患者の訴えの内容を手短

にまとめて返すが，過度にならないよう注意する。

要約：情報収集を終えるにあたり，聴き取った内容を要約して誤りがないかを患者に確認することは誤解を防ぐ手段のひとつである。限られた時間のなかで要約することは難しいこともあるが，可能な範囲で内容をまとめて患者に確認することを心がける。要約することは誤解を防ぐばかりでなく，患者が「よく聴いてもらえた」と感じることにつながる。

④ 患者の感情を会話に反映すること

　患者の発した言葉の意味を確認すること（後述）だけではなく，患者の感情も確認するよう心がける。例えば情報収集中に患者が涙ぐんだときには，「悲しい気持ちなのですね」「つらい気持ちでいらっしゃるのですね」などと会話に患者の感情を反映させる。適切な反映ができれば，患者は自分がそのような感情を抑えられないことを恥ずかしく思う必要がないことを示すことができる。もし，提示した感情が間違っていたとしても，患者から訂正されることで誤解を防止できる。

⑤ 患者を観察するときに意図すべき点

　看護師からのかかわりに対する患者の反応をよく観察することで，より適切に技法を選択することができる。観察によって選択した技法の適否を判断しつつ，正しいと思えば継続し，間違えたと思えば異なる方法に変更する。例えば「今，困っておられることを教えてください」と開いた質問をしてみたものの，時間をおいても患者が答えに詰まっている様子が観察できれば，「ゆううつな気分や不安などでお困りなのですか」と閉じた質問に変更する。視線をあわせるたびに患者が不安そうに視線を逸らす様子が観察できれば，視線をあわせる回数を減らす代わりに，あいづちや言い換えを増やす工夫をする。患者から「苦しい」などの同じ言葉が繰り返されるのであれば，その意味や感情を確認する。

⑥ 会話の方向性に関して意図すべき点（焦点の当て方）

　情報収集に限らず患者との会話において，どの側面に焦点を当ててその後の会話を進めるのかを考えることは，面接全体の方向性を定め，患者が納得できる面接を行うために重要である。考えられる焦点は以下の

とおりである。

患者に焦点を当てる：患者自身の現在の気分や症状，考えなど。「今の気分はいかがでしょうか」「今の説明で納得できない点はありませんか」など。

主題に焦点を当てる：情報収集の目的とする内容。「これまでに精神科を受診したことがありますか」「前の病院で処方された薬を教えてください」など。

家族や他者に焦点を当てる：「ご家族は病院に同伴してくれますか」「あなたがつらい思いをしていることをご家族はどのように受け止めていますか」など。

患者と看護師との関係に焦点を当てる：「話しにくい内容をお話しくださって嬉しく思います」「一緒にがんばりましょう」など。

文化や環境に焦点を当てる：「最近は職場のストレスでうつ病にかかる人が増えています」「福祉制度で利用できるものがあります」など。

看護師自身に焦点を当てる：「私が担当の看護師です」「私もあなたと同じ経験をしたことがあります」など。

患者が「私が今までつらくて家族にも話せなかった症状のことを聞いてもらえますか」と話した場合には，焦点の当て方により以下の例のような返答の選択肢がある。

- 患者：「今までとてもつらい思いをしてこられたのですね」
- 主題：「どのような症状で困っておられるのでしょうか」
- 家族：「ご家族はその症状に気づかなかったのでしょうか」
- 患者−看護師関係：「誰にも話せなかったことを，今，お話しいただいて嬉しく思います」
- 文化や環境：「家族同士の関係も薄くなってしまった世のなかですね」
- 看護師自身：「私も人に話せない悩みを抱えていたことがあります」

常に正解となる焦点があるわけではなく，その時々の状況によって意図的に焦点を選択する。情報収集のための面接においては，基本的に焦点が患者や主題から離れないように意識しつつ，必要に応じて家族などにも焦点を当てて質問する。焦点が「看護師自身」に当たる自己開示については，患者の予想外の反応を引き起こす危険性もあるため，特に初心者は業務に関することを除いて行わないことを基本とする。

❼ 患者が伝えたい意味を確認すること

　患者はさまざまな理由で考えをまとめるのが難しいことがあり，質問に真摯に答えようとしていても返答内容のまとまりが悪いことがある。このようなときには，意味の最も大切な側面を示すと思われる言葉を確認する。例えば患者が「職場での残業が多すぎて，それを上司に訴えても聞いてもらえず，疲れがひどく，気分も落ち込んでしまっています」と述べた場合，患者にとって最も重要な側面の候補として「多すぎる残業」「上司の無理解」「強い倦怠感」「抑うつ気分」をあげることができる。これを確認するために，「今，一番困っておられることは，残業が多すぎることでしょうか，あるいは，上司が理解してくれない（あるいは，倦怠感がひどい，気分の落ち込みがひどい）ことでしょうか」と質問する。

❽ 共感について知っておくべきこと

　共感とは，ただ患者の話を聞くことで生じるものではない。ここまで説明した技法を用いて十分なかかわりが行えていることを前提として，以下の6点が実現できている場に共感は生じる。

- 患者に対して肯定的な関心を向けていること
- 患者に対する尊敬や温かい気持ちが表現されていること
- 具体的なことを話したり，聞いたりすることを心がけていること
- 基本的に現在のことに焦点を当てて話していること
- 患者を批判しない態度（患者への過度な同調とは異なる）
- 患者に対して正直であること

　共感を伴う適切なコミュニケーションは，正確な情報収集のためだけではなく，患者に対する尊敬や思いやりの気持ちを示し，患者との信頼関係を構築することを通してよりよい看護につながる。情報収集の内容だけを意識するのではなく，正書を参照することも含め，コミュニケーションの質の向上にも注意を向けることが望ましい。

03 多職種間の情報伝達

第2章
情報収集の方法

❶ 他職種と連携するための情報伝達

　職種ごとに視点が異なり，同じ患者の異なる側面をみていることは前述した。看護師が収集した情報は看護師の間ではいわば母国語であり，共通の理解を得て当然であるが，他職種にとってそれは異国語での会話のようなものであり，看護師と同様の理解が可能であるとは限らない。一方で，収集した情報やアセスメントを実際に役立てるためには，これらが患者の看護，治療，支援にかかわるすべての人たちに誤解なく伝えられる必要がある。この矛盾を少しでも減らすためには，情報内容や評価内容を適切に整理するだけではなく，誰がどのような目的で発信するのかを基本ルールに沿って明確にしたうえで情報伝達の第一報を行うことが重要である。その後，必要に応じて詳細な情報交換や討議を行う。これは職種間だけでなく職種内においても有効である。

❷ 情報伝達・情報共有ツール―SBARの活用

　わかりやすく情報を伝えるためのツールとしてSBARがある。SBARとは，アメリカの病院で医療安全対策の一環として用いられているものであり，Situation(状況)，Background(背景)，Assessment(判断)，Recommendation(提案) の頭文字の略である。患者の状態が刻一刻と変化するような緊急の状況であっても必要な情報を短時間で伝えられるように工夫されており，その項目と含むべき内容を表2-1に示す。第3章で紹介されている事例においては，SBARを用いて情報整理し，アセスメントの内容とあわせて簡潔に報告する方法を示している。臨床場面で情報伝達する際の参考とされたい。

表2-1 SBAR

Situation（状況）	患者名，患者にいつから，何が起こっているのか ※最も伝えたいことを簡潔にわかりやすく説明する
Background（背景）	既往歴や現病歴，臨床経過など ※Situation（状況）がより詳しく，正確に伝わるような情報を加える
Assessment（判断）	その状況について，自分はどのように考えているのか，どんな判断をしたのか ※何が起こっているのかわからなければ「わからない」と伝えればよい
Recommendation（提案）	その状況に対して相手にしてほしいことは何か，必要だと思うことは何か ※できるだけ具体的にほしい指示やその内容を伝える

引用文献

1） 福原眞知子，アレン・E・アイビイ，メアリ・E・アイビイ：マイクロカウンセリングの理論と実践，風間書房，2004.

参考文献

・福原眞知子監：マイクロカウンセリング技法—事例場面から学ぶ，風間書房，2007.

第 3 章

情報収集から
アセスメントへ

第3章 情報収集からアセスメントへ

01 抑うつ状態のうつ病患者

事例紹介
- Aさん　50歳代　女性
- うつ病
- 家族：夫，2人の娘

　Aさんは自営業を営む両親のもと3人きょうだいの長女として誕生した。両親は共働きであり，長女であるAさんは率先して家のことを手伝うなど，幼い頃からしっかりした子どもであったという。高校卒業後は事務員として勤務し3年後に現在の夫と結婚，娘2人をもうけた。出産後しばらくは専業主婦として家事と育児に専念していたが，娘たちが小学校に上がると事務のパートを始め，その後約20年間勤務を続けた。しかし半年ほど前より義母の介護が必要になり，仕事との両立が難しくなったため休職した。義母はその後死亡し，ほどなくして仕事に復帰したが，疲れやすく，頭がぼーっとしたようになり，ミスを繰り返した。「こんなふうじゃいけない」と言いながら休まずに出勤していたが，2週間ほど前より朝起きられなくなり，遅刻を繰り返し，ついには出勤できなくなってしまった。

　仕事を休むようになってからも最低限の家事は何とかこなしていたが，食事はほとんどとらず，夜も十分に眠ることができなくなっていた。表情はさえず，話しかけても返事すらしないようになってきたため，心配した家族が精神科の受診を勧め，来院した。

　問診時，看護師がAさんに気分をたずねると，しばらく沈黙した後に小さな声で「悪いです」と答えた。医師は，Aさんの様子と家族から聞いた日常生活の様子から，入院が必要であると判断し説明したが，Aさんは首を横に振るばかりで同意が得られず，精神保健指定医の判断のもと，医療保護入院となった。診断名はうつ病である。

　Aさんにはこれまで精神科の受診歴はなく，大きな病気やケガをしたことはない。治療中の身体合併症はないが，以前勤務先の健康診断で血圧が高めであると指摘され，食事内容には人一倍注意を払っていた。

❶ 3つの視点で情報を整理する

　Aさんの状態像を「医学的因子」「生活・社会能力（関連する心理状態を

含む）」「患者の価値観（関連する心理状態を含む）」の視点で情報を整理してみる。

1 医学的因子

生活や仕事におけるいくつかのエピソードや診察にきたＡさんの様子から，気分の落ち込みに加え，意欲や行動の低下，思考過程の障害[1]，そして睡眠障害などが認められる。これらの症状が始まった契機として考えられるのが，義母の死亡や介護者としての役割りの喪失，また介護のための休職や復職後にミスを繰り返したことなどが挙げられる。夫や娘によると，これまでに躁病・軽躁病エピソードは認められず，治療のために服用している薬やアルコールの常用もないということから，双極性障害や身体因性のうつ状態は否定される。

- 発病までの生活において，芸能人の名前が出てこないなど年齢相応の物忘れを気にしていたが，他に認知機能の障害を疑うような出来事は生じていないという。

- 食事量の低下は，意欲（食欲）の低下が関連しているほかに，うつ病の身体症状である消化器症状（胃部不快感や嘔気など）に伴って発生している可能性があり，栄養状態の評価や食事内容の検討が必要である。また食事量や水分摂取量の低下，活動量の低下は排泄パターンへ影響を与えるため，継続した観察が必要である。

- 家族や看護師がＡさんに質問をしても，返答が得られなかったり，時間を要することがあったことから，注意力の低下や思考過程の障害（思考制止）などが考えられる。状態をたずねるために矢継ぎ早に質問をしたり，何かを決定させるようなことは今のＡさんにとって負担になる。

- 睡眠障害については，入眠が困難であるのか中途覚醒があるのか，眠りが浅く熟睡感がないのか，などを観察する必要がある。入院生活により環境が変わることで，睡眠状態に影響が及ぶ可能性があるため，十分に休息できるような環境の調整が必要である。

- 現病歴・生活歴のなかでは確認されていないが，自殺念慮[2]についても情報が必要である。入院初期であるからこそ，Ａさんの言動のパターンは把握しづらい。「死にたい」「消えていなくなりたい」という発言やその準備をするような行動がないか，十分な観察が必要である。

- 今後抗うつ薬による薬物療法が開始されると考えられるが，Ａさんは抗うつ薬の服用経験がないことから，服薬することに抵抗感を抱く可能性もある。効果や副作用についての説明が必要であるが，内容の理

---

1 思考過程の障害
思考過程とは思考の流れのことであり，思考過程の障害には，いくつもの考えが次々に浮かんで結びつき，話がそれてしまう「観念奔逸」や，考えが途切れ，話が突然止まってしまう「思考途絶」などがある。

2 自殺念慮
「死のう」「死にたい」「生きていても仕方がない」という気持ちのこと。うつ病では，発症の初期に加え，回復期にも自殺のリスクが高まるため，注意が必要である。

解や問題が生じたときに訴えることが難しい可能性もあるため，服用時やその後の様子について注意深い観察が必要である。

2　生活・社会能力（関連する心理状態を含む）

Aさんはこれまで，家事に加えパート勤務を長年こなし，義母の介護も献身的に行ってきた。健康に不安が生じれば食事内容に気をつけるなど，自分の役割りや課題に一生懸命取り組んできた。このような経歴から，Aさんは複数の課題に同時に取り組み，家族や会社の期待に応えるために力を注ぐことができると考えられる。しかし，介護により家庭と仕事の両立ができなくなったことや復職後にミスを繰り返したことは，自分の能力や今の仕事を続けることについて自信の喪失に伴う強い不安を抱かせた可能性がある。また，介護をしてきた義母の死亡は，Aさんに虚無感や不全感を抱かせたのかもしれない。

また，仕事でミスを繰り返した際には「こんなふうじゃいけない」という発言がみられており，うまくいかなかった出来事を経験すると自分を責めるという考え方のパターンをもっていると考えられる。心身の回復を待ちながら，偏った考え方をバランスのとれた方向へ修正していくための方法について，医療チームで検討する必要がある。

また，家族や職場の人，そして医療者との対人関係のもち方についても観察が必要である。長い期間同じ職場で勤務を続けてきたことから，安定した人間関係を維持することができると考えられるが，困りごとが生じたときに，身近な人に相談したり支援を求めることは苦手である可能性がある。

3　患者の価値観（関連する心理状態を含む）

❶役割りへの責任感

Aさんは家事，仕事を真面目に一生懸命取り組んできたことから，自分の役割りについて責任をもって遂行することを大切にしていたのではないかと考えられる。Aさんは幼少期から，自分がしっかりしなくては両親や幼い兄弟に負担がかかる，という環境で育ってきた。この経験はその後の考え方に影響を与え，職場や家庭，そして義母の介護の際にも，行動をコントロールしてきたものと考えられる。

❷誰かの世話になることへの罪悪感

さらにAさんは困難に直面した際に誰かに支援を求めることについて消極的である。今回も仕事がうまくいかないときや朝起きられなくなったときにも，誰かに相談したり助けを求めることはせず，無理をして仕

事や家事をこなしていた。何もせずに休んだり，誰かの世話になるという入院生活を送ることについて，Aさんは罪悪感を抱いているかもしれない。

❸薬物療法への抵抗感と無力感

日常生活の世話だけでなく，治療のために薬物療法についても，薬を服用することに抵抗感を抱く恐れもある。以前，高血圧が指摘されていた際にも医療にかかることなく食生活に気をつけることで対処してきたAさんは，健康問題も自分の力で何とか解決しなければという考えをもっている可能性があるからである。そして自分の役割りを果たすことができない入院環境に置かれ，それをどうすることもできないことについてAさんは無力感を抱くかもしれない。自分の役割りや価値を失ったように感じたAさんは，自分を傷つける考えや行動に至る可能性もあり，十分な観察が必要である。

② 情報収集とアセスメントのポイント

- Aさんが抑うつ状態であるときは，Mental Status Examination (MSE)❸の枠組みなどを参考に，Aさんの心身に現れている多彩な症状を観察し，その程度や変化について観察が必要である。また自殺念慮については早急に確認し，密な観察を行う。
- うつ病の症状や薬物療法に伴い，食事量の低下，排便・排尿状況の変化，転倒リスクの増加など，身体状態の変化が現れる可能性があるため，日常生活の観察，フィジカルアセスメント，栄養状態などの検査データのチェックを通して身体症状やその変化を確認する必要がある。
- これまでの生活歴から，自分の役割りを懸命に果たそうとするために無理をしたり，できないことについて自分を責めたりすることが考えられる。また支援が必要なときにも他者を頼ることができずに，治療やケアを受け入れることに抵抗感を抱く可能性がある。Aさんの物事の捉え方や対人関係について情報を集めるとともに，バランスのとれた考え方や対人関係のもち方を獲得し，対処能力を向上できるような支援が必要である。

③ 整理した情報をSBARでまとめる

これまでの情報収集・アセスメントをSBARの活用により整理し，視

❸ Mental Status Examination(MSE)
臨床で精神症状の査定に用いられている枠組みであり，文献によって多少の相違はあるが，「外観」「認知」「感情」「思考」などの枠組みに沿って対象者の状態を観察し，記述する。

点をまとめてみる。

📋 情報を整理して医師に報告する

S Situation：状況

Aさんは，義母の介護やそれに伴う休職，そして復職後仕事がうまくいかなくなった頃より，食事量の低下，睡眠障害，仕事に行けないなどの症状が現れ，気分の落ち込みや思考の停滞が著明となり，うつ病で医療保護入院となりました。精神科への入院は初めてです。

B Background：背景

Aさんはこれまで，家事や仕事，義母の介護などさまざまな役割りを真面目に一生懸命こなしてきましたが，それらの役割りを自分が思うようにできなくなることを経験しました。そして自分を責めることでますます気分の落ち込みが著明となり，心身の状態が悪化する一方で，無理をして家事や仕事をこなそうとしました。その間，身近な人に相談したり頼ったりすることはありませんでした。

A Assessment：アセスメント

うつ病に伴う幅広い精神・身体症状が見受けられ，これらは介護者としての役割りの喪失や仕事のミスなどに対する偏った捉え方が関連していると考えられます。心身の休息や生活行動上の支援，薬物療法などの受け入れに抵抗感を抱く可能性があります。

R Recommendation：提案

精神・身体症状の内容やその変化について観察し，報告していきますので，医師の評価や治療方針を聞かせてください。自殺念慮や行動化については十分注意して観察します。また，休息したり，治療やケアについて受け入れることが難しい場合には，無理強いせず，困っていることはないかたずね，休息や治療がその解決のために有効な手段であることを説明し，提供します。物事の捉え方や対人関係のもち方については，日々の生活支援を通して現状とその課題を明確化し，対処行動を獲得するための方法を検討する必要があると考えています。加えて，家族関係については，夫や娘のうつ病への理解の程度や，家族内でのAさんへのサポート体制などを確認し，場合によっては家族調整などが必要になります。

第3章
情報収集から
アセスメントへ

02 反復性うつ病の患者

> 事例紹介
> - Bさん　30歳代後半　男性
> - 反復性うつ病
> - 家族：妻，5歳・3歳の子ども

　Bさんの母親は双極性障害で通院歴がある。父親は頑固で「うつ病は精神的に弱いからなる」という考え方をもち，母親の病気を受け入れられないところがあった。Bさんは，そういった父親を見てきて，同じようにうつ病に対する理解に乏しく，母親が病気でいることをなかなか認められなかった。

　Bさんの初回のうつ病エピソードは大学生のときで，就職活動で悩み，抑うつ感と不眠があり，精神科を受診して初回入院した。3週間で退院してからは通院せず，大学卒業後は事務職に就き，仕事ぶりは勤勉であり，責任感も強かった。20歳代後半で結婚して現在は妻と5歳・3歳の子どもとの4人家族である。

　2回目のうつ病エピソードは30歳代後半で，3月の決算期に仕事量が増え，残業が続き，しばらくして夜間不眠，食事をとれなくなった。その後も残業を続けていくうちに仕事が進まずミスも重なった。受診をしてうつ病と診断され，2回目の入院となった。入院当初，「残った仕事をしなければ大変なことになる」と焦燥感が強かったが，抗うつ薬と睡眠薬の内服で1か月後には症状は改善した。薬物療法については，「飲むと気持ちが悪くなる」「生涯飲まなければいけないのか？」などと不安を訴えていたが3か月で退院し，すぐに職場復帰も果たした。

　退院から半年後，町内の消防団の活動に意欲的に参加し，活動後に仲間と飲酒するようになった。その後，夜に眠れないと飲酒するようになり，朝起きられず，仕事をたびたび休むようになった。自宅でふさぎ込み，「自分は家族に迷惑をかけている」「もうだめだ」などと焦燥感が高まり，自殺念慮が出現し，心配した妻が付き添って受診し，反復性うつ病との診断にて3回目の任意入院となった。

① 3つの視点で情報を整理する

　Bさんの状態像を「医学的因子」「生活・社会能力（関連する心理状態を

含む）」「患者の価値観（関連する心理状態を含む）」の視点で情報を整理してみる。

1 医学的因子

初回のうつ病エピソードは大学生の就職活動時で入院までしていることから，強い抑うつ状態であったと考えられ，環境の変化を契機にうつ病になりやすい素因をもっていると考えられる。

2回目のうつ病エピソードでは，勤勉で社会適応はよかったが，残業が続くという生活環境の変化や疲労の蓄積を契機に発症した。これは男性サラリーマンに多い典型的なうつ病の症例と似ている。ストレスのある生活を続けていると症状が悪化していく可能性が高いが，環境調整してストレスを軽減し，休息をとることで改善しやすい。また薬物療法の効果も期待できる。Bさんの場合，入院して1か月で症状が改善し，3か月で退院して職場復帰している。それは，入院することで職場から離れられ，休息がとれたからである。このように入院環境そのものが治療であり，加えて薬物療法が開始されたことで症状の改善につながったと考えられる。

しかし退院後半年で再発，3回目の入院となった。わずか半年で再発したことは，退院後すぐの職場復帰や消防団の活動などのストレスフルな生活のなかで，症状が再燃した可能性がある。また，初回入院時の退院後に通院しなかったように，今回も通院せず服薬を中断してしまったことも再発の要因と考えられる。

診断については，うつ病エピソードを3回繰り返しているが，いずれもうつ病エピソード前は普段の生活パターンに比べ過活動であったこと，母親が双極性障害で遺伝的要因があることなどから，潜在的な双極性障害の可能性も否定できない。そこで，うつ病エピソード前の活動状況や気分の波，これまでの生活歴を密に情報収集して，軽躁病エピソードの有無を確認しておく必要がある。

3回目の症状は家族に迷惑をかけているなど罪業感や自責感に加え自殺念慮もあり，自殺念慮の程度と行動化が少ないか十分に観察する必要がある。

また，2回目入院時の症状改善から再発するまでの期間が半年と短く，症状も悪化しており，今後も仕事に関連したストレスや生活環境の変化を契機に再発を繰り返す可能性が高いため，入院治療では症状改善だけではなく，再発予防を考えた支援が必要である。

2 生活・社会能力（関連する心理状態を含む）

　Bさんは勤勉で責任感が強く，これまで仕事優先の生活パターンを送ってきたと考えられるが，初回うつ病エピソードから10年以上，通院治療せずに社会適応できていた。

　2回目のうつ病エピソードは，残業が続いたことを契機に再発したが，この年代は職場での役割り変化や，家庭においては父親として幼少の子どもを養育していく責任などのストレスがあったと考えられる。また退院してすぐに職場復帰して半年で3回目のうつ病を発症したことは，入院前と同様の職場での役割りや父親としての責任などのストレス環境に戻ってしまったことが要因であった可能性がある。退院が近くなった段階で職場と連携し，復職に向けて勤務時間の調整や仕事内容の検討を行い，再発予防を考える必要がある。

　また3回目のうつ病の発症前エピソードとしては，消防団の活動後に仲間と飲酒するようになって夜間不眠になった背景がある。Bさんは，うつ病エピソードの最初の症状はいつも不眠であり，生活のなかで十分な睡眠を確保できる生活パターンの構築が必要である。夜に眠れないと飲酒するようになったが，アルコールは逆に深い眠りにつけないことや衝動性が高まることで自殺のリスクも高くなるなど病状を悪化させる可能性があり，アルコールとうつ病との関係について情報提供していく必要がある。

　家庭においては，家族に迷惑をかけているという罪業感があり，夫婦関係，妻のうつ病に対する理解やサポート状況，経済的状況などの情報収集をしていく必要がある。

3 患者の価値観（関連する心理状態を含む）

　反復性うつ病の患者は，症状が改善してもこれまでの生き方や価値観を変えられずに，同じ生活パターンで再発を繰り返すことが多い。再発予防のためにはうつ病になった自分を受け入れ，発症前とは違った価値観を見いだし生活していくことが必要である。

❶強い自分

　Bさんの場合，症状が改善しても発症前と同じような仕事優先の生活パターンを繰り返し再発している。これを変えられないのは，Bさんの勤勉さや責任感の強さと，父親の「精神的に弱いからうつ病になる」という考えに影響を受けて，強い自分でいることで安心感をもっていたからだと考えられる。そのためBさんは，仕事をやり遂げることが優先で，

不眠や食欲低下があっても残業を続け発症に至った。また仕事を休むようになると「家族に迷惑をかけている」と罪業感が出現した。これも父親と同じように，自分が家庭を支えていかなければいけないという価値観をもっていたからだと考えられる。

❷うつ病に対する偏見

うつ病をどう理解していたかは，父親のうつ病に対する偏見をもった価値観から，同じように偏見をもっていて正しく理解できていなかったと考えられる。また双極性障害である母親の経過を見ていて，自分がうつ病になる恐怖感をもち，うつ病になった自身のことを受け入れ難くしていたのではないかと考えられる。それが，「生涯服薬をしなければならないのか」といった服薬を続けることへの恐怖につながっており，初回退院後に通院しなかったことからも，今後自己判断で服薬を中断する可能性がある。そのため入院中に薬の効果と副作用，自己中断のリスク，症状改善に併せて薬は漸減されていくことなどを説明して，退院後も服薬を継続できるように支援していくことが必要である。

② 情報収集とアセスメントのポイント

- 症状を繰り返す点は双極性障害と似ており，病歴から軽躁病エピソードの有無についての情報収集が必要である。
- 今後，混合状態，躁・軽躁病エピソードが出現する可能性があることに注意し，観察していく必要がある。
- 症状の改善だけでなく，再発予防を見据えた支援が必要である。対処能力や安定した生活パターン，ストレスとなっている環境についてアセスメントすることが重要である。
- 家庭内での役割り遂行，家族関係などの情報収集を行い，罪業感や自責感から自殺行動へのアセスメントを行うことが必要である。
- 病気をどう理解しているかの情報を収集し，治療への理解・協力のためのアセスメントにつなげる必要がある。
- うつ病になった自分を受け入れ，価値観を変えられるかどうかのアセスメントが重要である。

③ 整理した情報をSBARでまとめる

これまでの情報収集・アセスメントをSBARの活用により整理し，視点をまとめてみる。

情報を整理して医師に報告する

S Situation：状況

Bさんは30歳代後半で，退院から半年後に消防団の活動に意欲的に参加し，その後，夜に眠れないと飲酒するようになって仕事をたびたび休むようになりました。また自宅でふさぎ込み「自分は家族に迷惑をかけている」「もうだめだ」などと焦燥感が高まり，自殺念慮も出現して3回目の入院となりました。

B Background：背景

うつ病を理解できない頑固な父親，双極性障害の既往のある母親という両親の影響を受けて，うつ病に対する理解不足や，薬物療法への抵抗感がありました。3回のうつ病エピソード前は，普段の生活パターンに比べて過活動でストレスのかかる状況でした。家族状況は幼少の子どもが2人いて，経済的に家庭を支える役割り責任がありました。

A Assessment：アセスメント

3回のうつ病エピソード前はいずれも過活動で環境変化を契機に発症しやすいと考えられます。うつ病を繰り返していること，家族歴があることから双極性障害の可能性も考えられ，気分の波や行動の観察が必要です。今回の入院では罪業感，自殺念慮があり，自殺衝動の可能性にも注意が必要です。勤勉で責任感の強さから仕事優先の生活パターンを変えられないことでうつ病を繰り返しており，今後は症状改善だけではなく再発予防を考えた支援をしていくことが重要です。

R Recommendation：提案

薬物療法と症状変化の観察を行いながら，服薬を継続することの必要性が理解できるように薬の効果と副作用，自己中断のリスクなどについて情報提供していきます。再発予防を見据え，Bさんがうつ病であることに恐怖感をもっていることを認めながら，うつ病を理解し，受け止められるように情報提供していきます。退院が近くなった段階で環境調整，安定した生活パターンについてBさんと一緒に考え，特に復職については，徐々に進めていくことが必要ではないかと考えます。

03 食べられない高齢うつ病患者

第3章 情報収集からアセスメントへ

事例紹介
- Cさん　70歳代　女性
- うつ病，体重減少，脱水
- 息子家族と同居

　Cさんは身長145cm，体重35kgで小柄である。40歳代より飲食店でパート勤務をしており，仕事熱心で店主からも信頼されていた。60歳代で夫を亡くし，その際に息子家族との同居の話もあったが，「1人が楽だから」と単身生活をしていた。1年ほど前より，几帳面でいつもきれいにしている部屋が片づいていないことを息子夫婦が心配し，息子の家で同居を始めた。仕事については，「店主からは今まで通り働いてほしいと言われたけれど，周囲の状況についていけなくて」と言いながらも，週に3日のパートを続けていた。

　半年頃前より，食事中の胸のつかえ感が出現し，近隣の内科を受診した。真面目で頑固な性格で，それまでは休むことがなかった仕事をときどき休むようになってきた。胃薬を処方されたが「薬は好きじゃなくて」とほとんど内服していなかった。胸のつかえ感は改善することなく，総合病院での精密検査も受けたが，異常所見はなかった。さらに，不眠，抑うつなどの他の症状も出現するようになり，精神科の受診を勧められた。

　息子に付き添われ来院。Cさんの表情はさえないものの，ゆっくりではあるが返答もでき，受け答えはしっかりしていた。体重が以前より5kg減少し，脱水症状も認められたため，医師が入院を勧めたが，「食べ物が胸につかえる。精神科に入院はしたくない」と強く拒否した。しかし，気分症状を伴い身体状態が悪化していることから，在宅からの通院治療は困難との精神保健指定医の判断により，うつ病との診断にて医療保護入院となった。

① 3つの視点で情報を整理する

　Cさんの状態像を「医学的因子」「生活・社会能力（関連する心理状態を含む）」「患者の価値観（関連する心理状態を含む）」の視点で情報を整理してみる。

■1　医学的因子

　Cさんの「仕事熱心で店主からも信頼されていた」「真面目で仕事を休むこともなかった」というエピソードや家族からの几帳面という印象は，Cさんの病前性格として，現在の状態に少なからず影響を及ぼしていると考えられる。長年連れ添ってきた夫との離別も抑うつ状態となる要因となることもあるが，Cさんの場合，夫を亡くし，10年以上が経過している間に抑うつエピソードがなかったか，また以前，躁状態のエピソードがなかったかを家族に確認したところ，息子は「思い当たらない」と話していたことから，直接的な要因ではないと考えられる。しかし夫の死後，単身生活となったことが，1つの生活上の変化をもたらしたことは事実である。また，老化に伴う身体面の変化や息子夫婦との新たな生活のスタートなど，Cさんに訪れたさまざまな環境の変化が要因となっていったと考えることができる。その環境変化に自らの自覚がないまま適応できていない状況となっていることもあり，抑うつ状態となったと考えられる。

　Cさんは治療に消極的で「今まで入院したことがないし，薬は好きじゃない」「薬を飲んで良くなるのかしら」と，ためらいながら内服している状況から，自らが納得しない，理解できていない状況，あるいは，自らが認知している状態との不一致を受け入れられない状態があるのではないかと考えられる。そのため，食事が「胸につかえる」という主訴から，「食べられない」状態を来し，食欲低下が著しく進み，脱水状態にまで至ってしまっていると考えられる。

　70歳代という年齢，几帳面だったCさんの部屋が片づいていない状況，「店主からは今まで通り働いてほしいと言われたけれど，周囲の状況についていけなくて」など仕事における記憶力や計算力の低下を思わせる言葉から，認知症の側面からも考える必要がある。Cさんの場合は，長谷川式簡易知能評価スケール(HDS-R)は22点，MMSE(Mini Memtal Status Examimation)は27点であり，また，頭部CTでの脳萎縮の程度は年齢相応であることから，現時点では認知症を積極的に疑う所見は認められない。しかしながら，レビー小体型認知症などでは認知機能障害に先立って抑うつ症状が出現することもあるため，今後も認知機能障害やパーキンソン症状などの神経症状の有無といった側面からの観察を継続する必要がある。

2 生活・社会能力（関連する心理状態を含む）

Cさんの日常の生活においては，息子が母親についての印象を「几帳面」と感じていることから，家庭においての母親，妻としての役割りを十分遂行できていたと推測される。夫の死後もその喪失感はある一方で，「真面目，頑固」という性格から，息子夫婦には迷惑をかけたくないという気持ちがさらに大きくなり，単身生活で頑張る思いも強くなっていった背景が考えられる。

そのようななか，Cさんより「入院前に，やかんを空焚きしてしまった」というエピソードを聞いた。その際に，「今まではそんなことなかったのに」と話していたことから，家事での失敗が，自分の能力の衰えだと感じ始めるきっかけとなっていたのではないか考えられる。さらに，部屋の片づけが思うようにいかない状況や，息子夫婦からの心配などが伝わり，それらのことが，生活能力の低下を自覚させていくことにもなっていった可能性がある。その結果，自尊心の低下を生み，抑うつ状態の出現につながっていったと考えられる。

また，飲食店でのパートという仕事は，Cさんにとって社会的役割りであり，生活リズムの維持と役割り遂行に重要な位置づけとなっていた。入院後，Cさんから「最近，高校生のアルバイトの子は元気があって，仕事も早いでしょ。レジもコンピューターになっちゃって，私はそろばんとか暗算でやっていたのに」という会話が聞かれることがあった。つまり，仕事が自分の社会的役割りと認識し，役割り遂行ができていると思いたい気持ちと，高校生のアルバイトや最新機器の導入などの職場環境の変化についていけないかもしれないという不安が混在している状態が考えられる。その結果，仕事において孤立感を感じるとともに，十分に社会的役割りを担えていないかもしれない自分を責め，役割りを認識できない状況となってしまっていた可能性がある。

高齢者にとっては，住み慣れた生活環境から離れることが，抑うつ状態を悪化させる要因となることもある。Cさんも独居から息子家族との同居となった経緯があり，そのことが1つの要因となった可能性がある。加えて，Cさんの場合は，元来，何でも1人で行っていた生活からの環境の変化が，家庭内での役割り喪失につながり，さらに「できないことを認めることが難しく，また助けを求めることが下手」な傾向が症状を悪化させていったのではないかと考えられる。そのなかで，「食べ物が胸につかえる」という身体症状の出現につながったと考えられる。

3　患者の価値観（関連する心理状態を含む）

❶良い人でいたい

　同居するまでの間のCさんの様子について，息子は「何でも自分でやる人，家族に迷惑をかけまいと思っているのか，相談をしてくることもなかった」と話す。Cさん，嫁ともに嫁姑関係は良好であると言っており，孫も「優しいおばあちゃんです」と話している。

　Cさんは，母親，姑，祖母それぞれの役割りにおいて，相手の状況を考え，自分でできることや考えられることは，自分1人で行うことが良き母親，良き姑，良き祖母であると考えているように思われる。入院後，同室の患者や看護師へ気をつかう様子がたびたび見受けられたことからも，日頃から，家族だけでなく，周囲の人々との人間関係も良い状況をつくるようCさん自身が，努力することが大切と考えてきたのではないかと思われる。

　よって，生活上の問題や老化に伴う身体的な変化における問題も，周囲への相談を行う前に，できる限り自分で解決しなければならないと考えていたことが，問題解決を遅らせてしまい，抑うつ状態を招いてしまったと考えられる。

❷治療への抵抗感

　Cさん自身が，胸のつかえ感や食思不振は身体の病気と考えており，精神科への入院には拒否的であったことから，治療に抵抗感があり，協力が得られにくい可能性が高い。経口摂取をしないことで，脱水状態，低栄養状態にあり，抑うつ状態とあわせて判断能力の低下が考えられるため，脱水・栄養状態の改善は，優先的に考える必要がある。

❸息子への思いと遠慮

　また，入院中の会話から，息子夫婦と同居する際，Cさんの希望を息子夫婦に伝えることができていなかったことがわかった。抑うつ状態を呈しているときは，思考停止状態となることもある。この時期に同居を開始してしまっていることから，Cさんを交えての十分な検討がされず，Cさんの意思は反映されていないと考えられる。

　人生におけるさまざまな状況を，自ら問題解決していたCさんにとって，このことも自己解決能力の低下に結びつき，自尊心の低下となってしまった可能性があると思われる。

　息子は仕事の関係から出張で普段から家を空けることが多かったためか，Cさんは，「息子は仕事が忙しいから見舞いには来られないのよ」と寂しげに話すことがあった。しかし実際は，息子は1～2週に1度は面

会に来ており，Cさんの言う「見舞いに来られない」という認識との相違がある。Cさんにとっては，息子は見舞いには来ているものの，頻度としては少ないと感じ，もっと来てもらいたいという思いもあるのではないかと考えられる。しかし，そのことを直接息子に伝えることは，迷惑をかけることにつながると思っている可能性がある。

2 情報収集とアセスメントのポイント

- 高齢者で食べられない状態にある場合，優先順位としては，身体的なアセスメントを十分に行うことが必要である。
- 高齢者の抑うつ状態は，うつ病の他に認知症でも同様の症状を呈することもあることから，生活状況の情報がより重要となる。
- 高齢者の場合，今までの生き方，残りの人生の過ごし方を本人自身がどう考えていたかは重要な情報となる。
- 抑うつ状態である場合，入院前の生活状況は家族からの情報が主となる。
- 精神症状に意識がいきがちだが，身体所見も加味しての疾患の判別となる。

3 整理した情報をSBARでまとめる

これまでの情報収集・アセスメントをSBARの活用により整理し，視点をまとめてみる。

📋 情報を整理して医師に報告する

S Situation：状況

Cさんは70歳代で初めての精神科入院です。半年前より，自尊心の低下がみられるようになり，抑うつ気分が出現しています。その後，胸のつかえ感のため，食欲が低下しました。固形物だけでなく，流動物も胸の違和感から摂取しなくなり，体重の減少が著しく，脱水状態にあります。

B Background：背景

意識ははっきりしていて，身の回りのことは自身でできます。Cさん自身が，食思不振は内科疾患と考えており，精神科への入院には拒否的であることと，治療への抵抗感をもっていますので，治療への協力が得られにくいと考えられます。経口摂取をしないことで，

脱水状態，低栄養状態にあり，抑うつ状態とあわせて判断能力の低下が考えられます。

A Assessment：アセスメント

高齢であり，脱水状態も著しいことから，身体状態は不良で，代謝障害，認知機能への影響も出ていると考えられます。薬剤を使用することでの身体への影響には十分注意が必要です。Cさんは自身の考えを家族にも伝えられていないことから，生活への希望や価値観を確認していく必要があります。

R Recommendation：提案

治療の進め方については，薬に対しての不安が強いため，医師からていねいに説明し，内服に対する思いや身体の変化を確認しながら行っていく必要があります。Cさんの自己効力感や自尊心を高め，自己決定を促すためには，まずはCさんの自己表現を促すかかわりをチームで進めます。

第3章 情報収集からアセスメントへ

04 「回復しない」と訴える高齢うつ病患者

事例紹介
- Dさん　70歳代後半　女性
- うつ病
- 家族：息子家族

　Dさんは20歳代で結婚し，子どもは2人。高校卒業後に正規雇用の会社員として就職し，結婚後も継続して勤務していた。40歳のときに職場の人事異動があり，時間外勤務が増加した。しだいに不眠や意欲・食欲の低下を認めた。夫の勧めで初めて精神科病院を受診し，うつ病の診断にて入院となった。退院後，勤務していた会社を退職し外来通院にて治療は継続していたが，42歳のときに自己都合にて治療を終了している。その後，パート勤めをしていたが症状の再燃はなく経過していた。

　しかし，Dさんが74歳のときに同居していた夫の死（病死）を機に不眠，抑うつ気分，漠然とした不安感，意欲低下，食欲低下などの症状が出現し，「自分が生きていたら世界がダメになる」といった妄想に伴い自殺念慮も認めたため，2回目の入院となった。3か月後，退院の際に，高齢でもあり単身生活は困難と判断し，別居していた息子家族と同居するために隣県へ転居した。以後これまで2年間で4回（計6回）の入院歴がある。

　今回は，1か月ほど前からDさんに不眠，抑うつ感，意欲の低下がみられるようになったため，受診し睡眠薬の処方を受けるが不眠は改善せず，1週間ほど前からは「私なんかいなくなったほうがいい」などと自殺念慮を疑わせる言動が聞かれていた。そのため，家族に付き添われうつ病との診断にて任意入院となった。

　入院後は治療に伴い妄想的思考は早い段階で改善し，自殺念慮も消失した。不眠に関しては1週間に1回ほど不眠時頓服薬を使用するくらいで，夜間の睡眠はとれていた。食事量に関しては，入院時に一時的に摂取量の低下が見受けられたが，2週間ほどで摂取量も増加し，3週間目にはほぼ全量摂取できるようになった。

　入院から1か月経過した頃から，活動性は低いながらも看護師の促しにて作業療法にも参加できており，読書をして過ごす姿がみられた。他患者との交流は少ないものの意思疎通は良好で，思考抑制や認知機能の低下はみられなかった。

入院から２か月の時点で，ハミルトンうつ病評価尺度(HAM-D17)[1]は６点と改善傾向がみられたため，退院を念頭に面接を行ったところ，Ｄさんの自覚としては「全然よくなっていない。これじゃ，退院しても生活できないから死ぬしかない」との発言が聞かれた。症状が改善していない部分や退院後の生活についての不安などを具体的にたずねると「すべてが不安」と返答するなど，介入の糸口となる具体的なニーズについては確認できなかった。その頃より，全身の脱力感や嘔気，便秘などの身体的な訴えが聞かれるようになり，自室までの配膳や入浴時の介助を希望するなど，依存的とも捉えられる訴えも出現した。その後，入院より３か月が経過しても身体症状の訴えは持続しており，食事・入浴などの日常生活動作(ADL)にも介助を希望する状態が続いていた。自覚症状について確認すると，「だんだん悪くなっていく一方…」との悲観的な訴えも聞かれており，退院の目途は立たなかった。一方で，洗濯物に関しては，「息子さんが週に１回病院に取りに来るので無理しないでください」と看護師が繰り返し説明しても，「息子には迷惑をかけられない」と，洗濯を干すまでの一連の作業を自ら行うなど，ADLが自立していると思われる一面もあった。

> [1] ハミルトンうつ病評価尺度(HAM-D17)
> うつ病の重症度と点数化する尺度。うつ病の諸症状を17項目に分け，17の質問に回答してもらう。点数の高いほうが重症度が高い。

① 3つの視点で情報を整理する

Ｄさんの状態像を「医学的因子」「生活・社会能力（関連する心理状態を含む）」「患者の価値観（関連する心理状態を含む）」で情報を整理してみる。

1 医学的因子

以前にもうつ病の既往があり，治療を受けて改善したが，夫の死を機に症状が再燃している。70歳代後半と高齢ではあるがCT上脳の萎縮の程度は年齢相応であり，明らかな器質的変化はみられないところから認知症を積極的に疑う所見は認められない。現時点では入院による薬物療法にて，「自分が生きていたら世界がダメになる」といった妄想的思考や抑うつ症状は改善しており，自殺念慮も消失した。うつ病に伴う目立った抑うつ感や不安感はなく，身体症状が顕在化している状態となっている。食事量も改善しており血液検査や腹部の画像検査などにおいてもイレウスなど，Ｄさんが自覚症状として訴えている身体症状の要因となりうる所見はみられない。入院２か月後のHAM-D17は６点で正常範囲であったが，入院から３か月現在では身体的訴えが表面化してきたこ

とにより14点と中等度と評価されている。Dさんにはこれまで明らかな躁状態のエピソードはなく家族歴も存在しない。抑うつ傾向に至ったきっかけは夫の死といった喪失体験をもとにしており，今回の入院でも当初は抗うつ薬に対する治療反応性も良好であったことから，再発を繰り返すうつ病エピソードと診断されている。

2 生活・社会能力（関連する心理状態を含む）

　元来の性格は責任感が強く真面目で，40歳で発症するまでは正規職員として勤務していた。治療後はパートで勤務していたが，その際も面倒見がよく職場の同僚からの信頼も厚かった。65歳のときに同じ年齢の夫が退職してからは，夫と趣味の写真撮影のため旅行へ出かけるなど外出する機会も多く，地区の役員を担うなど社交性も高かった。しかし，2回目の入院以降，息子夫婦と同居するようになってからは，趣味の写真撮影のために外出する機会も減少し，自室にて1人で過ごすことが多くなっていた。

　現在のADLは，食事の配膳を希望することがあるが，自力で摂取することは可能であり摂取量の低下はみられていない。入浴に関してもスタッフの介助を希望するが，見守りにて自力で身体を洗うことができており更衣も可能な状況で，就寝前には寝衣に更衣したり，家族の面会の際には髪形を整え直すなど整容に対する関心や動作の低下もみられない。定期的に行われる院内の売店での買い物支援の際にも，金銭管理には問題がみられず，お気に入りのお菓子などを購入している。洗濯作業も自立しており，病棟生活上では本人が自覚しているほどの明らかな生活能力の低下はみられない。また，病棟外での作業療法にも参加できており，病棟から200mほど離れたところにある作業療法室までの移動は問題なく行えており，作業へ取り組む意欲や作業効率，集中力の低下もみられていない。そのため，医療者としては同居者の支援を受けながら外来での治療継続が十分に可能であると評価できる状態であった。

3 患者の価値観（関連する心理状態を含む）

❶夫の死の受け入れは？

　夫が亡くなった際には闘病期間が短かったこともあり，夫の死についての受け入れが十分できず，不眠・抑うつを呈し入院治療が必要な状況に至った経緯があった。そのため，喪の仕事（mourning work）❷においても息子が中心となって進められた。退院後，息子家族と同居することになるが，こういった経緯を受け息子も夫（父親）の死について話題

❷ 喪の仕事（mourning work）
失った対象への思慕の情やとらわれから離脱する心の営み。

にあげることがなく過ごしてきたため，Dさんが夫の死についてどのように考えているのかについては確認したことがなく，現在どのように考えているのかは不明である。ただ，月命日に墓参りに出かけていたり，今回の入院前に自ら「法事の準備をしなくちゃいけない」といった発言が聞かれるなど，表面的には受け入れができているようにみえていたとの情報があった。

❷息子に迷惑をかけたくない

今回の入院は約3か月が経過したが，Dさんは症状について「全くよくなっていない」と感じており，身の回りのことに介助を求めることが続いている。そればかりか，「だんだん悪くなっている」とも述べており，退院後の不安感を訴えるなど将来に対して悲観的である。不安の要因について聴取するが具体的な内容を聞くことはできず，「すべてが不安」と述べるなど退院に対して否定的な認知がうかがえる。このように，スタッフには依存的な側面を見せる一方で息子との同居について以前から，「夫とも子どもには迷惑をかけたくないって話していたのに，母親として情けない」などといった発言も聞かれており，現在でも「息子には迷惑をかけられない」と述べ，息子の支援は嫌がり，病棟内で自分で洗濯を行うなどアンビバレント**❸**な側面があると考える。

❷ 情報収集とアセスメントのポイント

・「医学的因子」「生活・社会能力」の2点に関して患者の病態は改善傾向にあると捉えることができるが，「患者の価値観」で考えると現状について「全く改善していないばかりか，むしろ悪化傾向にある」と他の2点と大きな乖離が生じていることで退院調整が困難になっている。よって，この双方が乖離する要因となっている事項についてアセスメントする必要がある。

・現状について情報を収集しDさんに説明を行っても，「医療者は私のつらさを何もわかってくれない」と患者との対立を生じる可能性があるため，解決に向けた糸口をみつけ出すのがますます困難になる場合が多い。

・これまでの経過や成育歴が現状と関連していることも考えられるためその点に目を向けていく必要がある。

❸ アンビバレント
ある対象に対して相反する感情を同時にもったり，相反する態度を同時に示すこと。「両価感情」や「両面価値」「両価性」などと翻訳されることもある。

❸ 整理した情報をSBARでまとめる

情報収集・アセスメントをSBARの活用により整理し，視点をまとめてみる。

📋 情報を整理して医師に報告する

S Situation：状況
病棟内での生活の様子などからは，退院して通院治療への切り替えが十分可能と考えられるケースです。入院が長期化するにつれて依存的になっている印象もあり，早期の退院が望まれています。しかし患者の自覚が伴っておらず，身体症状を理由に退院後の生活に対する不安を訴えています。身体症状の要因となり得る検査所見は見当たらず退院調整に苦慮しています。

B Background：背景
入院2か月目までは治療反応性も比較的よく，近い時期には退院が十分可能と考えられていました。しかし，退院に関する話題を出した頃より身体症状を訴え，日常生活でスタッフに介助を求める場面が増加しました。一方で，介助を求めるわりには，洗濯は息子に頼まず自分で行うなどADLが安定しない状況です。

夫の死後，息子家族との同居により，隣県へ転居し生活環境に大きな変化が生じました。以後，自宅に閉じこもりがちな生活を送っており，2年の間に4回もの入退院を繰り返しています。夫の死を機に抑うつ状態が再燃したと思われますが，周囲は現時点においても夫の死について本人がどのように捉えているかについて確認することができていません。

A Assessment：アセスメント
夫の死後，息子家族との同居により生活環境に変化が生じている時期が契機となっている可能性が高いと思われます。こういった経緯から考えると，単身生活が困難であるなどの判断で選択した息子家族との同居生活は，本人にとって良好な環境とはいえない可能性があります。さらには，スタッフには依存的な一面をみせるものの，一方で洗濯物などに対して息子の介入を嫌がる傾向がみられるのは，「息子に負担をかけたくない」といった心理の表れであり，自分が退院すると息子に負担がかかると考えている可能性があります。こういった心理的な背景が退院後の不安感を増強させている要因となり，抑うつに伴う身体症状を引き起こしている可能性が考えられます。だた，これらはDさんのこれまでの経緯や現状，かかわりのなかでの言葉の端々から考えられる可能性にすぎず，現状では，Dさんが現在の自分についてどのように評価しているのか，さ

らには，退院後どのような生活を望んでいるのかなど，Dさんの実際の思いに関しての情報がまだ不十分と考えています。

R Recommendation：提案

看護師は，Dさんのように患者のADLが患者の自覚と乖離していると評価した場合，患者のADLの低下を予防するために，「できることは自分でしましょう」と自立を促す傾向にあります。こういった関係性が持続すると患者-看護師間が共同関係にあるとはいえず，信頼関係を構築し患者の本心を聞き出すことが困難となる場合が少なくありません。特に，高齢患者の場合，家族の意向を優先し，自身の思いについて表明しない傾向があるため，まずは患者の現状を受け入れていくことで信頼関係の構築を図ることが必要になります。ただし，患者の依存が強い場合はすべてを受け入れることは困難です。また，対応する看護師によって対応にバラつきがあると患者は混乱し，不信感を生じさせる要因ともなります。そのため，どこまで患者の希望を受け入れていくかについては主治医を含めチームでよく検討していく必要があります。

Dさんの場合も，患者-看護師間の信頼関係を構築したうえでDさんの気持ちや認識を確認していき，Dさんの思いを踏まえたうえで，息子を交えて今後の生活について再検討していくための話しあいの場を設けることが必要です。その際，Dさんが単身生活を希望する可能性も十分に考えられることから，単身生活を送る場合に必要となる資源や，そのための手続きについて精神保健福祉士（PSW）とも打ち合わせを行い，話しあいの場で明確な情報を提供できるように準備しておくことが必要です。

第3章 情報収集からアセスメントへ

05 自殺企図により入院となった高齢うつ病患者

事例紹介
- Eさん　70歳代　男性
- うつ病
- 家族：独居

　Eさんは東北地方で出生し地元の高校を卒業後，食品会社に就職した。30歳代で結婚し，子どもはなく妻と2人で暮らしていた。40歳の頃，会社の都合で上京し，そのまま定年まで勤めた。真面目で我慢強く，コツコツと仕事をするタイプだった。定年退職後は警備の仕事をしていたが，60歳代後半に妻が病死した後に仕事を辞め，週2回ヘルパーを利用しながら1人で生活していた。1人暮らしになっても部屋は整頓され，不慣れな家事にも積極的に取り組み問題なく過ごしていた。

　70歳代になり，1人暮らしに対する不安や不眠が出現し，近所のメンタルクリニックでうつ病と診断され薬物治療を受けていたが，次第に抑うつ気分や意欲の低下がみられ，家事もできなくなった。さらに焦燥感や衝動性の亢進が出現し，ある日10mほどの高さの橋から川に飛び込み，入水自殺を図った。通りすがりの人に目撃され，119番通報を受けたレスキュー隊に救助され，最寄りの救急病院に運ばれた。大きな外傷はなく，呼吸器症状もみられなかったが，「つらかったから飛び降りた」「眠れないのがつらかった」などとレスキュー隊に語っていたため，同院の精神科医に診察を依頼した。精神科医の診察では，Eさん自身は自殺念慮を否定するものの，自殺企図のリスクが高いため，精神科病院にうつ病との診断にて医療保護入院となった。

❶ 3つの視点で情報を整理する

　Eさんの状態像を「医学的因子」「生活・社会能力（関連する心理状態を含む）」「患者の価値観（関連する心理状態を含む）」で情報を整理してみる。

1 医学的因子

　Eさんは元来，真面目で我慢強い勤勉家で，60歳代で1人暮らしになっても自宅をきれいに整頓する几帳面さをもつ，執着気質な性格である可

能性が高い。さらに，配偶者の喪失という強いストレスを受けたことを
きっかけに，高齢であることや身寄りのないことから将来への不安が募
り，徐々に抑うつ状態となったと考えられる。Eさんはこれまで大きな
病気にかかったことがなかったが，今回メンタルクリニックを受診して
うつ病と診断され，薬物療法を受けていた。NaSSAを主剤とした治療
を受けていたが病状は進行し，それまではできていた家事などの身の回
りのことができなくなったことも，几帳面なEさんの気分が落ち込む要
因になっていた。症状の改善がみられず，一週間ほど前から抗うつ薬が
SSRI[1]（selective serotonin reuptake inhibitors；選択的セロトニン再
取込み阻害薬）に変更されていた。入院時は意思疎通は良好で礼節は保
たれ，今回の経緯について落ち着いて話すことができていた。主治医は
抗うつ薬変更による賦活症候群（アクチベーション・シンドローム）[2]に
より焦燥感と衝動性が亢進し，衝動的に自殺を図ったと考え，抗うつ薬
を元に戻して薬物治療を中心とした治療を行うこととなった。

　入院してしばらくしてから，自宅に知人などに宛てた遺書を準備して
いたことが発覚し，計画的な自殺企図であったことが明らかになった。
今後のEさんとのかかわりの重要なポイントとして，計画的な自殺企図
に至ったEさんのつらい気持ちの理解を深めていくことがあげられる。
Eさんはレスキュー隊に救出された直後は「つらい」という気持ちを表
出したが，何がつらいのかという対象が曖昧で漠然としている。Eさん
は自身の気持ちや考えなどの内面を，他者に表出することが困難である
可能性が高い。救急病院での精神科受診の際も，自殺を図った直後であ
るにもかかわらず自殺念慮を否定していることから，自身の問題を他人
にうまく表現できない部分があると考えられる。今回の自殺企図は，配
偶者の喪失をきっかけに発症したうつ病の進行と，他人に相談できない
つらい気持ちからのがれるための，Eさんがとった最終手段であったと
考えられる。

2　生活・社会能力（関連する心理状態を含む）

　Eさんは以前，家事は専業主婦である妻に任せていたが，妻に先立た
れてからは，仕事を辞めて不慣れな家事に積極的に取り組んでいた。家
事をEさん自身が行うことは，妻を失った喪失感を埋める作業でもあり，
苦痛ではなかったとEさんは語った。しかし一方で，「妻がいないのなら，
自分がきちんとやらなければならない」というEさんの几帳面さも影響
しており，適度に妥協できない不器用さも感じられた。ヘルパーを利用
していた主な理由は調理であり，「料理ができないから，できる人が来

---

1 SSRI
第三世代抗うつ薬と呼ばれ，多くの各種神経伝達物質受容体に対する親和性が弱いため，第一・第二世代の有する有害作用（心・血管副作用や抗コリン性副作用など）が少なくなった抗うつ薬。

2 賦活症候群（アクチベーション・シンドローム）
p26参照

05

自殺企図により入院となった高齢うつ病患者

てくれると助かる」「普段はコンビニで買ったり，スーパーの惣菜を買って食べている」と，すべてを自分で抱え込まず，できないことは人に依頼できる柔軟さももち合わせていた。

また，Eさんは定年退職後「仕事をするのが日常」という習慣のため警備の仕事を続けており，これといった趣味はなく，勤務以外は自宅で妻と過ごすことが多かった。そのため，妻が亡くなった後はさらに外出が少なくなり，自宅に引きこもりがちになっていた。しかし，同じ信仰をもつ近所の50歳代の夫婦とは付きあいがあり，ときどきは誘われて一緒に食事をすることがあったという。「私はそこまで熱心な信者ではないけど，それでも親切にしてくれる人」と，近所付きあいも嫌ではない様子であった。入院中に夫婦が面会に来るときは，普段パジャマで過ごすことの多いEさんも洋服に着替え，楽しそうに会話している様子がうかがえた。しかし，夫婦が帰ると「忙しいのにわざわざ来させてしまって申し訳ない」「面会に来てくれるのは嬉しいが，家のことなどの用事ができなくて困るのではないか」などと，過剰に夫婦を気遣う発言があった。

高校卒業後から続けていた就労と自宅での妻との暮らしが，Eさんの生活の中心であった。その両方を同時期に喪失したことは，Eさんの社会的な役割りや生きがいの喪失であったと考えられる。また，人付きあいの狭さが相手に対する遠慮深さにつながっていたとも考えられる。

3　患者の価値観（関連する心理状態を含む）

❶罪悪感と無価値感

入院してからのEさんは，誰に対しても丁寧で低姿勢な態度で接した。自室で過ごすことが多かったが，たまに部屋を出ているときに他の患者に話しかけられ，その内容がどんなにおかしな内容でも「そうですか，それは大変ですね」「あなたは本当にすごい方ですね」と親身になって話を聞いていた。看護師が検温で訪室する頃には，あらかじめベッドに端座位になって待っていた。検温を終えると「ありがとうございました」「よろしくお願いします」と深々と礼をした。夜間に入眠できず睡眠導入剤を飲むときも，「忙しいのに手を煩わせてしまってすみません」と申し訳なさそうにナースステーションを訪れた。これらのEさんの言動は一見するといい人として済まされやすいが，その根底には罪悪感と無価値観があると考えられた。そんなに気を遣ったり，申し訳なさそうにする必要はない，と看護師が伝えると，「こんな私のために時間をとらせて申し訳ない」「私がバカなことをしたばっかりに，たくさんの人に迷惑を

かけて…」と後悔の念を語った。前述の近所の夫婦の面会についても，迷惑をかけているという自責感が強く「面会に来てくれるのはありがたいが，それ以上に申し訳ない気持ちが大きくて」と，自身には面会に足を運ぶ価値はないと悲観的に捉えていた。

❷悲観的

入院していると，日勤の看護師が毎日検温時，その日の様子や体調を聞く機会がある。Eさんはその際，「おかげさまで順調です」「よくなってきました」「ゆっくり休めています」など漠然と回復と感謝を述べることが多かった。その一方で，腰を落ち着けて話をしていると，「こんなに歳をとって，この先楽しいことなんてない」「妻も亡くしたし，生きている意味はない」と将来を悲観する内容や，「まだ何もやる気が起きない」と気分の落ち込みを語った。さらに入院から1か月後には，「ずっとこれくらいだった」「よくなる気がしない」と，治療や回復に対して期待できず，悲観的な訴えが続いた。

❸自殺念慮

Eさんは自身に対する無価値観が続き，前向きに治療に取り組めないばかりでなく，再度自殺を企てる可能性が高い。看護師は，Eさんが自身について肯定的に感じられるようなかかわりを行い，さらに自殺を予防する介入を行う必要がある。

❷ 情報収集とアセスメントのポイント

- 自殺未遂に至った経緯について，Eさんの病状だけではなく性格や環境など，多角的に捉える必要がある。
- Eさんの生活状況を知ることは，その人らしさを知るために必須である。
- Eさんの人付きあいの得手・不得手は，周囲に助けを求められるかどうかに影響する。
- Eさんが自身に対して肯定的になれず無価値観をもっている場合は，治療に専念できないばかりでなく，再度自殺を図る可能性がある。
- 自殺のリスクがある場合，それを予防する対策が必要である。

❸ 整理した情報をSBARでまとめる

これまでの情報収集・アセスメントをSBARの活用により整理し，視点をまとめてみる。

情報を整理して医師に報告する

S Situation：状況
Eさんは配偶者の喪失をきっかけに抑うつ気分になり、うつ病を発症した70歳代の男性です。入水自殺を図ったが救助され、本人は自殺念慮を否定しましたが再度自殺を図る可能性があり精神科病院に入院となりました。

B Background：背景
入院に対する抵抗はなく、温和な人です。しかしもともとあまり人付きあいの多い人ではなく、自身の危機や感情を他人に表現することが得意ではなさそうです。まだ気力が回復していないこともあり、自室に引きこもりがちに過ごしています。
また、自身への無価値観が著しく、治療や今後の人生に期待をもてないでいます。

A Assessment：アセスメント
喪失体験[3]からうつ病を発症し、メンタルクリニックに通院することはできましたが、回復する前に自殺を図っています。Eさん自身にうつ病を治療したいという気持ちはあったようですが、どのような経緯で自殺せざるを得ない状況に至ったのか、情報収集とアセスメントを続ける必要があります。また、入院後も再度自殺を図る可能性が続いているため、十分に注意して予防していく必要があります。

R Recommendation：提案
無価値観はうつ病の病状であり、必ず回復することを説明します。そして、自身に対する肯定的な発言が出るのを辛抱強く待ちます。また、自殺予防の対策も同時に行います。
病状の回復にあわせ、自殺企図についてEさん自身はどのように捉えているのかを具体的に問いかけ、そのときの状況を明らかにできるように振り返りを行っていきます。その際、Eさんに対して敬意を払うこと、Eさんなりの努力に対するねぎらいと肯定的なフィードバックも行います。しかし、振り返りが病状の悪化を招く可能性もあるため、Eさんの認知の歪みなども確認しながら注意深く観察し、慎重にゆっくり介入を行う必要があると考えています。また、同様の危機状態に陥った場合のSOSの出し方についても話しあう必要があるので、病状の回復を待って行います。

[3] 喪失体験
経済的損失、地位の失墜、病気や外傷、近親者の死亡、訴訟を起こされるなどが挙げられるが、大切なことは、これらの体験がその人にとってどんな意味をもつかを理解することである。

参考文献
- 融道男：向精神薬マニュアル第3版、医学書院、2008.
- 社団法人日本病院薬剤師会監、社団法人日本病院薬剤師会精神科病院委員会編：精神科薬物療法の管理、南山堂、2011.
- 髙橋祥友：自殺の危機―臨床的評価と危機介入 第3版、金剛出版、2014.

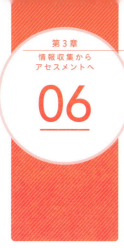

第3章 情報収集からアセスメントへ

06 自殺企図により入院となった20歳代のうつ病患者

事例紹介
- Fさん　20歳代　女性
- うつ病
- 家族：母親，兄との3人家族

　Fさんは20歳代の独身女性である。農業を営む両親のもと2人きょうだいの長女として誕生した。母親はFさんを出産後，幻聴などの症状で精神科病院に約1か月の入院歴があり，退院後も不眠のため内服治療を継続していた。母親は結婚前に精神科治療歴はなかった。Fさんの母親は自宅でもときどき寝込むことが多く，実母のサポートを受けながら育児をし，農業はほとんど父親1人で担っていた。兄が大学受験を目指し予備校に通い，Fさんは全寮制の高校に在学していたとき，父親は1人で担う農業の負担の大きさから疲弊し，全く仕事が手につかず，経済的にも困窮した状況に追い詰められ，うつ状態となった。父親の兄の勧めで精神科病院を受診し，不眠，集中力欠如，抑うつ気分，自殺念慮があり，うつ病で危機状態との診断で任意入院となった。しかし，妻は夫の入院は困ると反対し，入院後も頻回に電話で訴えるため，父親は翌日退院を申し出て，外来受診を約束したうえで退院となった。しかし，受診を目前にして自宅で縊首[1]による自殺をした。Fさんは寮生活をしていたため，父親が自殺に至るまでの状況を把握できていなかった。

　母親は夫（父親）の自殺後，不眠，不安が増し，実母に対する暴言・暴力がみられ，精神運動興奮状態のため非定型精神病の診断で2か月間任意入院となった。その後も通院で内服治療を続けている。兄は大学を目指していたが，父親の死後，進学を断念し農業を継ぐこととなった。しかし，農業に身が入らず，自閉的となり農薬による服毒自殺を図るが，一命を取り留め再び農業に従事している。Fさんは，高校卒業後は短大に進学し，短大卒業後は会社員として勤務した。Fさんの給与は農業を営む家族にとって貴重な現金収入であった。責任感が強く積極的に仕事を続けていたが，約6年を経て，特に指摘されたわけではないが，仕事に自信がもてなくなり，「違う仕事をしてみてもいいかな」と思い退職をした。就職活動をするがうまくいかず，食思不振，不安，気分の落ち込み，焦燥感，睡眠不足が続き，家族とも話さなくなった。次第に追い詰められ，「自分はいないほうがいい，いると迷惑をかける」という思

[1] 縊首（いしゅ）
一端を何かに固定した索状物を頸部に巻きつけて，自己の全体重（あるいは一部）をかけて，巻きつけた索状物で頸部を圧迫することをいう。

いにとらわれ自宅の木で縊首を図るが，近所の人に発見され救急病院へ搬送された。救急処置を受け2日後に精神科病院へ転院となった。転院時，Fさんの意識ははっきりしており，身体的な問題はなかったが，自殺念慮の残存などの可能性もあり，本人の安全を守るため閉鎖病棟での外出制限を伴う入院となることへの同意を得たうえ，うつ病との診断で任意入院となった。

❶ 3つの視点で情報を整理する

Fさんの状態像を「医学的因子」「生活・社会能力（関連する心理状態を含む）」「患者の価値観（関連する心理状態を含む）」で情報を整理してみる。

▮1 医学的因子

抑うつ気分，意欲減退（精神運動抑制），自殺念慮（企図），食思不振，興味の減退，集中困難，睡眠障害などの症状が1か月以上続いている状況で自殺企図に及んでいる。入院時は精神運動制止状態で，自らの発語はほとんどない状態であるため，表情や行動の変化を細やかに観察し，再企図を防ぐ必要がある。特に睡眠状況の把握は重要であり，不安焦燥状態のため十分な休息がとれないことが考えられることから，安心できる場としての環境調整が必要である。

Fさんは幼少期からの成長過程におけるエピソードは特にないが，父親のうつ病治療および自殺，母親の精神科入院歴，さらに兄の自殺企図，精神科治療という家族背景のなかで成育してきている。そのため，家族のなかで父親の自殺について語りあうこと，すなわち「喪の仕事（mourning work）」**2**は十分にはなされていないと推測される。

高校生活，短大生活においては友人も多く，スポーツの部活動も活発にこなし，それまで身体疾患および精神科疾患の既往もないことから治療のため服用している薬やアルコールの常用もない。

食思不振があるため，食事の摂取状況を把握し，適切な食事を提供する必要がある。全身状態を十分観察し，栄養状態・排泄状況の把握を行い，身体管理を十分行う必要がある。

抗うつ薬の薬物療法が開始されており，Fさんが安心して受け入れられるよう説明を行う必要がある。また，副作用についても十分理解し効果や変化についても注意深い観察が必要である。

2 喪の仕事（mourning work）
p78参照

2 生活・社会能力（関連する心理状態を含む）

　父親が不在であり，病気を抱え不安定となりがちな母親と兄との生活では，Ｆさんがしっかりしないと誰も助けてくれない環境であった。そのため，徹底的に自分でやらないと気が済まないところがあると，Ｆさん自身も述べている。Ｆさんは早朝から起きて家事をこなし，仕事に行き，また帰宅して家事をこなすという生活で仕事面の負担も増し，疲弊していったと考えられる。誰にも相談することができず，自ら決断し仕事を退職した。Ｆさんは収入を得て経済的に家庭を支えなければならない立場にあり，就職活動をするもなかなか決まらない状況で大きな不安を抱くことになり，精神的に追い込まれていったと考えられる。

3 患者の価値観（関連する心理状態を含む）

❶自分がしっかりしないといけない

　家族で農業を営んでいるが，その中心となる母親・兄ともに精神科に通院しているため，生活面が不安定であり，そのことがＦさんにとって精神面の不安定さをもたらしている可能性がある。またＦさんが高校生で寮生活をしていたときに父親が縊首自殺をしている。父親の不在，母親と兄の病状の不安定さのなかで，自ずとＦさんが家族の中心的な役割りを担い，「自分がしっかりしなくてはいけない」という責任を背負わなければならない状況となったと考えられる。仕事と家事が負担と思っても，朝なかなか起き上がれない母親には言えなかった。また，兄に依頼したくても，やはり病気である兄に言えず，自分がしなくてはと１人で頑張ってきたと考えることができる。

❷自殺企図の可能性がある

　家業の農業もうまくいかず，一家の現金収入を担うための再就職のめども立たない状況で，相談できる人は誰もいなかった。自分が役割りを果たせていないことに対する自責感から，自分は価値がない人間で，自分が生きていては家族に迷惑がかかるという思いにとらわれ追い詰められていったと考える。家業の不振，再就職のめどが立たない状況は変わっておらず，希望を見いだすすべがないことから，再び追い詰められ自殺企図に及ぶ可能性があると考える。

❷ 情報収集とアセスメントのポイント

・縊首行為を決行し救命された状況であることから，再び行動化しない

表3-1 死にたい人への対応：TALKの原則

Tell	誠実に対応する。はっきり言葉に出して「あなたのことを心配している」と伝える
Ask	死にたい気持ちがあるかどうか，率直にたずねる
Listen	相手の死にたい気持ちや訴えを徹底的に傾聴する。死にたい気持ちをしっかり受け止めて聞き役に回る
Keep safe	危険だと感じたら，まず本人の安全を確保して周囲の人の協力を得て，適切な対処をする

よう，十分な観察と見守りが必要であり，薬物療法の確認管理が重要である。

・TALKの原則(表3-1)を参考にしながら，慎重に自殺念慮の有無について確認していく。自殺企図をした人に対しては，直接「死」のことに触れることにためらいがちになる。しかし「死にたい」思いと「生きたい」思いの間で振り子のように揺れ動いていることが多く，自殺念慮があるか否かについてはっきりと言葉に出して問いかけることが必要である。

・言語による対話がされにくい状態であった場合，「閉じた質問」の方法で問いかけることで，症状および自殺の再行動化については，首を振ることやうなずきによってわかることがある。その場で自殺をしないことの約束がなされているかの確認は必要である。

・キーパーソンとなる人がいない場合，孤独感，不安感，絶望感のなかにいることが予測される。病棟が守られた空間であり，常にスタッフが傍にいること，安心してよいことを伝え続けることが重要である。

・十分な休養ののち，常に言葉をかけ，表情の観察を行い，Fさん自らの振り返りが可能な段階であるか否かを見極めることが重要である。

・振り返りが可能な段階になったら，追い詰められていった状況について明らかにしていく。そのなかで解決すべきこと，解決できることがあれば支援をして，具体策まで示し，不安要素を少しでも軽減することが重要である。

・患者を取り巻く人へ，病気に対する理解を深めてもらうための働きかけが必要であり，復帰しやすいように環境の調整が必要である。

・父親の自殺について，家族内で話すことは暗黙のうちのタブーとされ，「喪の仕事」が十分になされていない。ともに悲しみを共有し，支えあい，父親の死を受け入れることが重要である。そして，家族としてどう向きあっていくのかを考えていく支援を行うことが必要である。

❸ 整理した情報をSBARでまとめる

これまでの情報収集・アセスメントをSBARの活用により整理し，視点をまとめてみる。

📋 情報を整理して医師に報告する

S Situation：状況

Fさんは20歳代の独身女性で，精神科受診歴はありません。入院の2日前に縊首による自殺を図り，救急病院に搬送され救急処置を受け，意識が回復した時点で転院となりました。入院時は，「これからどうしていいかわからない」「身体がきつくて何もできない」と抑うつ気分を呈し，意欲の減退，自殺念慮，食思不振，興味の減退，集中困難，睡眠障害を認め，うつ病と診断されました。頸部にはひも状の発赤痕があり，縊首による痕跡と考えられました。再度の行動化の恐れがあり，閉鎖病棟へ任意入院となりました。

B Background：背景

意識は清明であるが問いかけにうなづいたり，小声で言葉少なに答えるのみです。終始うつむき加減で「どうにかしてほしい。何をしていいかわからない」と不安は大きく，抗うつ薬の点滴が始まりました。さらに頻回の見守りの必要性から，カウンセリングナース（CN）の面接指示が出されました。CNの面接のなかで言葉によるやり取りが可能になった時点で把握し得た情報ですが，Fさんが職場で頼りにしていた上司が退職した後から仕事の負担が急に増え，時間外の仕事が増えていきました。くたくたになって帰宅して夕食の準備をし，また朝から家族の弁当を作り出勤する毎日でした。休日には家事をこなし，また畑の草取りなどに追われました。その大変さを母親や兄は理解してくれず，相談する人もいないなかで疲弊し，不眠や集中力がなくなり，食思不振，抑うつ気分が続くようになりました。その状態が1か月以上続いた後，楽になりたい，死ぬしかないという考えになり決行したと，自殺企図に及んだことが話されました。

A Assessment：アセスメント

抑うつ感が続いていることから，頻回の見守りが欠かせない状況であり，病棟スタッフ全体での情報共有と協力体制が重要です。
また，薬物療法も重要であり，確実な服薬の確認が重要です。

R Recommendation：提案

見守られているという安心感をもってもらうため，日勤帯，夜勤帯，日祝日も頻回の言葉かけ，観察を継続して行う必要があり，チームでの協働が重要です。さらに，父親の自殺について，家族間での「喪の仕事」を支援し，家族調整が必要です。

07 自傷行為を繰り返すうつ病患者

第3章 情報収集からアセスメントへ

事例紹介
- Gさん　20歳代　女性
- うつ病
- 家族：母親，父親（Gさんの問題は母親に任せきり）

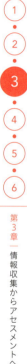

　Gさんは20歳代で，身長150cm，体重38kgの小柄な女性である。学童期から大人しく控えめな性格で，学生時代はクラブ活動には参加せず，1人で読書やゲームなどをして過ごすことが多かった。高校卒業後より，単身でのアパート暮らしを始め，接客業や一般事務に従事していた。仕事熱心で上司からも信頼されていたが，同僚の陰口や職場の雰囲気を不快に感じるようになり，気分の落ち込みから不眠がちとなって退職した。その後，新たな職場では，環境を変えたことで気分が安定し，仕事に打ち込んでいた。当時，交際中の男性と結婚を考えていたが，数か月して相手からの一方的な話で別れることになり，それがきっかけで食思不振や自殺念慮などの抑うつ症状を呈するようになる。食事が全くとれない状態が続き，低血糖状態からくる意識障害のため近隣の総合病院に救急搬送されることもあった。内科医から精神科への受診を勧められ，Gさんは母親とともに精神科病院に来院した。診察中にも「気持ちの落ち込みが強い。夜に眠れない。食欲がなく食べても吐いてしまう。もう生きていく意味がない。消えてなくなりたい」と自殺念慮の持続があり，さらに左前腕内側には無数の切り傷が見られた。母親からは「毎晩のように飲酒をしては『死にたい』と言いながらカミソリで腕に傷をつけようとしたので何度も止めた。でも1日中傍で付き添うことはできず，1人で部屋にこもり切っていたようだ」との話があり，Gさんに入院治療の必要性を説明するが，Gさんは「入院しても何も変わらない。親にも迷惑をかけるし無駄なお金がかかるだけ…」と強く拒否したため，母親の同意のもと精神保健指定医がうつ病と診断して閉鎖病棟に医療保護入院となった。

　入院してすぐに抗うつ薬や気分安定薬および栄養補給のための点滴投与が開始された。休養がとれてしだいに気分の落ち込みが改善され，自殺念慮に関する訴えが少なくなったため，入院形態を任意入院に変更して精神科リハビリテーションや認知行動療法を目的とした退院準備のため開放病棟に転棟となった。Gさんは外出時の行動範囲の拡大や外泊を

希望しても，主治医の許可が出ないことへの怒りの感情を看護師に向けるようになり，イライラ感や不安・焦燥感には抗不安薬の服用や注射薬を投与していた。数日が経過してGさんは「イライラして我慢できなかった。もうどうしてよいのかわからない」と無断外出中に購入したカミソリでリストカットを繰り返した。Gさんは主治医から，再び閉鎖病棟に移り行動制限をすることで衝動性のコントロールや気分の安定化を図るようにとの説明を受けるが，「閉鎖病棟に行くくらいなら退院する。家に帰って死んだほうがよい」と聞き入れる様子はなかった。

❶ 3つの視点で情報を整理する

Gさんの状態像を「医学的因子」「生活・社会能力（関連する心理状態を含む）」「患者の価値観（関連する心理状態を含む）」で情報を整理してみる。

■ 1 医学的因子

Gさんは，学生時代のエピソードからわかるように，どちらかというと内向的な性格で人付きあいが苦手なタイプと考えられる。さらに，職場での人間関係から心身の不調を来すようになり，短期間で退職を決断してしまうことから，ストレス耐性が高いとはいえず，すぐに逃避的な結論を出す傾向にある。しかし，職種や労働条件などを自分に合った環境に調整できれば適応能力があると考えられる。また，結婚を考えていた男性との離別という精神的ショックから抑うつ状態になったと考えられる。

Gさんの心理検査の結果から，IQは90で同年齢集団の中では「普通よりやや下」の知的レベルである。真面目で頑固な性格であるものの，精神的には安定している。対人場面では優しく献身的で，相手を責めたり自己主張することはなく，感情を抑圧して何か問題が起こると自分の責任を感じ，自分を責めたり，相手を許容して受け流したりすることが多かった。そのように積極性や攻撃性を出さずに目立たぬように平凡に生きてきたが，容姿やコミュニケーション能力に自信がなく自己肯定感は低い。「誰にも必要とされないなら死んだほうがよい。生きていても何の価値もない。ただ，死ぬことへの恐怖があり自傷行為に留めている。でも，いつどうなるかはわからない」というように，今のGさんの気分の落ち込みから心理的視野狭窄を引き起こしている。日記のように文章にまとめて表現する能力は高いが，対人場面でのコミュニケーション能

力はやや劣っており，「あのとき，こう言えばよかった」または「こんなこと言わなければよかった」とあとで思うことが多く，自身の言動に後悔の念を抱きやすく，さらにこだわりをもちやすい。

2　生活・社会能力（関連する心理状態を含む）

　Ｇさんは日常生活において，母親からの「こうだと思ったら周りが見えなくなってのめり込んでしまう」という発言からわかるように頑固で真面目であり，他者に相談することが少なく，自己決定したら助言を受けても修正するのが難しいように考えられる。「食べても吐いてしまう」とのことから抑うつ症状としての食思不振というよりは，自殺念慮からの間接的な自傷行為とも捉えることができる。またＧさんは，恋人との離別によって生きていく目的や価値を完全に見失ってしまった状態であり，極端な一般化[1]という認知の歪みが著明であることがわかる。さらに，母親の目の前で自殺企図のそぶりや自傷行為を繰り返すことから，Ｇさんの「自分の気持ちを周囲にわかってほしい…」という切実な思いがうかがえる。しかし，母親はＧさんの思いに寄り添うことよりも，目の前で起こるＧさんの行動を脅威に感じており，本音で十分に話しあえる状況ではない。母親がＧさんの疾患や症状をどのように捉えているのかを確認する必要がある。

3　患者の価値観（関連する心理状態を含む）

❶母親への愛着

　もともと母親は不在がちで思春期にはＧさんと接する時間が少なく，すれ違いが多かったようである。そのため，Ｇさんは就職を機に単身生活を始めた。しかし，抑うつ気分から日常生活に支障を来し，実家に帰っては母親と口論になり包丁を持って自宅を飛び出し警察に保護されることもあり，親子関係については良好とはいえない。Ｇさんは母親を頼りたい気持ちがあるが，うまく自己表現できないアンビバレント[2]な状況にある。母親もＧさんに社会人として自立してほしいという思いがあり，気持ちのすれ違いによる親子関係の悪化が考えられる。

❷トラウマによる孤立感

　Ｇさんは，交際中の男性との別離による絶望感から生きる希望をなくし，トラウマ体験のように引きずっており，周囲に友人や職場の同僚などの相談できる仲間もおらず孤立無援の状態にある。入院初期から特定の女性患者との交流をもち，自己の問題より他者の相談や支援を優先してしまう傾向にある。そのため，Ｇさんの対人関係パターンや他者への

---

[1] 極端な一般化
少数の事実を取り上げ，すべてのことが同様の結果になるだろうと結論づけてしまう（例：男はみんな同じだ）。

[2] アンビバレント
p79参照

信頼感などについて情報収集する必要がある。

❸自己の問題意識

　さらにＧさんは，自傷行為に及んでしまう自分の行動をどのように捉えているのか，認知思考パターンを見直す必要性を感じているのか，自己洞察が図れる程度まで気分の変動を小さくして客観的な振り返りが可能であるかを確認する必要がある。

2　情報収集とアセスメントのポイント

・自殺念慮が持続して自傷行為を繰り返している状況から，自殺のリスクアセスメントが重要となる。

・不快感情の回避としてリストカットを学習した可能性もあり，Ｇさんがもつストレスコーピング❸の評価が必要である。

・食思不振による体重減少により生命維持の危険性があることから，身体的なアセスメントを十分に行うことが必要である。

・若年性の抑うつ状態は，摂食障害やパーソナリティ障害，または双極性障害などでも同様の症状を呈することがあり，入院前の生活状況が重要となる。

・治療者との信頼関係構築には時間を要すると考えられるため，家族から情報収集する必要がある。

・退院後の家族サポートが必須であることから，家族関係の修復が可能であるかをアセスメントする必要がある。

❸ ストレスコーピング
ストレスに対する対処行動。

3　整理した情報をSBARでまとめる

　これまでの情報収集・アセスメントをSBARの活用により整理し，視点をまとめてみる。

📋 情報を整理して医師に報告する

Ｓ Situation：状況

Ｇさんは20歳代で，初めての精神科への入院です。喪失体験から自己肯定感が著しく低下して，慢性的な空虚感から自殺念慮が持続しています。食思不振や嘔吐が続き，体重減少から低栄養や脱水状態が生じています。入院中に知り合った女性患者と共依存関係になりやすく，相手の不調に巻き込まれ，自傷行為や看護介入への拒否または過剰な期待がみられ，不安定な状態が続いています。逸脱し

た行動化の前に言語化を促し，看護介入や頓服薬の使用などで自己コントロールできるよう支援しています。

B Background：背景
ネガティブな思考パターンや認知の歪みがあり，閉鎖病棟での治療に強い抵抗感をもっています。開放病棟で治療を継続するために治療の枠組みに理解を示し，対処行動をコントロールするための判断能力が低下した状態にあります。

A Assessment：アセスメント
20歳代ですが，単身生活をするには危険な状態であるため，家族からのサポートを必要としており，疾患の理解も含め家族関係の調整がどの程度必要であるかを確認していきます。自信のなさなどから目立たないように生活してきた患者にとって，異性との出会いと失恋は自分で乗り越えることができない体験であったと考えられます。治療上は危険な行動化にブレーキをかけながら，気持ちの整理を行っていく必要があると考えられます。

また，自傷行為は意図的，無意図的にかかわらず自殺企図に直結する場合もあり十分な注意が必要ですが，反復する自傷行為が自殺企図であるのか，飲酒などと同等の回避行動であるのかを評価するための情報収集は看護上も重要であり，表3-2の「自殺の危険度の評価と対応」を参考に判断します。

R Recommendation：提案
治療の進め方については，短絡的に自傷行為に及ぶ行動化の自動思考プロセスを見直し，自己肯定感を高め，問題解決に向けて他の対処方法を見いだしていくことが必要であり，Gさん自身のストレングスに気づいてもらうための自己表現を促すかかわりをチームで進めます。

表3-2　自殺の危険度の評価と対応

危険度	徴候と自殺念慮	自殺の計画	対応
軽　度	精神状態/行動の不安定 自殺念慮はあっても一時的	ない	傾聴，危険因子の確認，問題の確認と整理，助言継続
中等度	持続的な自殺念慮：自殺念慮の有無にかかわらず複数の危険因子が存在（支援を受け入れる姿勢はある）	具体的な計画はない	傾聴，問題の確認，危険因子の確認，問題の確認と整理，助言，支援体制を整える，継続
高　度	持続的な自殺念慮：自殺念慮の有無にかかわらず複数の危険因子が存在（支援を拒絶する）	具体的な計画がある	傾聴，問題の確認，危険因子の確認，問題の確認と整理，助言，支援体制を整える，継続，危険時の対応を想定し準備をしておく
重　度	自殺の危険が差し迫っている	自殺が切迫している	安全の確保，自殺手段の除去通報あるいは入院

平成20年度厚生労働科学研究費補助金こころの健康科学研究事業 自殺未遂者および自殺者遺族等へのケアに関する研究：自殺に傾いた人を支えるために—相談担当者のための指針，2009．を一部改変　http://www.mhlw.go.jp/bunya/shougaihoken/jisatsu/dl/02.pdf（2017年11月閲覧）

参考文献

- 平成20年度厚生労働科学研究費補助金こころの健康科学研究事業 自殺未遂者および自殺者遺族等へのケアに関する研究：自殺に傾いた人を支えるために—相談担当者のための指針，2009．http://www.mhlw.go.jp/bunya/shougaihoken/jisatsu/dl/02.pdf（2017年11月閲覧）

08 産後うつ病の患者

事例紹介
- Hさん　30歳代　女性
- 産後うつ病
- 家族：夫，新生児との3人家族

　Hさんは大学を卒業後，事務職として就職。28歳で同じ職場の同僚と結婚し30歳で退職し，以後専業主婦として生活をしてきた。真面目な性格であるが，やや完璧主義的なところがあった。両親は健在で他県に在住している。夫の両親は車で30分くらいの所に住んでいる。待望の第1子を授かったHさんは女児を望んでいたが，夫の両親は男児を望み，夫は健康ならどちらでもいいと考えていた。妊娠中の経過もよく，妊娠39週で陣痛が始まった。以前より入院予約をしていた病院で無事に男子を出産した。分娩後，Hさんは疲労でぐったりしていたが，母子ともに問題なく経過した。「お腹が軽くなった。もう少し，お腹にいてほしかった」と話し，赤ちゃんと対面したときには「不思議な感じ，可愛くない」と正直な自分の感想を述べていた。沐浴をすませ母乳を飲ませたところで，「可愛い」と少し笑顔が見られた。

　翌日，病室に戻り母子同室の生活に入った。授乳に時間がかかり，授乳してゲップを行い「やれやれ」と思うとすぐに次の授乳時間が来るため，全く眠れない状態であった。義母は毎日面会に訪れ，Hさんがつらい気持ちを打ち明けると「みんな同じよ，私も半年はまともに寝たことがなかったわよ」と取り付く島もなく，張り切って赤ん坊の面倒をみていた。実母は「疲れているから，ゆっくりしなさい」と娘を気づかってくれていた。助産師は「男の子は母乳をよく飲むでしょう」「ゲップを出すのが上手になりましたよ」と声をかけてくれるが，Hさんには空々しく聞こえたとのことだった。

　入院生活は退院指導と早朝から夜間までの授乳，両方の親の面会に夫の面会と目まぐるしいものだった。連日の授乳による睡眠不足，母乳をうまく飲ませられないストレス，面会，出産後創部の痛みと疲労感が蓄積したようだった。「1人の時間がない…。この子を育てる自信がない」との思いからHさんはその日の夜中，新生児室を訪れて看護師に「この子を預かってください」と引き渡し，病室に戻った。久しぶりに1人になったHさんは，その解放感とは反対に「可愛いわが子を人に預けてし

まった，母親失格…」と罪悪感で一杯になり，涙が止まらなかった。

その後，退院指導は何とか終了して祝い膳が出たが，同席の他の母親たちとはほとんど会話をせず，祝い膳にも全く箸をつけなかった。栄養士から病棟看護師にHさんの様子がおかしいと連絡が入り，夫は医師より「環境が変わり，疲れが溜まっている可能性がある。自宅に帰り，リラックスができたら通常の生活が取り戻せると思うが，産後うつ病の可能性もある。産後1週間健診まで，なるべく目を離さないようにしてください」と説明を受け，Hさんと息子は退院した。

自宅に戻ってからは，数日間は実母と義母の手伝いもあり育児中心に頑張っていたようだったが，その後は1日中横になり，育児放棄の状態で家事もできなくなった。心配した夫はHさんの実母に相談し，Hさんと赤ちゃんは実家で実母が世話をすることとなった。産後1週間健診の前日，Hさんの実母から夫へ「恥ずかしいことだけど，Hちゃんを入院させたほうがいいかもしれない」と相談があった。聞くと，「全然ご飯を食べないし，子どもの世話もしないので，『しっかりしなさい』と赤ちゃんを渡したら，その赤ちゃんを床に落とそうとしたの」と実母は泣き出した。産後1週間健診で夫は医師にそのことを話し，診察を受けたうえで，今まで精神疾患を思わせるエピソードもないため，産後うつ病の可能性が高いと説明を受け，精神科病院への紹介状を書いてもらい大学病院を受診することになった。Hさんは精神科への入院を拒んだが，赤ちゃんの世話や家事から離れ，心身の健康を回復させることが今は必要と理解し産後うつ病との診断で任意入院となった。

① 3つの視点で情報を整理する

Hさんの状態像を「医学的因子」「生活・社会能力（関連する心理状態を含む）」「患者の価値観（関連する心理状態を含む）」で情報を整理してみる。

❚ 1 医学的因子

入院時，医師の診察でもほとんど答えず，目をあわせることもなかった。疲労感が目立っており，服装はきちんとしているが整髪ができていない様子であった。Hさんは「睡眠がとれていないので疲れている」「病気ではない」と訴えていた。「子どもは可愛いと思うが，どう接したらよいのか悩んでいる」と看護師には話していた。不眠，食思不振，不安定な気持ち，疲れやすさがあり，自殺念慮はみられないが可能性は否定

できないため，なるべく病棟内での生活を送るよう言われた。

　Hさんの「真面目な性格」「やや完璧主義的」という情報はHさんの病前性格として，現在の状態に少なからず影響を及ぼしていると考えられる。これまでは大学生活も社会人としても専業主婦としても，自分のことや夫を含めた家庭のことを，きちんとこなしていたものと考えられる。しかし，出産はとても大変で，本人が望んでいた女児ではなく男児を授かったこと，待望の男児の孫が生まれ，義母は大張りきりで毎日面会に来ては世話を焼くこと，1人の時間がなくなったこと，育児がうまくいかないこと，産後の創部の痛み，頻回に行う授乳からくる睡眠不足，疲労感などさまざまなことが一気に起こり，Hさんの対処能力を超えて，うつ状態に陥ったと考えられる。

2　生活・社会能力（関連する心理状態を含む）

　Hさんは元来，真面目な性格で，やや完璧主義的であったことから，学生時代も社会人時代も主婦としても役割りを十分遂行できていたと推測される。出産前からHさんは「赤ちゃんの面倒をきちんとみなくてはいけない」という思いが強く，育児書を何冊も買い求めては寝る間も惜しんでお腹の赤ちゃんと向きあっていた。赤ちゃんを抱っこすれば可愛い，癒されると思い信じ込んでいた。しかし，実際は自分の思うように育児が進まず，体調も優れないなか，「赤ちゃんのことでこんなに自分が落ち込んだり，自信がなくなったりするんだ」と思ったり，いろいろ考え抜いた末に「これだ」と思ってかかわっても，泣き止まない赤ちゃんに対し，ため息しか出なくなってしまった。

　そのようななか，義母が毎日やってきては「ミルクはこれを使っているの？　B社のほうがいいわよ」，沐浴時には「こんな泡タイプを使っているの？　C社の固形タイプが一番よ」，また啼泣時には「こうやるといいのよ」と赤ちゃんを抱くが1分程度しかもたず，再び大泣きすると「神経質な子ね」と，手伝っているのか邪魔しているのかわからない状態で，それも真面目で完璧主義的なHさんには負担だったようである。

　夫は医師から言われたように，退院後はHさんから片時も離れないようにしていたが，Hさんはほとんど眠らず，逆に夫には別室で眠るよう態度で示していたようである。そのうちHさんは赤ちゃんと横になるものの，泣いても放置するようになった。夫はできるだけ協力するつもりであることをHさんには話していたようだが，男手では難しいと感じ，Hさんの実母に連絡をした。

　Hさんは赤ちゃんに付きっ切りで買い物にも行かず，インターネット

で購入していた。これまでには考えられないほど部屋が散乱状態になったため，夫はHさんの実母に，様子を見に来てもらった。実母は，何でもきちんとこなしていたHさんの変貌に驚いたようで，「少し休みなさい」とHさんをさとした。それによってHさんは安心したようである。

　今まではすべてにおいて完璧にこなしていたHさんが出産に伴って環境が変化し，それを受け入れる前に状況が進んでしまい，Hさんの対処能力を超えてしまったと考えられる。育児は待ったなしでやってくる。育児書は確かに参考にはなるが，子どもの成長には正解がない。そこを補うのが医師，助産師や看護師であったり，親兄弟や友人である。そこには育児書にはない経験則や経験知がある。Hさんはよき相談相手がおらず，真面目で完璧主義的なところから育児書ばかりに頼り，わが子の成長と対比しては悩み，落ち込み，混乱し，産後うつ病のきっかけになったとも考えられる。

■3　患者の価値観（関連する心理状態を含む）

❶真面目で完璧主義

　真面目で，完璧主義的なところがあるHさんは，育児に関しても完璧にやりたいという思いがある。妊娠当初，第1子は女児がほしいと思っていたが，男児を授かり，それに関しては問題なく受け入れ可愛がっていたようである。

❷子どもは自分の手でしっかり育てたい

　義母との関係は良好であったが，赤ちゃんが生まれてからは病院に毎日面会に来たり，退院後も何かと理由をつけては，毎日のように孫の顔を見に来ることに関しては少し閉口していた。夫に対して「悪気はないと思うが，毎日来ては，あれこれ言われて疲れる。私のやりたいようにやらせてもらえない」と愚痴をこぼしており，自分の手で，赤ちゃんをしっかり育てる，という意気込みが最初は強くみられた。

❸夫や近所への申し訳ない気持ち

　Hさんは夫のことに手が回らない状況で，食事の準備ができずに惣菜を購入したり，弁当も作ることができず夫に申し訳ない気持ちでいっぱいになっている。また夜泣きが夫の仕事の支障にならないように，夫とは別室で赤ちゃんと寝起きしている。夜中に赤ちゃんが泣くと，夫が目覚めるのではないか，近所迷惑になっていないかと気にしていた。赤ちゃんが泣きはじめると抱っこして歩き回らないと泣きやまない，抱っこしていても座ると泣き出すため，一晩中，抱きながら歩き回っていた日もあった。ビニール袋を鳴らすと泣きやむと育児書に書いてあればすぐに

実践したが効果がなかったなど，Hさんは夜泣きが1番つらかったようである。

❹甘えるのは恥

　何もかも自分で抱え込まず，夫や実母に多少無理を言ったり，甘えてもよいのではないかと思われるが，Hさんにはそれができず，逆に恥ずかしいことだと考え我慢していたようである。このような悪循環に陥ったHさんは助けを求めることができず，対処能力が限界に達したと考えられる。

2 情報収集とアセスメントのポイント

- ・産後うつ病を考えるにあたり，マタニティブルー**1**なのか，産後うつ病なのか，発症時期，症状をアセスメントする。
- ・育児に支障となる症状を明らかにする。
- ・家族間で支障になっている症状を明らかにする。
- ・Hさんの支援をサポートできる人材の有無や確保，家族の役割をアセスメントする。
- ・夫が育児に協力できるのか，または家事労働への参加ができるのか，アセスメントを行う。
- ・Hさんは自分が母親失格であると涙が止まらない状況であり，自殺のリスクがないかアセスメントを行う。

3 整理した情報をSBARでまとめる

　これまでの情報収集・アセスメントをSBARの活用により整理し，視点をまとめてみる。

1 マタニティブルー
妊娠中・出産後の女性にみられる情緒が不安定な状態のこと。産後においては出産数日後に発症し2週間ほどで回復することが多い。

情報を整理して医師に報告する

S Situation：状況

Hさんは30歳代ではじめての精神科への入院です。出産後よりうつ状態となり，抑うつ気分が出現しています。退院した後もうつ状態は続き，育児ができない状況になっています。夜泣きなどに対応しながら育児を行っていましたが，不眠，食欲の低下，蓄積された疲労によって育児が困難な状態です。

B Background：背景

元来，真面目で，完璧主義的な病前性格であり，日常生活はきちんと行っていました。出産後，育児のよき助言者や相談相手もなく，育児書を頼り，偏った育児になってしまいました。また，体調が戻らないことに加え，不眠，食欲低下，慢性的な疲労感で育児困難になりました。

A Assessment：アセスメント

産後であり，身体の回復過程で体調がすぐれないなか，家事，育児と行うことは山ほどあり，何でも1人でやりこなそうと頑張るが，初めて経験することばかりで育児書を頼り，生活に余裕がなくなり悪循環に陥ってしまいました。

R Recommendation：提案

入院して体調を整えること，育児は実母にしばし任せ，睡眠・栄養・休養を十分にとってもらい，毎日，実母や夫の力を借りながら赤ちゃんを面会に連れて来てもらい，授乳を行うなど適度のスキンシップをもたせるようにします。夫に育児・家事への参加はどこまで可能か確認し，Hさんの負担を軽減できるように支援を行います。

第3章 情報収集からアセスメントへ

09 不安をうまく表出できず,さまざまな訴えをするうつ病患者

事例紹介
- Iさん　40歳代　男性
- うつ病
- 家族：両親，妻，2人の子ども

　Iさんは身長175cm，体重85kgでガッシリとした体格をしている。両親は健在で3人兄弟の長男であり，両親と妻，2人の子どもの6人で同居している。

　Iさんの家系は代々その土地の名士であり，比較的裕福な家庭環境で育った。そのような環境からか厳しく育てられたという。これまで大きな病気やケガをすることはなかった。

　友人は多く，どちらかというと勉強よりも身体を動かすほうが好きだった。大学を卒業後，商社に就職した。アクティブな営業活動が実を結び，入社3年目から花形部署に配属され，成績は常に上位で，何度も売り上げトップになり表彰されたこともあった。

　結婚し2児の父親となってからも仕事のペースは変わらず，社内で注目される存在だった。

　ある日，営業活動中に交通事故に遭い，1か月間休職した。復職後は，首の痛みなどの事故の後遺症があったために以前と同じようには活動することができず，営業成績が落ちてしまった。「このままでは自分が積み上げたポジションがなくなってしまう」と，後遺症に悩まされながらも無理して仕事に取り組んだが，しだいに意欲低下，不眠となった。自ら心療内科を受診，うつ病と診断されるも「うつ病を公表したら自分はもうおしまいだ」と思い，抗うつ薬と睡眠薬を処方してもらい，うつ病を隠して仕事をしていた。そのうちミスを連発し上司からの注意（Iさんはこれを叱責されたと言っていた）を受け，ようやくうつ病であることを告白し，休職となった。早期の職場復帰を希望し，入院治療を選択して任意入院となった。

　不安焦燥，入眠困難や熟眠感のなさに対して薬物療法が強化された。その他に作業療法や運動，疾病教育といった内容の集団精神療法を勧められたが，「昨日眠れなかったから」とか「具合が悪いから」などさまざまな理由で参加しなかった。しかし，そのプログラムの時間に面会に来た友人と楽しそうに会話していたり，自分よりも年下の患者を誘って外

出したりといった行動がみられていた。「大部屋だと眠れない」と不眠を理由に個室への移動を希望し，それが叶わないと苦情の投書をし，移動できると知ると，手のひらを返したように看護師に迎合した。仲の良い患者を集めてデイルームでお菓子を振る舞っていたところを注意すると「叱責された」と言い，看護師を非難した。「自分は早く元の職場に戻らないといけない」と言った翌日には，「今の仕事は辞めて別の仕事をする」と言ったりしていた。

❶ 3つの視点で情報を整理する

　Iさんの状態像を「医学的視点」「生活・社会能力（関連する心理状態を含む）」「患者の価値感（関連する心理状態を含む）」の視点で情報を整理してみる。

◼1 医学的因子

　両親や近親者に精神疾患の既往はないことから，遺伝的要因は低いと考えられる。妻いわく，今回の状況に至る以前の生活のなかでは意欲低下・不眠などのエピソードはなかったという。妻に相談なく高額の趣味の物を買ってしまったことがたびたびあったが，軽躁という感じではなかったとの情報からは，双極性障害は考えにくい。自信家で人に意見を求めることはあまりなかったという病前性格から，つらくても我慢してしまうことで病状を悪化させてしまう可能性や不安の表出ができないもしくは見えづらいことが考えられる。アルコールは付きあい程度であり，事故後は「眠れないから」と，毎日飲むようになったが量的には多くはなく，検査データは中性脂肪が高いだけである。よって，アルコールと抑うつ状態との関連性は低いと考えられる。

　入院後食事は毎食全量摂取し，足りずにカップラーメンを追加することもあり，食欲はある。認知機能が低下していることもなく，他患者とトラブルを起こしているわけではないので社会性は保たれていると思われる。Iさんの場合は交通事故後の後遺症を契機に抑うつ的となり，意欲低下，不眠が出現している状態と考える。後遺症については，整形外科医より完治は難しいが，治療自体は終了しているとの判断がされているが後遺症による社会生活の変化の受け入れができず，無力感や役割り喪失の防衛反応として抑うつ症状が現れていると考える。

2　生活・社会能力（関連する心理状態を含む）

　実家が代々地元の名士という家庭環境で育っている。大学を卒業し商社に就職した経過があることから，一定の社会生活能力をもっていると考えられる。さらに花形部署で何度も表彰されたことからも，コミュニケーション能力の高さが感じられる。ADLは自立しているが病室は雑然としており，妻が面会時に片づけている。仕事中心の生活で子どもの育児は妻任せだったようである。

　入院後に仲の良い他の患者と交流を深めようとしたり，お菓子を振る舞ったりといった社交性はみられるものの，そういった好きなことはやるが，嫌な入院集団精神療法のときは具合の悪さを表現したり，意にそぐわないことがあると攻撃的になるところから幼稚性が感じられる。だがこれまでの社会適応から考えると一時的なものとも考えられる。

3　患者の価値観（関連する心理状態を含む）

❶他者からの評価を優先する

　後遺症に悩まされながらも，「積み上げてきたものがなくなってしまう」「うつ病を公表したら自分は終わりだ」と，無理をして仕事をしていた。自分自身の気持ちがどうあるかよりも，他者からの評価を優先させてしまう価値観や，家庭よりも仕事で認められることに重きを置いているのは，育った家庭環境が影響しているのかもしれない。ぎりぎりまで言わなかったのではなく，言えなかったとも考えられる。

❷病態や状況が受容できない

　任意入院で，早期職場復帰したいと一見治療には積極的だが，入院集団精神療法など自ら何かに取り組むということは望んでいない。"後遺症によるうつ病"と捉えており，病態や状態の受容ができず精神疾患としてのうつ病という捉え方をしていないためと考える。

❷ 情報収集とアセスメントのポイント

- この場合の"訴えがよく変わる"というのは，一貫性のないものとは違い，根底に「良くなりたい」「これ以上悪くなりたくない」「今あるメリットを維持したい」という"生きたい"気持ちと，「治るのかわからない不安を抱え続ける恐怖」から"いっそのこと死んだほうがよいのでは"という両方の気持ちがあり，その状況によってどちらかが刺激された表現と考える。自己効力感が低いため易刺激的で容易にどちら

かに傾いてしまう。そのため一見すると訴えがよく変わる人のように見えるが，実は訴えを変えることで"必死にバランスをとっている人"という見方が必要と考えられる。その訴えがどんな考えや気持ちから生じているのかを，情報収集のポイントに置く。

- 好きなことはできるのに，嫌なことだとうつになるような「うつがわかりにくい」患者に対して否定的な感情をもってしまうことが多いが，その感情に支配されてしまうと患者に対して批判的なアセスメントになってしまうので，前述のような視点をもつことが，その後のケアに効果があると考える。身体的にも精神的にも"障害（病気）を抱える"ということは"選択肢が限られてくる"ということであり，その限られた選択肢に固執するのは当然のことである。患者にしてみたら"それしかない"のであり，"それ以外はデメリットになる"と思っているのである。選択肢を広げられるよう患者の周囲にどのような資源（人）があり，患者自身にどのような能力があるのかといった情報を得ていく。それには家族や職場からの情報・他者評価が重要と考える。

- 一般的には三大欲求の低下が現れるが，逆に過眠や好きなものだけ食べるなどの偏食や過食はないか，体重の変化，排泄状況の変化，検査データといった身体面の情報を確認しておくことは必要である。他の疾患が隠れていないかの視点も必要と考える。

- 何度も表彰されるという行動は軽躁エピソードとは考えにくい。Iさんのもつ能力と頑張った結果と思われるが，もしかすると仕事でしか自分の価値を感じられないのかもしれない。表彰され嬉しいという正の強化因子の裏には，何らかの負の強化因子が存在する可能性がある。患者-看護師間の信頼関係を確立しつつ，仕事に対する思いや家族に対する思い，自分の役割りをどう考えているのか，何を大事にしているのか，などの情報を得ていくことで，全体像を把握していく。

- "非定型うつ病"や"パーソナリティ障害"と安易に決めつけない。

❸ 整理した情報をSBARでまとめる

これまでの情報収集・アセスメントをSBARで整理し視点をまとめてみる。

📋 情報を整理して医師に報告する

S Situation：状況

Iさんは40歳代の男性です。意欲低下や不眠といった抑うつ症状が出現し，初めて任意入院しました。好きなことは行動しますが，意にそぐわないことに対しては攻撃的に反応しています。

B Background：背景

実家が地元の名士で厳しく育てられました。職場では有能で常に上位の成績でしたが，交通事故による後遺症に悩まされ営業成績が落ちてしまいました。「自分のポジションがなくなってしまう」「うつ病を公表したら自分は終わりだ」と，周囲に言えず不安を抱えていました。

結局仕事でミスが続いたことでうつ病を公表，休職することとなりました。

A Assessment：アセスメント

Iさんの育った環境は，周りから頼りにされ求められる部分が大きかったのではないかと考えられます。有能であることを周囲に周知してもらう必要性があり，それがIさんの仕事ぶりに現れていたのではないでしょうか。本当はつらくてもそれが言えない環境で，結果が出せるかどうか不安を抱えていた可能性があります。後遺症に関連して以前のように仕事ができなくなった自分を受け入れることができず，現状に対するあせりと無力感を解消するため，さまざまな訴えをすることで自分を保っている状態と考えられます。

R Recommendation：提案

"訴えがよく変わる人""対応が難しい人"といったネガティブな感情に振り回されず接していくことが必要と考えます。辛抱強く「嵐の中の灯台のように動揺せず」，気長な「認知行動療法的」対応を心がけるようにします。

職場復帰については，時期をみて職場の人事担当者と相談をしていくとよいと思います。退院後リワークプログラムに参加することができるよう，信頼関係を構築し必要性を説明していきます。

参考文献

- 熊谷晋一朗：インタビュー「自立は依存先を増やすこと，希望は絶望を分かち合うこと」，TOKYO人権, 56, 2-4, 2012.
- 広瀬徹也・内海健編：うつ病論の現在―精緻な臨床を目指して，49-68，星和書店，2005.

問題行動が多くなりかかわりが難しくなったうつ病患者

事例紹介
- Jさん　30歳代前半　女性
- うつ病
- 母親の近くで独居

　Jさんは2人きょうだいの長女である。両親は家で口論をすることが多くJさんが小学校低学年のときに離婚，以後は母親がパート勤務をし生計を立てながらともに暮らしていた。

　大学卒業後，接客業に就くが上司と折り合いが悪く，1年足らずで退職した。以後は職を転々としている。20歳代後半で結婚したが，2年後に夫に暴力を振るわれたとの理由から母親の近くのアパートでアルバイトしながら独居生活をはじめた。それから夫とは全く連絡をとらなくなった。その頃より抑うつ気分，不安感，身体のだるさ，日中の眠気，過食などが出現して内科クリニックを受診した。そこで漢方薬や抗不安薬など処方されるが，薬が合わないと医師に不満を言ってはクリニックを転々とした。

　30歳代前半，アルバイトを何回か無断で休むことがあり，上司から注意されると，「セクハラを受けて体調が悪化したから休むようになった」と言い返した。その後，身体のだるさが強くなり，このままでは動けなくなると不安を感じて1人で精神科を初診し，うつ病との診断で任意入院となった。入院当初，抑うつ気分，自殺念慮を認め終日ほとんど臥床して過ごした。看護師には，抗うつ薬などの処方内容に納得がいかないと主治医に対する不満を漏らしていた。入院3週間目，突然，ナースステーションに来て「入院したのにどうして病状がよくならないのか」と怒りを表したり，特定の看護師の言葉に反応して「どうしてそういう言い方をするのか」と攻撃的になったりした。その後数日間，看護師に対し攻撃的で診察も拒否し，他の患者にお金を借りて外出したまま帰院せず，3日間無断外泊した。

❶ 3つの視点で情報を整理する

　Jさんの状態像を「医学的因子」「生活・社会能力（関連する心理状態を含む）」「患者の価値観（関連する心理状態を含む）」で情報を整理してみ

る。

1　医学的因子

　Jさんの症状の特徴として，一般的なうつ病の症状にある思考力，判断力の低下や自責感，罪悪感などの症状はなく，アルバイトしながら独居生活を続けられる程度の抑うつ気分が主症状であった。また経過のなかで夫との関係を突然絶ったり，アルバイト先の上司に注意されると逆に理由をつけて言い返したりする衝動性や攻撃性も，Jさんの気分症状の特徴として考えられる。実際にJさんが夫との関係を突然絶った状況について夫から情報を得たところ，Jさんが夫に内緒でインターネットを利用して数十万円単位の買い物を何回かしていることがわかり，そのことを夫が指摘すると攻撃的になり，その後突然家を出て一切連絡が途絶えたとのことであった。また結婚して2年間，気分が変わりやすく自分の行動について指摘されると他罰的で攻撃的になることが多かったとのことであった。

　このように自分が受け入れられていると感じているときは症状が安定しているが，他者から受け入れられていないと感じると一転して衝動性や攻撃性が出現する。これは双極性障害による症状の可能性もあり，これまでの病歴について詳しく調べ，今後は混合状態や躁・軽躁病エピソードにも注意していく必要がある。

　入院当初については抑うつ気分だけではなく自殺念慮もあり，看護師は介入時に言動に注意して衝動コントロールの程度をアセスメントすることが重要である。攻撃性は入院3週間目に看護師に対して出現したが，こういった症状が出たときが治療のチャンスでもあり，攻撃性を単に症状悪化と考えるのではなく，その背後にある寂しさや孤独な感情を理解して受け止め，看護師との関係性を通して自身の攻撃性への気づきや内省を促していくことが必要である。

　次にJさんのストレス対処の特徴として，問題が起こると他罰的になったり拒絶をしたり，不安になると薬に頼ってドクターショッピングしたりと自身による問題解決に至らないことが多く，常に不安感は高かった。

　近年，20 〜 30歳代の若年層で躁やうつに分極せず，不安や焦燥が優位で，身体面や行動面に症状がでやすい非定型うつ病が多くなっているが，Jさんも同様で不安の程度と関連して身体のだるさ，日中の眠気，過食などの身体症状が続いていた。これらの症状はストレス反応と考えられ，この場合は薬物療法の効果は限定的で，それと組み合わせて内省力■を高められるような精神療法が必要である。

■ **内省力**
自分のこれまでの考え方や行動を自分自身で振り返る力。

2　生活・社会能力（関連する心理状態を含む）

　小学校低学年から母子家庭で，母親がパート勤務をして生計を立てていたことから，長女であるJさんが家事などの役割りを担っていたと考えられ，その経験から独居生活していく力は十分にもっていたと考えられる。大学卒業後は母親に頼らず自分で働いて生活しており，これまで仕事を転々としながらも働き続けている。しかし夫との別居生活後，パート勤務だけの収入では経済的な不安などがあったと考えられ，それが症状出現に影響している可能性がある。また，Jさんの入院のきっかけとなったのは身体のだるさが強くなり，動けなくなる不安を感じたからであるが，これは仕事ができなくなることとつながっており，Jさんにとって仕事が続けられない不安と症状悪化は関連している可能性がある。そこで，近くに住んでいる母親との関係や，拒絶してきた夫への思いや今後の夫婦関係について，情報収集していく必要がある。

　対人関係については，他者に自分が受け入れられていると感じているときは安定しているが，自分が受け入れられていないと感じると一転して攻撃性が出現したり拒絶したりするパターンを繰り返しており，自己愛が強く他者の言動に敏感である。そのため社会のなかで孤立しやすく，孤独感をもって生きており，それも抑うつ気分に影響を与えていたと考えられる。そのため入院治療において，対人関係を築いていけるように1対1の関係で治療するだけではなく，集団生活のなかで安全感・安心感を得られる体験を通して，他者に受け入れられる対人関係のあり方を学べるようにしていくことが重要である。

3　患者の価値観（関連する心理状態を含む）

❶自分の考えを押し通すことが重要

　入院後Jさんは看護師に「幼少時に父親は毎晩のようにお酒を飲んでは母親と言い争い，お互い自分の主張を曲げずにいた。その光景にいつもびくびくしていて，父親がいなくなればいいと思っていた。両親が離婚してから母親は働き通しで誰にも頼らずに自分たちだけで生きてきた」と話している。こういった体験から，自分の考えを押し通すことが重要だったり，男性は信用できないという価値観が育まれた可能性がある。そのためJさんは，20歳代後半に結婚して2年間夫婦生活を続けていたが，夫を信用できずに過ごしていて，夫から自分の行動を指摘されると拒絶するという方法しかとれなかったのだと考えられる。その後，母親にしか頼れず，母親の住んでいる近くに住んだが，不安や孤独感が

あり，それも症状出現に影響していたと考えられる。

しかし，30歳代後半になって不安が高まり，初めて精神科を受診できたのは，それまでの内科を転々とした経験から，薬では簡単に症状が改善しないことに気づいたか，自分の病気を内科ではなく精神科で治療したほうがよいと認識できた可能性があり，これまでの価値観を変えた一歩であったと考えられる。

しかし，入院後もこれまでと同様，薬に頼り早い結果を求め，待つことができずに医療者に攻撃的になった。こういったパターンでは薬物療法の効果も服薬コンプライアンス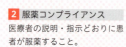も得られにくく，自ら治療に参加していくことが難しい。

❷病前と違う生き方の必要性

症状改善には，薬物療法に頼るだけではなく，これまでの生き方やうつ病になった自分を受け入れて病前と違う生き方に変えていく必要がある。特にJさんの場合は薬物療法の効果の期待は限定的と考えられ，薬物療法に加えて医療者との信頼関係を築き，これまでの経過を一緒に振り返りながら，自分の生き方を見つめなおしていくことが重要である。

❷ 情報収集とアセスメントのポイント

- 成育歴からどのような価値観をもって生きているかアセスメントすることが重要である。
- 対人関係の不安定さが特徴にあり，対人関係のあり方をアセスメントすることが重要である。
- 抑うつ気分だけではなく衝動性や攻撃性も気分症状として捉え，症状が治まっているときや出現しやすいときなどを，アセスメントすることが重要である。
- 気分の波は双極性障害による症状の可能性もあり，これまでの病歴について詳しく調べ，今後は混合状態や躁・軽躁病エピソードにも注意していく必要がある。
- 攻撃性の背後にある寂しさや孤独などの感情をこれまでの生活史からアセスメントすることが重要である。
- 軽症でも他者の言動に対する敏感さがあり，衝動的な自殺リスクの可能性についてアセスメントする必要がある。

❸ 整理した情報をSBARでまとめる

これまでの情報収集・アセスメントをSBARの活用により整理し、視点をまとめてみる。

📋 情報を整理して医師に報告する

S Situation：状況

Jさんは30歳代前半の女性で、精神科への入院は初めてです。入院前に動けなくなる不安が高まり、自ら受診し、うつ病と診断され、抑うつ気分と自殺念慮を認め任意入院しています。入院3週間目に、症状が改善しないことで看護師に攻撃的になっています。

B Background：背景

幼少時に両親が離婚して母親のもとで暮らしていました。大学卒業後、職を転々としながらも働いていましたが、夫と別居後、抑うつ気分、身体のだるさ、過眠、過食などの症状が出現しました。また経過のなかで衝動性や他者への攻撃性もありました。症状が出るとクリニックへ受診しましたが、薬に頼り早い結果を求めてドクターショッピングを繰り返していました。

A Assessment：アセスメント

自己愛傾向が強く対人関係の不安定さが特徴で、抑うつ気分とともに衝動性、攻撃性も気分症状として捉える必要があります。また身体症状は対人関係に関連したストレス反応として出現しており、薬物療法に加え、内省力を高められるような集団精神療法が有効であると考えられます。

R Recommendation：提案

気分の波、抑うつ気分の程度、衝動性や攻撃性の有無とその程度について観察を続け、混合状態や躁・軽躁病エピソードにも注意していきます。医療チームで攻撃性の背後にある感情を理解し、Jさんが安全感・安心感が実感できる体験を通して、自身の攻撃性への気づきや内省ができるようにしていきたいと考えます。

典型的な躁状態を示す双極性障害の患者

第3章 情報収集からアセスメントへ 11

事例紹介
- Kさん　50歳代　男性
- 双極性障害の躁状態
- 家族：妻と子ども2人

　Kさんは3人きょうだいの長男として出生した。父親は厳格で，長男のKさんを厳しく育てた。母親は父親に対して意見を言えなかったが，父親のいないところではKさんに対しやさしくしてくれていた。Kさんは，地元の高校を卒業し，第一志望ではない私立の大学に合格したが，親に学費を出してもらえず，アルバイトをして学費を工面し卒業した。

　大学卒業後，大手の貿易会社に就職した。就職後，詳細は不明だが抑うつ状態により，精神科のクリニックを受診したことがあった。30歳で結婚し，2人の子どもに恵まれたが，帰宅はほぼ深夜で，休日も出勤や出張などで多忙であった。ある日，取引先とトラブルが生じ，上司と対立して退職した。その後，友人の紹介で転職したが転職後も多忙な状況は変わりなく，また経営方針について社長と口論することがたびたびあった。入院の1か月前より毎晩飲み歩き，数日間帰宅しないこともあった。また，突然，無計画に高級外車を購入するなど，1か月間で借金が1,000万円に達してしまう状況だった。

　1週間ぶりに自宅に帰宅したとき，Kさんのクレジットカードが使えなくなったため，妻のクレジットカードを持参して外出しようとした。これを目撃した妻と口論となり，暴力を振るったため妻が警察へ通報した。駆けつけた警官に，「家庭の問題だから関係ないだろ」と激しく興奮し，暴力を振るう状態のため保護された。警察署では，「何でこんなところに入れられるんだ。警察の偉いやつと知りあいだ。警察を訴える」と支離滅裂な言動があり，易怒的で興奮状態であった。措置診察[1]場面では，「オレがなぜこんなところに来ないといけないんだ。金はあるし，この病院につながりがある人とも知りあいだから，入院なんかさせたら訴えるぞ」と，興奮状態と躁状態が続き他害の恐れがあり，また，治療の必要性も理解できないことから，双極性障害の躁状態と診断され措置入院となった。

---

[1] 措置診察
精神疾患により自傷他害の恐れがあり，精神保健指定医2名によっての診察。この診察の結果が「要措置」となると措置入院となり，「不要措置」となると他の入院形態での入院。または，入院が不要となる。

❶ 3つの視点で情報を整理する

Kさんの状態像を「医療的因子」「生活・社会能力（関連する心理状態を含む）」「患者の価値観（関連する心理状態を含む）」で情報を整理してみる。

■1 医学的因子

入院前の「1か月間で借金が1,000万円に達してしまう状況だった」との情報から躁状態の症状で自制がきかず，欲求を制御できず欲望を満たす突発的な行動をとるなど気分の高揚と過活動がみられる状態である。

Kさんの場合は，入院時に駆けつけた警官に，「家庭の問題だから関係ないだろ」と激しく興奮し，暴力を振るう状態のため保護されており，妻にも暴力を振るい，警察官にも暴力があった。このように，自分の要求を阻止するものに対して，衝動的に暴力を振るうなど怒りの感情が制御できない状況にある。

Kさんは，措置診察中に「金はあるし，この病院につながりがある人とも知りあいだから，入院なんかさせたら訴えるぞ」と言っている。この時点で今いる所が病院であることはわかっており，自分の目の前にいる人間が医師であることも理解できていることから認知機能に問題があるとは考えにくい。「自分は病気でない」という確信を医師に否定されると，自尊心が傷つけられ，相手よりも自分の地位や経済的な力が強いと訴える場合が多い。このような言動は，自尊心の肥大，または誇大からの多弁・多訴の症状があると考えられる。

入院直前の状況から推測すると夜間の不眠により過活動状態だった可能性も高い。そのため，入院し睡眠時間の変化を経過観察する必要がある。また，入院前のエピソードで「夜も，会社の付きあいが多く，ほぼ帰宅が深夜だった」とあった。

Kさんの妻は「日常的に残業があり，休みたくても休めない状況があった。また，Kさんももっと子どもと顔をあわせたいと悩んでいた」とあった。このことから，健康な状態では睡眠欲求があったものの，躁状態により睡眠欲求が減少している状況と考えられる。

躁状態の医学的因子を見極めるにあたり，本人のパーソナリティーの問題か，または，周囲の環境がきっかけで起きているものなのか，ということも考える必要がある。

2 生活・社会能力（関連する心理状態を含む）

　Kさんは休日出勤や残業で帰りが遅く，休みなく仕事をしていた。これによって職場の評価も上がり，家族も「仕事熱心な夫」と捉えていたと考えられる。しかし，この状況では，疲労が蓄積し睡眠時間の確保ができず，生活リズムのバランスを大きく崩す要因になっていたと考えられる。加えて，成育歴から推測するとKさんは「問題は自分で解決する」という傾向があり，家族には相談できない状況であり，問題解決ができないまま，うまくストレスコーピング[2]が行えなかったと考える。また，入職後に一度精神科クリニックに受診していることについても，結婚するまで妻に話さなかったということであった。これらのことからも，Kさんはつらい思いなど自分のことを表現するのが苦手であることがわかる。それは，「親に学費の援助をしてもらえず，アルバイトをして自身で学費を工面し卒業した」というエピソードからも，ストレスな状況に対して自分で解決することで成功体験を重ねてきたことが推測される。

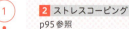

[2] ストレスコーピング
p95参照

3 患者の価値観（関連する心理状態を含む）

　Kさんは，現在躁状態であり言動に信憑性が欠けるため，妻から生活背景を聴取した。

　Kさんは，高校生までは両親に「よい子」「将来有望」と，期待されて育ってきたようであった。しかし，Kさんの思いは「大学進学の条件について期待されているというよりも，『自分のことは自分で行え』と親に見放されている」と自分にレッテル貼りをしていたとのことだった。Kさんは自分の考えをなかなか変えることができず，頑固な性格のため，転職のきっかけとなった上司とのトラブルのときも突発的な行動をとる傾向があると思われる。Kさんが抑うつ状態で一度精神科クリニックを受診したときの様子を確認すると，「あのときは，とても調子が悪くて周りから説得されてやっと受診したらしいです。でも，『薬は飲まずに自分で何とかする』と服薬をすぐに止めて仕事に戻りました」ということであった。このことからも，精神科の病気に対して受け止めることができなかったのかもしれない。そのため，十分に治療を受けられなかったと考えられる。

② 情報収集とアセスメントのポイント

・躁状態の前徴や症状の経過，治療の反応，病識の有無，躁状態のとき

の特徴的な行動を捉える。

・発症前から睡眠の必要性を感じない人なのか，躁状態の症状かを確認していく。

・夜間の睡眠状況，日中の倦怠感など休息の必要性の理解状況を確認する必要がある。

・家族は疲弊している状況である。特に配偶者は，経済的負担や対人関係の対応で疲弊している可能性がないか確認し，対応を考慮する必要がある。

・「日常的に暴力があったのか」を聴取し，暴力の矛先は妻だけなのかなど，一定の相手に向かってのみ起こるのかを見極める必要がある。

・薬物依存症の合併の可能性もある。違法薬物の使用歴や飲酒状況を把握する。

・身体的疾患の既往（甲状腺機能亢進症など）が原因の可能性もあるため精査が必要である。

・抗うつ薬による賦活症候群❸や，ベンゾジアゼピン系の服用による興奮状態の可能性もあるため，発症前の服薬状況の確認が必要である。

❸ 賦活症候群
p26参照

❸ 整理した情報をSBARでまとめる

　これまでの情報収集・アセスメントをSBARの活用により整理し，視点をまとめてみる。

📋 情報を整理して医師に報告する

S Situation：状況

Kさんは，50歳代で初めて精神科に入院しました。躁状態になる以前から気分の波がみられていた様子です。そして，転職をきっかけに躁状態となり，不眠，経済的なことに対する非現実的な行動がみられます（誇大妄想）。また，周囲の人に対する易怒性が高く，家族に対し暴力行為がみられます。自制が利かない状況となっていることから，非自発的な入院となりました。

B Background：背景

仕事が多忙ななか，1か月前より毎晩飲酒し，帰宅しないなどの生活状況が続いていました。また，高額な買い物，妻への暴力など衝動性が高い状態でもあったようです。

4 精神運動焦燥
抑うつ症状・躁状態。症状のひとつで不安が強くなるとみられる症状。落ち着いていられない，身をたえず動かす，話に脈絡がない，的外れの返答をするなどが特徴としてみられる。

A Assessment：アセスメント

精神運動焦燥[4]によるイライラ，観念奔逸があり，治療の同意が得られません。また，自傷，他害のリスクが高く，隔離拘束など行動制限にて安全の確保が必要な状況と考えます。また，睡眠要求の低下から夜間不眠もみられ，これが精神状態の過活動を起こす誘因にもなっていると考えられます。

R Recommendation：提案

一時的に行動制限を行い休息できる環境を提供し，精神状態の鎮静が必要と考えます。よって隔離，拘束についてていねいに説明し，医療者との関係性を損なわないよう配慮することが必要と考えます。信頼関係を築く第一歩として，Kさんを脅かさないような声かけや，かかわりを継続的に行っていきます。Kさんの喜怒哀楽の感情が自制できない状態のため，Kさんの感情に巻き込まれないように，患者-看護師間の距離を保つようにします。

参考文献

- 池田明子監訳：心理社会的援助の看護マニュアル—看護診断および看護介入の実際，145-154，医学書院，1999.
- 日本うつ病学会：日本うつ病学会治療ガイドラインⅡ，うつ病（DSM-5）／大うつ病性障害，2016.
- 宇佐美しおり，野末聖香編：精神看護スペシャリストに必要な理論と技術，日本看護協会出版会，2009.

第 4 章

プランニングのポイント

第4章
プランニングのポイント

01 プランニングにあたって 知っておくべきこと

うつ病・双極性障害の患者の看護計画作成にあたって，先に疾患の特徴と治療に関する基礎知識および疫学，情報収集の方法，情報収集からアセスメントについて述べてきた。アセスメントにおいては，患者が置かれている状況や患者の背景を含む①患者のアセスメント，②患者-看護師間のアセスメント，③看護師自身のアセスメントといった3つの視点が重要であることを改めて強調したい。ここでは，なぜこうしたことが必要となるのか，看護計画作成にあたって重要な視点について述べていく。

① 患者の疾患とともにある生きにくさの背景を理解する

実はうつ病・双極性障害患者だけに限らず精神疾患の発病にはさまざまな要因が複雑に絡みあっている。特に薬物療法や電気ショック療法などの効果がみえにくい場合には，患者の心理社会的な問題に着目することも重要である。看護師が，患者を取り巻く環境や，患者と家族などの重要他者との関係や家族歴，患者の人間としての成長発達がどのような段階あるいは状態にあるのか，また例えばドメスティックバイオレンス（DV）[1]や虐待・犯罪被害，あるいは被災体験などのトラウマの影響などを理解し，それらが患者の疾患や生きにくさとどのような関連があるのかを推測できるようになることは，今後の患者の看護計画を作成するうえで非常に重要となる。

1 患者を理解する

しかしながら，患者の家族歴や家族関係に関する情報収集は，患者および家族があまり言いたがらない場合や，すでに関係が疎遠になっていて確認できないなど，困難な場合もある。また，家族状況に関する情報はプライバシーにかかわる事柄なので，看護師であっても患者やその家族に聞きにくいという場合もあるかもしれない。実は，家族歴や家族状況を確認すると，家族のなかでどのような影響を受けて患者の認知や行

[1] ドメスティックバイオレンス（DV）
婚姻関係や事実婚などの親密な関係にあるパートナー間で起こる暴力のこと。また，元配偶者などからの暴力も含まれる。

動パターンが形成されてきたかが推測できる。このことは，看護師が患者の疾患や症状を理解するうえで非常に役に立つ。

　また，多くの患者は，突然うつ病や双極性障害を発症するのではなく，さまざまなライフ・イベントや過剰なストレス状態にさらされたことがトリガーとなって発症することが多い。入院中の患者の看護ケアは，入院期間が短ければ短いほど患者の人生のなかではほんの「点」としてのかかわりに終わってしまう可能性が高い。しかし，うつ病と関連深い認知の歪みや，ストレスに対する不適切なコーピング[2]は，患者の長年の生活背景から生み出されたものも多いため，それらを改善していくには多くの時間や労力がかかる。そのために，看護師には患者の認知の歪みを修正することに寄り沿う忍耐強さや，うつ病の回復を具体的にイメージできる健康さが求められる。

　入院患者の入院以前の生活の場や家族などの重要他者との関係がどのようなものであるかを理解することは，退院に向けたより効果的な看護計画を立てることに役立つ。入院中に薬物療法の効果があった場合でも，退院後またすぐに入退院を繰り返してしまうことがある。こうした場合では，退院後の生活環境に，患者の回復を妨げる何らかの要因があると考えられる。

2 コーピング
ストレスや危機に対する対処行動のことであり，能動的に対処しようとする努力を含むものである[1]。

2　患者の回復を妨げる要因

❶アルコール・薬物依存症

　アルコールや薬物の依存症では，退院後にアルコールや薬物を使える環境が待っていると，患者にとっての入院治療は疾患からの回復を目指すのではなく，「飲めること」を可能にするための入院治療になりかねない場合がある。また，DVや虐待・犯罪被害や被災体験などによるトラウマなど，患者を脅かす環境が変わらずに存在するのであれば，患者がそうした暴力被害やトラウマの影響を回避するための自己治療手段としてアルコールや薬物を使用するのは，よくあることである。「アルコールや薬物を止めることができない（ダメな？）患者」という看護師の認識は，患者の生活背景を理解することによって「アルコールや薬物を使用することで（不適切な方法ではあるが）自己治療を試みている」患者と見直すことができ，患者の回復に向かう力を肯定的に捉え直すことが可能となる。看護師の患者を捉える姿勢は患者に敏感に察知されやすく，看護師の患者に対する肯定的な援助姿勢は患者の傷ついた自尊心や低下している自己肯定感を回復させるために役に立つ。

❷生活の場

アルコール・薬物依存症と同様に，うつ病や双極性障害患者に対しても，退院後の生活の場に患者を脅かす環境があるならば，患者は退院後「再びうつになるため」の生活に戻らざるを得ない場合があるかもしれない。もちろん，患者自身がそうした環境をどう捉えどうしたいと思っているのかを受容し，尊重することが基本である。しかし，そうした場合に看護師は，患者の生活環境そのものを変えることや患者がそうした環境から距離を置くことについて，患者に提案し，患者とともに考える姿勢をもつことも重要である。その場合は，病院内外の関係職種と必要な情報を共有し，患者の安全を守るための連携を図ることが患者にとっても役に立つことになるだろう。

3　近年注目されるようになった精神疾患の背景

患者がうつになる背景に，「性別違和」などの性的アイデンティティをめぐる問題があることも近年注目されるようになった。生物学的な性（遺伝子学的，形態学的）と心理社会的な性が異なる場合，あるいは性的嗜好が一般的に異性に向かうヘテロセクシャルではない場合などである。精神疾患の診断基準においても，DSM-Ⅳでは「性同一性障害」であったが，DSM-5では「性別違和」という名称に変わった。これは，性同一性障害といわれていたレズビアン・ゲイ・バイセクシュアル・トランスジェンダー（略してLGBTと呼ばれている）の当事者たちによる，自分たちの人権を獲得するための活動によるところが大きい。

そうした当事者たちは，自身の性に関するさまざまな悩みを抱え，孤立し，疎外される経験をもっている。そのため，自尊心を確立するうえでの多大な困難を抱えている場合が少なくない。

さらに付け加えるならば，基礎疾患に広汎性発達障害などがあり，対人コミュニケーションが苦手な場合や，周囲から疾患や障害に関する理解や支援が得られない場合には，差別やいじめなど攻撃の対象となることがある。このような場合も，自己肯定感や自尊心を獲得するうえでの困難がうつにつながる場合が考えられる。一見，「普通に見える」がゆえに，障害がなかなか理解されにくいことによる生きにくさについて，看護師はより深く理解を進める必要があるだろう。

② 感情や気分が障害される疾患に生じる 看護師のジレンマを理解する

うつ病や双極性障害は，患者の気分の落ち込みや気分の上下が激しくなることが症状のひとつではあるが，だれでもそうした患者の強い感情にさらされると衝撃を受ける。また，自傷行為や自殺を図る患者も同様で，衝撃を受けるのは看護師も例外ではない。看護師も患者の強い感情の影響を受けることを，しっかり理解しておくことが重要である。

例えば，うつ状態の患者を長く担当していると看護師もまたうつ的な気分に陥りやすくなったり，双極性障害では患者の表現する怒りに刺激され看護師もまた患者に対して怒りっぽくなったりすることはないだろうか。あるいは，自殺を繰り返す患者に対して無力感を感じたり，怒りを感じたりすることはないだろうか。

看護師が感じる無力感は，実は患者が感じている生きることへの絶望感や無力感と相似形をなす場合がある。看護師は自らをビオン（Bion W）のいう感情の容器❸とし，患者が感じている感情を受容することによって，それらを自らの感情であるように感じてしまう。そのために，看護師自身が感じる感情に敏感になることが患者の感じている感情への理解を深め，効果的な看護ケアプランを作成することにつながる。

このように，感情や気分が障害される状態にある患者のケアは，看護師の労働のなかで最も感情労働を強いられることが多いと予測される。看護師は場合によっては患者の表現する症状に巻き込まれ，消耗してしまうことがあるかもしれない。「巻き込まれること」は患者との距離が近くなったときに生じる現象であるので，患者に関心をもたず患者に近づかない看護師には「巻き込まれる」現象は生じない。つまり「巻き込まれ」てしまった場合には，患者-看護師関係の距離感や関係性のあり方を振り返り，今後の看護ケアの方向性について仕切り直しをする必要がある。そうした場合には，特に病棟チーム内での事例検討やカンファレンスなどを効果的に活用する必要があるだろう。

また，患者を含めた病棟スタッフ間の集団力学❹を理解することも重要である。特に，病棟スタッフにスプリッティング❺が起こっている場合には，そういう状況を自ら作り出し，葛藤状況を必要とする患者の存在や，そうした問題を抱える患者に巻き込まれやすいスタッフ間の課題をみつめ直す契機とすることができる。患者にありがちな善悪あるいは白黒で判断しがちな思考に巻き込まれるのではなく，その場で何が起こっているのか，あるいは患者はなぜそのような言動をとらざるを得な

---

❸ 感情の容器
乳幼児と母親の間に生まれる投影同一化による相互交流[2]。

❹ 集団力学
グループ・ダイナミクスともいう。もとは小集団や群衆を研究対象とする学問で，集団場面において，集団やそのメンバーの行動に関する一般的法則を明らかにする社会科学。一般的には集団力動と訳され，集団のなかに生じるさまざまな心理現象を示す。

❺ スプリッティング（分裂）
防衛機制のひとつであり，物事をよいか悪いか，白か黒かといった，二者択一の方法をとることによって不安をコントロールしようとすること。

かったのかといった視点で，患者-看護師間や病棟スタッフチーム内の集団力動を改めて俯瞰することが重要であろう。

❸ 看護師自身のセルフケアの必要性を理解する

　先に述べたように，看護師は患者の言動に影響を受け，感情労働を強いられる可能性が高くなる。操作的な患者に振り回されているように感じたり，攻撃的な患者の言動に理不尽な思いを抱いたり，自殺エピソードを繰り返す患者には無力感や徒労感を感じてしまうことがあるかもしれない。そうした状況が続けば，看護師もまた看護に対する意欲が低下しうつ的な状態になり，患者から受けた攻撃性を別の形で他の人に「伝染させる」媒体となり得る。そうなると，患者に対する安全な看護ケアの提供はできなくなってしまう。

　そうならないために，看護師は感情労働への理解を深め，セルフケアにも十分配慮する必要がある。

　まずは，自らの感情に自覚的であることから始めよう。このことは，自らの感情理解に鈍感な，あるいは感情が麻痺している患者に対して，感情理解を教育的に進めるうえでも役に立つ。次に自覚した自らの感情を相手に理解できるように表現し，伝えることである。その後で，相手に伝えたことが相手に伝わったかどうかを確認する。これは看護ケアの一部になるが，コミュニケーションのプロセスそのものでもある。また，プロセスレコードを用いて看護ケアのプロセスを振り返ることも，患者と看護師の関係で生じていたことがらや看護師自身の感情への気づきをもたらす。こうしたプロセスにおいて，看護師が精神的な健康状態を維持するためにも，看護師自身のセルフケアが重要となる。

　では，どのような方法で看護師はセルフケアを進めたらよいのだろうか。職場で，チームで支えあうことはもちろんであるが，自分で自分をケアする方法がある。例えば，疲労感や空腹感などの身体感覚を尊重し，身体が喜ぶことを手当てする。リラクゼーションや呼吸法，身体をいたわるマッサージなどを利用するのもよいだろう。気持ちが落ち込んだり停滞しているときは，気持ちをねぎらうことをする。これは個人によってその方法は大きく異なるが，その人の趣味など興味・関心のあることに没頭する，友人・知人と語り合う，家族などの重要他者と楽しい時間を過ごす，落語やお笑いなどを見聞きして笑う，ユーモアを使う，自分の失敗などを笑い飛ばすなどである。

自分を肯定するアファメーション**6**や，アサーティブネス**7**を行うことも前向きな気持ちをつくる。認知行動療法の一種で，仏教の呼吸法から発展したマインドフルネス**8**も効果があると最近注目されている。

　こうした方法は，看護師のセルフケアのために役立つが患者の治療法として確立されつつあるものも少なくない。看護師はセルフケアのために，こうしたさまざまな治療法を活用することで健康を維持することができ，それは看護師の感情に影響を与えるかもしれない不安定な精神状態の患者のケアにも十分活かすことができる。

---

6 アファメーション
肯定的なことがらを断言したり，宣誓すること。そうした方法によって，他者から評価される場合に生じがちな他者依存によらず，自分自身で自己肯定感や自尊心を高めることが有効であり，メンタルヘルスのセルフ・マネジメントにも有効であると考えられている。

7 アサーティブネス
自己表現・意見表明という意味であるが，自分も他者も尊重した自己表現あるいは自己主張のこと[3]。

8 マインドフルネス
もともとは仏教用語の「サティ」で，特定の物事を心に常にとどめておくこと[4,5]。

01

プランニングにあたって知っておくべきこと

第4章
プランニングのポイント

02 プランニングに盛り込むべき具体的な視点

❶ プランニングは患者ファースト

　看護師はアセスメントをもとに，患者の看護ケア目標や計画を立てていく。他の看護領域すべてにもいえることだが，看護師の立てた看護計画は患者の回復に役立たなければならない。そのためには，看護師による独りよがりな計画ではなく，患者を交えて作成し，患者が納得し，これなら自分でも取り組めると思えるものでなければならない。また，患者が理解できるわかりやすい言語で表現することも重要である。

　忘れてはならないのは，回復過程の主体は患者であるということだ。看護師は，患者に「○○させる」「△△するよう指示した」などと表現するとき，患者の意思を尊重できていないだけでなく，患者を看護師の考えのもとでコントロールしてしまう危険性が生じる。看護師は，患者に対しパワー（権力）をもち，患者をコントロールできる立場にいることを自覚して患者にかかわる必要がある。

　言葉は「ことだま」からきているともいわれるように，その人の思想や姿勢や人生観が反映される。そのために，相手を尊重する言葉や表現を，常に考える必要がある。

　そして重要なことは，一人ひとりの患者の強みに着目して，患者が実行可能な目標を立てることである。目の前の小さな目標を1つずつ達成するために，看護師は，患者が自らの自己効力感や自己肯定感を獲得していくことを支える。

❷ インフォームド・コンセントとアドヒアランス

　患者は自らの回復を進めるために，保健医療福祉関係者と自らの治療に関する情報を共有し，自らの疾患をよく知る必要があり，これは患者の権利でもある。そのためには医療者は疾患や治療についてのインフォームド・コンセントを行い，看護者は患者が十分に理解ができているか，納得できているかを直接たずねたり，観察したりすることによってアドヒアランスを確認することができる。抑うつ状態やうつ病に対す

る薬物療法については，薬効が現れるまで2週間ばかりの時間差を要する場合が多い。治療薬については，投与された方法を守ることや，効能を理解したうえで副作用など違和感を感じたらすぐに相談することなどを看護師は患者に伝え，医師や薬剤師などとも情報を共有しておく必要がある。

③ プランニングがうまく進まないとき

　また，患者とともに計画したプランニングであっても，うまくいかないこともある。特に患者の抵抗や攻撃，患者の行動化などがあると，看護師も傷つくことがある。場合によっては，チーム全体の信頼関係が揺らいだり，患者–看護師関係がぎくしゃくすることがあるかもしれない。こうした場合，私たちは患者に原因や問題があると考えがちだが，プランニングがうまく進まないことを患者に責任転嫁してはいけない。

　そういう場合は，患者の状況をアセスメントし直し，計画そのものを見直す必要がある。また，患者の反応や動揺はチーム全体のダイナミクスを反映している場合もあるので，自分自身あるいはチーム全体の振り返りが，関係性を見直すためのヒントになる場合がある。特に攻撃的だったり，行動化を起こしている患者の場合は，そうした言動をとることによって患者は何をしのいでいるのかを探る必要がある。

　抑うつ状態やうつ病の症状によって，患者は社会から引きこもったり，思考や行動が鈍くなってしまう場合があるが，一番つらいのは思うように動けない，表現できない患者本人であることを忘れてはならない。患者の陽性症状や陰性症状が強いときであっても，患者を尊重したかかわりが必要なことはいうまでもない。

④ 計画の実行を支える関係性

　看護師は，患者の回復支援を支えることはできるが，患者自身が自分の回復を強く願わなければそもそも回復は始まらない。患者自身が回復に向かうためのセルフケアを進めることも重要であり，看護師には患者のそばで患者の回復を信じて見守ったり励ましたりする，重要な役割りがある。看護の初学者は，何でもお世話をすることがケアであると誤解してしまうことがあるが，看護のベテランは，患者の能力に応じてできることを自分でするように伝え，危険防止のために目配りをしつつ，患者への効果的なケアに徹する場合がある。こうした場合，患者が自分で

やってみようと思えるような声かけや働きかけが看護になる。

　看護師には患者の回復がある程度イメージできていても，患者には初めての体験で回復がイメージできなかったり，信じられないことがあるかもしれない。そうしたときであっても，看護師が患者の回復をイメージでき，患者の回復を信じることが，患者の回復への道をガイドすることになる。

　特に患者の長年の人間関係によるうっ積や心的外傷（トラウマ）や，それまでにつくり上げられてきた価値観などが，認知の歪みや白黒思考を構成しているとき，患者は薬物療法のほかに，認知行動療法などさまざまな治療法を駆使してうつからの脱却を図る必要がある。薬物療法の相性がよいと急激に回復が進む場合もあると聞くが，患者の疾病が長い年月を経て進行してきた場合は，回復を進めるにもそれと同様の時間がかかる場合がある。そうしたことを見据えて，患者の目指す回復のプロセスに看護者として寄り添い，回復を諦めない姿勢が看護師に求められる。

参考文献

1)　Richard S. Lazarus & Susan Folkman：Stress, appraisal, and coping, Springer, 1984.
2)　武井麻子ほか：精神看護学①　精神看護の基礎，医学書院，2017.
3)　アサーティブ・ジャパン：アサーティブとは. https://assertive.org/a/（2017年8月閲覧）
4)　末木文美士監訳，豊嶋悠吾編訳：オックスフォード仏教辞典，朝倉書店，2016.
5)　ジョン・カバットジン：マインドフルネスストレス低減法，北大路書房，2007.

第 5 章

実践事例

第5章 実践事例

01 抑うつ状態のうつ病患者

事例紹介
- Aさん　女性　50歳　身長160cm　体重47kg　夫の自営業手伝い
- うつ病（躁病エピソードなし）
- 医療保護入院
- 夫，長女の3人家族

1 入院までの経過

　Aさんは大学卒業後，保育士として働いていた。24歳で結婚して長女を出産した。結婚後は，夫の自営業の手伝いをしながら家事，育児をこなした。夫は，仕事以外は家で過ごすことが多いが，家事，育児は一切手伝わず，気に入らないことがあると毎日のようにAさんに文句を言い，Aさんはそれを黙って聞いていることが多かった。看護師である長女は結婚を考える相手がいたが，父親とAさんの2人だけの生活になると，父親の文句の多さにAさんがつらいのではと考え，結婚するのを控えていた。

　入院の半年前，仕事が減り何回か貯金を切り崩したことがあり，Aさんは将来貯金がなくなってしまうのではないかと不安になったが，夫に相談できずにいた。その後，動悸や息苦しさ，食物の飲み込みにくさが出現して食事がとれなくなった。声の出しづらさがあり，ときどき「本当にご飯が食べられません」と書いたメモを長女に手渡すようになり，2～3か月で体重が6kg減った。これまでよく会っていた友人と会うのを断って終日自宅で臥床していることが多くなり，仕事や家事ができず長女が代わってするようになった。入院2か月前に内科のクリニックを受診して漢方薬と睡眠薬を処方されたが，睡眠薬を内服するとふらつきが強く倒れそうになり，怖くて自己調節するようになった。その後も終日臥床，食欲低下，入眠困難でときどき「もうだめです，自分はいないほうがいい」などと口走るようになった。その状況に夫と長女が心配になり，Aさんを説得して精神科を受診し，うつ病との診断で医療保護入院で初回入院となった。

2 情報収集とアセスメント

　Aさんの年齢，病前性格，入院前からのエピソード，家族状況，身体

機能，生活機能，精神機能，社会機能などの情報から，以下のようにアセスメントした。

1. 初期症状の動悸，息苦しさなどの身体症状や抑うつ感などは50歳という年齢から更年期障害が誘因になっている可能性もある。ホルモン検査などをして更年期障害の有無を確認し，症状に影響があればうつ病とともに薬物療法などの治療を考える必要がある。

2. 物事をじっくり考える性格で躁病エピソードがないことから，単極性うつ病と考えられ，薬物療法の効果が期待できる。今後，内服を自己中断しないように，薬物療法の開始時にはその効果と副作用や自己中断することのリスクについて説明していくことが重要である。

3. 抑うつ感や罪業感があり，特に入院時や回復初期には自殺衝動が出現する可能性があるため観察し，自殺防止に努める必要がある。日常生活では終日臥床で身体症状や食欲低下，入眠困難があるため，見守りながら少しずつ生活パターンを整えていく必要がある。

4. 初発のうつ病による初めての入院であり，病識を獲得できるか否かによって治療の協力に困難さが生じる可能性がある。病識の有無やその程度，治療の必要性の理解やその程度を確認し，治療計画についてていねいに説明していく必要がある。退院準備期では再発予防を考えた生活パターンについて情報提供をしていく必要がある。

5. 夫との関係（Ａさんが我慢しがちであることなど），長女の結婚，経済面などＡさんが現実的に不安を感じていることが，今回の抑うつ状態の要因であると推測される。Ａさんが退院しても安定した生活ができるように夫や長女の不安や葛藤を聴き，Ａさんと家族の不安に対して支援していく必要がある。

③ 看護計画および看護の実際

長期目標：うつ病を理解し再発せずに過ごせる生活パターンについて具体的に言葉で表現できる。

1 入院1週間

入院1週間目標(1)：自殺企図しないで過ごすことができる。

> O-P ①自殺念慮，抑うつ感，焦燥感，罪業感，自責感などの有無，判断力・思考力の程度
> ②自殺企図を考えているかの有無，衝動コントロールの程度

③薬の種類と量，服薬状況，起こり得る副作用

④臥床時間，清潔，整容，入浴などのセルフケア，生活パターン，睡眠パターン

⑤入院したことの不安，表情，行動，言動，否定的発言の有無

⑥病識の有無とその程度，治療の必要性の理解とその程度

T-P ①硬い表情，罪業感や自責感などの言動から自殺念慮があるのではと感じたら，「今，自分がいなくなってしまいたい気持ちはありますか？」と自殺念慮の有無を率直に聴く

②①で「はい」と答えたら，それを実行しようと考えているかを聴き，どうしてそう考えるようになったかを傾聴する

→自分の感情を話すことで自殺衝動を抑えることができる

③傾聴後，今日1日は自分の安全を守れるかどうかを聴き，守れないと答えたら，守るために自分でできること，看護師ができることについて聴き，それを実践する

④終日臥床していても，そうするしかできないことを認め，無理に起こさずに見守る

→何もできなくても，安全感をもてる環境の提供が最優先のケアである

⑤1日24時間の時間感覚を意識できるように，起床時，バイタルサイン測定時，食事，消灯時などの状況で声をかけ時間を伝えていく

⑥整容，入浴，更衣などのセルフケアはAさんの自己決定を優先しながらできれば見守り，できなければケア介入する

E-P ①つらさや死にたい気持ちは，うつ病の症状であることを伝える

②自殺衝動を抑えられないと判断したときは，安全な環境の提供を優先に考え，荷物を預かったり医師と相談して隔離などの行動制限を考えて，それを提案する

③うつ病は回復する病気であり，治りたい気持ちをもっていることの大切さを説明する

④内服開始前に薬についての効果，副作用，今後の見通しなどの説明をする

入院1週間目標(2)：体重(47kg)を維持できる程度の食事摂取ができる。

O-P ①体重，食事量，飲水量，尿・便の量と性状，表情，行動，言動

②食欲，味覚異常，食事の飲み込みにくさ，声の出しづらさなどの有無

③検査データ，栄養状態

T-P ①声が出せず，食事がのどを通らないつらさを認める

②少しでも口にしてほしいと考えていることを伝える

③少しでも食べられたら，そのことを支持する

E-P ①うつ病からの回復には，まず栄養をとることが大切であることを伝える

【入院1週間後の評価】

　Aさんは入院時は強い抑うつ感を認め，急性期治療病棟のモニター観察ができる個室に入室した。初めての入院で不安感が強いため，オリエンテーションで病棟を案内し，入院生活については説明書を渡して短時間で終了した。その後，今のつらさや自分がいないほうがよいと思うのはうつ病の症状であること，今後の治療の見通しと最初は薬物療法を主体に治療を進めていくことなどを説明した。それに対しAさんは「うつ病であることは娘から聞いていて，そうかもしれないと思うが，薬を飲むと頭が変になりそうなのであまり飲みたくない」と話した。そのため処方されたSSRI（選択的セロトニン再取込み阻害薬）の内服前に，抗うつ薬は今の症状を軽くして生活を楽にする手伝いをするもので効果は2週間くらいして現れること，胃部不快などの副作用がすぐに起こる可能性があるので教えてほしいこと，内服を自己中断するリスクと薬は回復にあわせて漸減していくことなどについて説明し，了解を得て薬物療法を開始した。以後入院1週間は内服への不安を訴えることはあったが，拒否なく内服を続けることができた。

　朝のバイタルサイン測定時に焦燥感や自責感があるときは，計画に沿って自殺念慮の有無を確認したが，「死んだほうが楽と思えるくらいつらいが自殺は考えていない」と話し，看護師は「つらくてどうしようもないときはいつでも教えてほしい」と伝えた。「今，生活上で何か困っていることはありますか？」という問いかけにはすぐには言葉が出ないことが多かった。しかし，話せるまで黙って待っていると，そのうち小声

で「私は食事をとってはいけない」とか「家族に対して申し訳ない」など嗚咽しながらも話すことができるようになってきた。そのときは，「つらいですね，今はそう思っているのですね」とそのつらさを認めるようにした。

生活状況は終日臥床傾向であったが，「今は何もできなくても大丈夫です，薬物療法の力を借りながら回復したい気持ちをもっていれば必ず回復できる病気です」などと今の状態を認め，また回復できると考えていることを伝えると，Ａさんはときどき涙を流し「ありがとうございます」と答えるようになった。整容や入浴は自分では行えず，Ａさんの自己決定を尊重して言葉をかけてできるときは見守るようにした。この症状から抜け出し，できるだけ現実の生活に関心が向けられるように，起床時や食事のときなど訪室時に時間を伝えるようにした。

栄養状態については検査データ上問題はなかった。食事については計画に沿って食べられないときはそれを認め，食べられたら支持し，回復するために今は少しでも栄養をとってほしいことを伝えるようにした。しかし，食事は1〜2割しかとれず1週間で体重が2kg減少したため，体重維持については継続目標とした。

以上のことから，次の1か月の目標は，症状の中心である抑うつ感や罪業感，自責感などが軽減し，セルフケアが自立することである。また退院後の生活を見据えて，症状が軽減したらＡさんがうつ病を理解し治療に参加できること，夫と長女への援助も考えていく必要がある。

■2　入院1か月

入院1か月目標(1)：食事，整容，清潔，入浴などのセルフケアが自立する。

O-P　①抑うつ感，罪業感，自責感の程度，自殺念慮の有無
　　　②体重，食事量，飲水量，尿・便の量と性状，検査データ，表情，行動，言動
　　　③食欲，味覚異常，食物の飲み込みにくさ，声の出しづらさなどの有無
　　　④臥床時間，清潔，整容，入浴などのセルフケア，生活パターン，睡眠パターン

T-P　①声が出せず，食事がのどを通らないつらさを認める
　　　②少しでも口にしてほしいと考えていることを伝える

③少しでも食べられたら，そのことを支持する
④セルフケアについては，できないと意思表示したら無理を
させずそれを認める
⑤拒否がないときは，自分でできるところはしてもらい，で
きないところは介入する
⑥自らできたときは，その行動を支持する（うつ病は気分よ
り行動から回復する）
⑦今のつらさや不安を傾聴し，それを受け止め認める

E-P　①今のつらさや不安はうつ病の症状であること，うつ病は回
復する病気で，また以前のように元気になることを伝える
→回復を信じる態度が闘病意欲を高める
②セルフケアに関心をもち生活パターンを整えていくことが
抑うつ感やつらさなどの症状を軽減していくのに大切であ
ることを伝える

入院1か月目標(2)：薬物療法についての自分の考えを看護師に言葉
で伝えられる。

O-P　①薬の種類と量，服薬状況，効果と副作用
②薬についての考え

T-P　①入院時に比べ，変化した事実（不安を口にすることが減っ
た，声が出るようになった，食事がのどを通りやすくなっ
た，自ら整容できるようになったなど）を伝え（主観的指
摘），その一因に薬物療法の効果もあることを伝える
②E-P実施後に，薬についてどう考えているかを聴く

E-P　①薬物療法は，症状を改善し生活を楽にするために必要であ
ることを伝える
②自己中断するリスクについて再度説明する

入院1か月目標(3)：夫と長女が自分たちの不安や葛藤を看護師に伝
えることができる。

O-P	①夫や長女の面会の有無，面会状況，夫と長女が今考えている不安や葛藤

T-P	①面会があったときは来てもらえたことをねぎらい，家族の不安に配慮してAさんの状態を伝える ②夫，長女それぞれから今の不安や葛藤を聴く

E-P	①夫と長女に，Aさんが退院後も家族1人ひとりが安定した生活を送れるように協力したいこと，そのためにまずは夫と長女の今の思いを知りたいと伝える

【入院1か月後の評価】

　衝動コントロールができていると判断し，モニター観察できる個室から多床室に変わった。表情の硬さはあるが2週目からは朝起きると自ら洗面できるようになった。1日のなかで気分変動があり，午前中は臥床していることが多かったが，整容や入浴などは声をかければ見守りでできるようになった。食事は少しずつ摂取量が増え，1か月後には7割以上食べられるようになり，「入院1か月目標(1)」の"セルフケアが自立する"という目標はほぼ達成した。

　Aさんに今困っていることについてたずねると，3週目くらいから罪業感や自責感を口にすることが少なくなり，じっくり考えながらゆっくりとした口調で，同室者への気遣いの大変さや消灯時刻が21時と早く早朝に目が覚めてしまうといった入院生活上のことを多く話すようになった。このような話をしてくれたタイミングで，入院してAさんが身の回りのことを自分でできるようになったことや不安の内容が現実的な生活上のことになったことを伝え，この回復は薬物療法による効果も一因になっていると話した。それに対して，主治医が出している薬は飲んでいこうと思うが，できれば飲みたくないこと，今後いつまで飲まなければいけないのか不安があることなどをAさんに率直に話してもらえた。その内服に対する不安な気持ちを受け止め，再度自己中断するリスクや医師と相談しながら症状の改善にあわせて漸減していくことを説明した。

　現実的な会話ができるようになった入院1か月目に入院前のことについてたずねると，Aさんは「あのつらさは他人にはわからないと思う，本当につらかった。食事がのどにつかえる感じで食べられなかったし，何時間正座していても足がしびれなくて身体の感覚が変になって怖かっ

たけど，そういったことを誰にも言葉で伝えられなかった」と話すことができた。また最初は貯金が減っていくのを見て，「娘の結婚式をお祝いできないのではないか」「このままお金がなくなって将来生きていけなくなるのではないか」と不安でいっぱいになり，ご先祖様に助けを求めていたことなどを真剣に話した。さらに，「夫は亭主関白で『お茶がぬるい』とか『食事がまずい』など文句ばかり言って，自分や娘の話に聞く耳をもたない人で自分のこういった不安を夫に伝えることができずにいた」とも話した。看護師はＡさんの話を「そうだったんですね」「本当につらかったですね」と受容し，傾聴した。

　一方，夫と長女の面会は週に１回程度あり，来てくれたことをねぎらうようにした。Ａさんの状態については，揺れ動きながらも回復に向かっていることを伝えた。また面会後に夫と長女それぞれに今の不安や葛藤について聴いた。夫は自分のこれまでの態度が妻を追い込んだかもしれないと自責感をもっていた。また，入院直前までＡさんがうつ病であることを認められず，家事をしないことを注意したり，寝てばかりいないでときには仕事を手伝うように言ったことを後悔していると話した。看護師は，夫の後悔の念を受け止めながら，寝ていて動けなかったのはうつ病の症状でうつ病はつらさが伴う病気であること，うつ病からの回復には時間がかかるので今後はＡさんの療養生活の妨げにならないように少し気遣ってほしいと伝えると黙ってうなずいた。長女はＡさんがうつ病ではないかと考えていたが，どう対応してよいかわからず困っていたこと，また自分が結婚していなくなると両親だけの生活で母親の病状が悪化していくのではないかと不安をもっていると話した。看護師はうつ病は家族も巻き込まれやすいことがあり，少し距離をとりながらできることをすればよいこと，何よりも自分の安定した生活を優先することをＡさんも望んでいると思うと伝えると，「ありがとうございました，少し気持ちが楽になりました」と答えた。

3　入院3か月

　入院3か月目標(1)：退院後の生活パターンについて具体的に言葉で
　　　　　　　　　　表現できる。

O-P　①外泊時の状況，外泊前後の言動

T-P　①外泊時の生活パターンについての考えを聴き，生活パターンについて一緒に考える

②外泊実施後の状況を聴く
③外泊がうまくいったら退院後の生活パターンについて一緒に考える

E-P　①退院後，内服を自己中断しないで通院治療を続けてほしいと考えていることを伝える
②焦らずに休養をとりながら生活パターンを整えることが大切であることを説明する
③夫と長女にできる範囲で外泊時の協力依頼をして状況を教えてほしいと説明する

入院3か月目標(2)：夫と長女がAさんの退院を受け入れ，自分たちの安定した生活を送ることができる。

O-P　①夫と長女の不安や葛藤

T-P　①Aさんが退院するにあたっての夫と長女の不安や葛藤について聴く

E-P　①夫と長女の気持ちを配慮しながら，うつ病とその治療，対応について説明する
②Aさんの療養生活を支えながら，自分たちの生活を優先して大切にしてほしいと説明する

【入院3か月後の評価】

　長女が看護師であったため，抑うつ感が出現してから早いうちに精神科を受診し，すぐに入院治療がはじまった。ストレスのあった環境から離れ，薬物療法の効果もあり回復が早かった。その結果，入院して1か月が過ぎると病院周辺を夫と長女と一緒に外出できるようになり，その後2か月足らずで主治医から外泊許可が出た。Aさんに外泊は退院に向けての最終の治療であることを説明し，夫と長女に協力依頼をして外泊をした。外泊では，夜は眠くなったら睡眠薬を内服して休み，朝は決めた時間に起きて生活パターンを整えること，日中は長女と協力して買い物や食事の準備をすること，疲れたら休むことなどを事前に看護師と話しあった。外泊中の状況を聴くと，「夫の文句が少なくなり食後の洗い物を黙って手伝ってくれたことがうれしかった。夜は少し寝つけなかっ

たが，朝まで眠ることができた」と話した。夫と長女も問題なくできたと評価した。その後，2泊から3泊と外泊期間を延ばし，Ａさんに外泊時の状況と退院後の生活について考えを聴くと，「外泊では思ったように家事ができなかったが，夫と娘の協力も得られるので退院したい」と話した。Ａさんは退院後の生活については無理をせずに睡眠と食事をとることを意識して，無理しない程度に家事をこなし，ときどきは夫の仕事を手伝いたいと話し，「入院3か月目標(1)」は達成できた。看護師がうつ病は再発しやすい病気であり，通院治療と内服を確実にすることの重要性を説明すると，Ａさんは「わかりました」と笑顔で答えた。

その後，夫と長女からＡさんが退院するにあたっての思いを聴くと，夫は，Ａさんが自宅に帰ってくるとまた再発するのではという不安があるができる範囲で家事を手伝って，文句を減らしたいと話した。看護師は，夫に今の気持ちをもち続け，Ａさんを大事に思っていることを言葉で伝える努力をしてほしいこと，うつ病は再発しやすい病気であり焦らずにＡさんのペースにあわせて見守っていてほしいこと，Ａさんが入院しているときと同じように役割りとして自分の仕事を大切にしてほしいことを伝えた。長女は，入院して父親がＡさんのことを大切に考えるようになってよかったこと，これからは母親を見守りながら自分の将来のことを考えていきたいと話した。その後，家族面談をして入院3か月足らずで社会資源は使わずに自宅へ退院することが決まった。

４ 退院後の支援と状況

退院して半年後，外来通院で来ていたＡさんは雰囲気が変わり，引き締まった表情になっていた。退院後について話を聞くと，「今になってみるとあのとき自分はうつ病だったことがわかります。入院中は本当にお世話になりました。これからは調子を崩しそうになったら早めに休養をとりたいと思います。今は月に1回通院していて，まだ内服は継続しています」と話した。そして，生活についてはうつ病になったことで毎日喜怒哀楽をもって生活ができることに感謝できるようになったこと，友達と会って話をすることに幸せを感じられるようになったこと，夫にはこれまで何も言えなかったが，最近は夫の言動に腹が立ったりすると言い返したりできるようになったこと，午前中はときどき夫の仕事の手伝いをしていること，最後に娘は結婚して家を出たがよく遊びに来てくれていることなどを笑顔で話してくれた。

第5章 実践事例 02

食べられない高齢うつ病患者

事例紹介
- Bさん　女性　72歳　身長145 cm　体重35 kg　飲食店パート
- うつ病　　医療保護入院
- 夫は他界。長男夫婦，孫2人と同居

1 入院までの経過

　Bさんは40歳代の頃より，飲食店でパートとして勤めていた。60歳代で夫は他界したが，その後は問題なくパートを続けていた。身の回りのことは1人で行うことができ，独居で生活をしていたが，1年前より活気がなく，パートも休みがちになり，部屋が片づいていない状況がたびたびみられるようになった。Bさんは元来，頑固さもあるが真面目で几帳面な性格であり，今までにない状況であったため長男夫婦は心配し，同居を始めた。その後もBさんは手伝い程度に家事を行い，パートにも週3日出ていた。しかし，同居を始めて3か月が経過した頃から，食べ物が胸につかえると訴え，食欲の低下がみられるようになった。かかりつけの内科を受診し，胃薬を処方され内服していたが，状態は改善しなかった。そのため，総合病院で精密検査を受けたが，異常所見はなく精神科の受診を勧められた。精神科の受診時には体重が以前より5 kg減少し，脱水状態であった。Bさんは「食べ物が胸につかえる。ここには入院したくない」と入院治療を拒否した。しかし，身体的問題も大きく，入院治療が必要であると判断され，うつ病の診断で医療保護入院となった。

2 情報収集とアセスメント

　Bさんの年齢，病前性格，家族状況，生活環境，社会機能，生活機能，入院前からのエピソード，主訴，症状の経過，認知機能，身体状況などの情報から，以下のようにアセスメントした。

1. 70歳代という年齢に加え，胸のつかえ感からの食欲低下，体重減少，脱水状態が続くことで，栄養状態の低下，易感染性，代謝障害など，さらなる身体状態の悪化につながる恐れがある。

2. 真面目，頑固という性格から，現在の病状についての理解が得られなければ，治療への抵抗感が生じ，非協力的な状況になることが考えられる。

3. 現在，抑うつ状態であり，薬物療法の必要性はあるが，高齢，脱水状態から，薬による身体的影響が生じる可能性がある。

4. 抑うつ状態に至った要因として，加齢，長男夫婦との同居による環境の変化，自尊心の低下などが考えられる。抑うつ状態からの回復と，Bさんらしい生活を営むための支援を行っていく必要がある。

5. 高齢者の抑うつ状態は認知症との鑑別を要すること，パーキンソン症状としての嚥下困難の可能性を否定できないことから，見当識や記憶など認知機能に関する観察，および嚥下障害，手指振戦，歩行障害などの神経症状の有無に関する観察を行う必要がある。

③ 看護計画および看護の実際

長期目標：Bさんらしい生活を具体的に考え，退院することができる。

1 入院1週間

入院1週間目標(1)：安心して休息をとることができる。

O-P ①不安，抑うつ，自尊感情の低下の有無

②思考，集中力の低下，判断力の低下の有無，感情の抑圧，人間関係，家族関係

③意欲の低下，行動障害，自傷，自殺企図の有無や行動化

④不眠，浅眠，中途覚醒の有無，服薬状況とその効果

⑤体重減少，食事摂取量，低栄養，低栄養に伴う合併症(貧血，低血糖，骨粗鬆症，筋力低下など)，電解質の不均衡，脱水の有無

⑥薬の副作用，自律神経症状，口渇，便秘，めまい，錐体外路症状，パーキンソン症候群，アカシジアなど

⑦食習慣，間食，偏食，嗜好，飲水量

⑧身辺整理，身だしなみ，入浴，化粧(全くしない，急に華美になる)

T-P ①低下しているセルフケア行動について無理に行動させず介助する

②訴えに対し，受容的にかかわる

③静かな環境を調整する。夜間，眠れないときは指示の睡眠薬を使用する

E-P　①身辺のことを自分で行えないときは看護師に依頼をしてよいことを伝える

②心身の休息をとることが治療であることを説明する

③眠れないときは睡眠薬を使用してよいことを伝える

入院1週間目標(2)：食事がとれるようになり，身体状態の安定を図ることができる。

O-P　①身体症状の有無

②食事摂取量

③栄養状態(BMI，血液データ，皮膚の状態)

④嗜好

⑤食事をとらない理由

T-P　①嗜好に合わせ食べやすいものから勧める

②無理強いはしない

③食事の摂取量によって，点滴・経管栄養の必要性を主治医と相談する

④本人が好むもの，環境など家族への協力を得る

⑤管理栄養士と連携し，食事内容の検討を行う

E-P　①食事の必要性を説明する

②食事摂取ができないときは，好きなもの，食べやすいものを食べてよいことを家族へ説明し，協力を得る

【入院1週間後の評価】

●入院1週間目標(1)の評価

　強い自殺念慮は認められなかったので，急性期治療病棟（閉鎖病棟）の多床室への入院となり，薬物療法を開始した。入院して1週間は，セルフケア行動はおおむね自立していた。しかし，薬物治療には消極的で，「今まで病気をしたことがないし，薬は好きじゃない」「薬を飲んで良くなるのかしら」と，ためらいながら内服していた。

睡眠状況は，夜間浅眠であり，巡視の際に「トイレに起きただけ」と身体を起こす姿がみられた。熟眠感もない様子で，日中はベッドに横になって過ごすことがほとんどだった。今は休息が治療であることを説明し，無理をしてセルフケア行動を1人で行わなくてよいこと，看護師に依頼してよいこと，夜間眠れないときは睡眠薬を使用してよいことを伝えていった。最初，夜間の睡眠薬の使用に抵抗感をもっていたが，消灯後に「眠れない」と睡眠薬を希望するようになった。

1週間が経過する頃には，困っていることを看護師に伝えることができるようになってきた。睡眠について，「同室者のいびきが気になって眠れない」との訴えがあり，病室の環境調整を行った。また，睡眠薬を使用した翌朝に「口がまずくて食事が食べられない」と口腔の不快感を訴えてきたため，主治医へ報告し，その結果，処方薬の変更が行われた。セルフケア行動についても，「だるくてお風呂に入れそうにない」と看護師に伝えることができ，介助入浴に変更した。「今まで，何でも1人でやらないといけないと思っていた，やってもらってもいいのね」と自己を振り返るような言葉が聞かれた。

●入院1週間目標(2)の評価

食事については，時間になると自ら食堂へ出てきて準備を行っていた。食事摂取量は少なく，必要量以下で，総タンパクの低下があったため，褥瘡発生のリスク，易感染性などの問題があった。そのため，Bさんが摂取しやすい食事形態への変更を管理栄養士とともに検討した。朝食時は特に胸のつかえ感や，飲み込みづらさを訴えていたため，朝食のみ経口流動食を使用することとした。Bさんは「これなら何とか飲めそう」と朝食は完食することができるようになった。昼食はほとんど手をつけず，摂取量が増えないため，Bさんが好むものを面会時に持参してもらうよう家族に協力を依頼した。しかし，家族の用意した物は，数口摂取するだけで捨てたり，全く手をつけないこともあり，次の面会時に持ち帰ってもらうこともあった。長男は面会のたびに「しっかり食べなよ，食べないと元気が出ないだろう」とBさんに伝えていた。その際のBさんは表情が冴えず，面会終了後には疲労感が強く臥床していることが多くなった。家族は，Bさんがなかなか食事を摂取できない状況に焦りを感じているようだった。

家族の負担も考え，売店でBさんが食べたいと思うものを購入するように変更した。管理栄養士から，経口流動食は摂取できているので，間食にも経口流動食を取り入れることが提案され，導入することにした。しかし，家族の焦りや不安がますます感じられるようになった。そこで，

面会時にBさんの変化を担当看護師が伝えるようにし，家族の不安の軽減に努めることにした。治療方針，治療経過については医師からの説明が受けられるように日程調整を行った。食事摂取量の改善が見込めず，身体状態が悪化する場合は，一時的に胃ろう造設を行い，Bさんの食事摂取の負担を軽減することも検討された。しかし，胃ろう造設への心理的・身体的負担があること，また閉鎖時期も慎重に検討する必要があると考えた。家族は「長生きしてほしい」と胃ろう造設に前向きであったが，Bさんは拒んでいた。重要なのはBさんがどう考えるかである。Bさんの思いを尊重できるように家族と話しあいを重ねる必要があった。

2 入院1か月

入院1か月目標(1)：安心して治療に取り組むことができる。

O-P　①治療に対しての理解度
　　　②内服状況
　　　③主治医との面接状況
　　　④精神状態の変化
　　　⑤表情

T-P　①確実に内服が行えるよう与薬介助を行う
　　　②主治医との面接において，精神状態や本人の思いを確認する
　　　③日常の会話や表情からさらなる情報収集に努める

E-P　①薬の必要性，副作用の対処法を説明する
　　　②わからないこと，不安があれば遠慮なく話してよいことを伝える

入院1か月目標(2)：抑うつ状態の悪化防止。自信がつき，自己評価を高めることができる。

O-P　①不安，抑うつ感の有無
　　　②睡眠状況，日中の活動状況
　　　③日常生活動作
　　　④他者との交流状況
　　　⑤精神状態，言動の変化

T-P	①Bさんに合わせたペースで日常生活動作を行える環境を整える
	②興味のある作業療法を取り入れ，生活リズムを整える
	③簡単な行動目標を一緒に立て，達成できたときは褒める（一緒に喜ぶ）
E-P	①回復状態を客観的に捉えられるよう，変化を認め伝える
	②疲れを感じたときは無理をせず，休むように伝える
	③絶望感，気分の落差を感じたときは，看護師に話すように伝える

入院1か月目標(3)：ストレスを自覚し，言語化できることで，抑うつ状態からの回復を図る。

O-P	①不安，抑うつ感の有無
	②睡眠状況，日中の活動状況
	③日常生活動作
	④他者との交流状況
	⑤精神状態，言動の変化
T-P	①感情や思考を言葉で表現できるように促す
	②言語表現を受容的態度で傾聴する
	③抑うつとなる誘因を見いだし，どのようにしたらよいか対処法を考えられるように援助する
E-P	①疲れを感じたときは，言葉で表現するよう伝える
	②気持ちが沈んでいると感じたときは，言葉で表現するよう伝える

【入院1か月後の評価】

　入院1か月が経過すると，Bさんから「寝てばっかりいたら良くないでしょ」と，活動意欲ともとれる言動があった。作業療法の見学を行い，Bさんのペースで参加できるように，途中での退席，また遅れての参加もできるように調整を行い，取り入れることになった。家族の面会時には，病院敷地内の散歩を促し，気分転換を図った。家族はBさんが散歩へ行けるようになったことを喜び，積極的に取り組んでいたが，Bさん

のペースに合わせることが大切で，家族の思いが先行しないように，必ずBさんの意思を確認してから散歩に行くよう協力を依頼した。

　作業療法や散歩などの活動後にはBさんに自己評価をしてもらい，感情や思考の言語化を促し，看護師はその内容について受容し，必ずフィードバックすることを繰り返した。担当看護師は定期的にBさんとともに目標設定と評価を行い，Bさんが自信をもち，自己評価を高められるようにかかわった。しだいに，作業療法には2～3回/週のペースで参加するようになり，手芸には継続的に取り組むことができるようになった。作業療法の場を通して，他病棟の同年代の患者と交流をもつようになり，お互いに入院に至った経緯や困りごとを話題にすることが増えた。他患者の回復過程のなかで，1人で買い物や散歩ができることを知ると，開放病棟へ移ることに興味を示した。家族との散歩は行動範囲と時間が拡大し，2～3時間の外出ができるようになっていった。

　食事は，毎食2分の1を目標に摂取できるようになり，間食の経口流動食は継続していた。

3　入院3か月

入院3か月目標：Bさんらしい生活を見いだし，退院環境を調整する。

O-P　①日中の活動状況
　　　②他者との交流状況
　　　③家族との関係
　　　④外出，外泊前後の言動

T-P　①外出，外泊の調整
　　　②外出，外泊前の目標設定と実施後の評価をBさんと行う
　　　③感情や思考を言葉で表現できるように促す

E-P　①症状が改善したと思い，自分の判断で服薬を中止しないように指導する
　　　②回復過程のなかでゆり戻しがあることを説明する

【入院3か月後の評価】

　入院3か月になる頃には，食事摂取量が徐々に増えていること，作業療法での評価や外出などの活動性の向上がみられること，自己肯定感を感じる言動がみられることなどから退院の検討が行われるようになった。

退院の話になると「ここに居られなくなるの？　仕事はどうしようかしら」と不安を表出することがあった。自宅の生活での不安なことを話してもらい，すぐに「退院」ではなく準備期間があることを伝えた。入院生活が長期化することで主体的な生活やもともと住んでいた地域の友人・知人などの他者との交流がもちにくくなることで，退院が困難になるリスクがあることを考慮し，自宅での生活へシフトできるように調整を行った。開放病棟へ移ることに興味を示していたことから，開放病棟の見学を行い，今後の治療環境について検討した。Bさんは「看護師さんが替わるのは嫌だ」と人的環境の変化に強い不安を示した。退院の準備期間であり，環境の変化により強いストレスが加わることが予測されたため，病棟を替えずに治療を継続することとした。自宅への外出，外泊を進めていくなかで，食事の準備・環境や摂取量を家族に確認してもらうよう依頼し，Bさんには外出，外泊前後の感情の言語化を行ってもらうことで，評価をしてもらった。食事の準備は長男の妻が中心で行い，全員がそろっての食事は夕食だけとのことだった。「外泊中の食事量が少ないようだ」と家族からの意見があり，活動量が少ないことと，高齢になると個々の摂取量には差があることを説明した。家族にはBさんの食べたいもの，食べたい量をBさんの気持ちを聞きながら勧めていくことが大切だと話をし，理解してもらうことができた。

　Bさんから退院後の仕事への復帰について相談を受けたが，すぐに答えを出させず，Bさんの自己決定を支持するようにかかわった。また，家族には，仕事でなくても家庭のなかでBさんのペースでできる役割りがあれば行ってもらうとよいことを伝えた。

　作業療法では手芸に積極的に取り組んでいたこともあり，Bさんが自分らしく，楽しんで活動できる場があることで再発防止につながると考えた。また，退院後の生活リズムや交流の場を維持することも必要と考え，デイケアやデイサービスなどの社会資源の利用についても検討した。

　退院直後から活用が行えるよう，入院中に要介護認定を受け，スムーズに社会資源の導入ができるよう調整を行った。

❹ 退院後の支援と状況

　その後，家族が迎えるなか，Bさんは退院することができた。初回外来受診では，食事の摂取状況，デイサービスの評価などの確認ができるように外来看護師に依頼した。

　退院後は，長男夫婦との同居を継続することとなったが，週数回のデ

イサービスを活用しながらBさんらしく，Bさんのしたいことを行っていることが確認できた。

　現在は，仕事をしている嫁を手伝って，少しの家事が行えるようになり，嫁もそのことに対しBさんに感謝し，存在の大切さを伝えているようだった。

　「今後またパートで働きたい」と目標をもち，そのことを家族は否定せず，支えているようだった。

第5章
実践事例

03 自殺企図により入院となった高齢うつ病患者

事例紹介
- Cさん　男性　70歳代　無職
- うつ病　● 医療保護入院
- 1人暮らし，遠方に妹がいる

① 入院までの経過

　Cさんは30歳代で結婚し，子どもはなく妻と2人で暮らしていた。40歳の頃，転勤で上京し，そのまま定年まで勤めた。定年退職後は警備の仕事をしていたが，60歳代後半に妻が病死して以降は仕事を辞め，2回/週ヘルパーを利用しながら1人で生活していた。1人暮らしになっても特に問題なく過ごしていた。

　70歳代になり，1人暮らしに対する不安や不眠が出現し，近所のクリニックで投薬治療を受けていたが，しだいに抑うつ気分や意欲の低下がみられ，家事もできなくなった。さらに焦燥感や衝動性の亢進が出現し，ある日10mほどの高さの橋から川に飛び込み入水自殺を図ったが救助され，最寄りの救急病院に運ばれた。大きな外傷はなく，呼吸器症状もみられなかったが，「つらかったから飛び降りた」「眠れないのがつらかった」などとレスキュー隊員に語っていたため，同院の精神科に診察を依頼した。精神科医の診察では，自殺念慮を否定するものの，自殺企図のリスクが高いため精神科病院に転院し，うつ病との診断で医療保護入院となった。

② 情報収集とアセスメント

　Cさんの年齢，病前性格，家族状況，生活環境，社会機能，生活機能，入院前からのエピソード，主訴，症状の経過，認知機能，身体状況などの情報から，以下のようにアセスメントした。

1. 自殺の危険因子（表5-1）の自殺未遂歴があったことのほか，サポート不足，性別，喪失体験，他者の死の影響などが合致し，Cさんは自殺のリスクが高いと考えられ，予防と対策が必要である。
2. 高齢で1人暮らしだったため，Cさんの変化に気づける身近な人物

表5-1　自殺の危険因子

自殺未遂歴	自殺未遂は最も重要な危険因子 自殺未遂の状況，方法，意図，周囲からの反応などを検討
精神障害	気分障害（うつ病），統合失調症，パーソナリティ障害，アルコール依存症，薬物乱用
サポートの不足	未婚，離婚，配偶者との死別，職場での孤立
性別	自殺既遂者：男＞女，自殺未遂者：男＜女
年齢	中高年男性でピーク
喪失体験	経済的損失，地位の失墜，病気やケガ，業績不振，予想外の失敗
性格	未熟・依存的，衝動的，極端な完全主義，孤立・抑うつ的，反社会的
他者の死の影響	精神的に重要なつながりのあった人が突然不幸なかたちで死亡
事故傾性	事故を防ぐのに必要な措置を不注意にもとらない。慢性疾患への予防や医学的な助言を無視
児童虐待	小児期の心理学的・身体的・性的虐待

高橋祥友：自殺の危険─臨床的評価と危機介入　第3版，55，金剛出版，2014.

がいない。そのため，自身では変化に気づきにくい認知機能や身体状態の変化が起きていても対処ができず，除々に生活の困難さを来していた可能性がある。

3. Cさんは自ら不安や不眠を自覚し，改善しようとクリニックを受診している。治療に積極的だったCさんがなぜ自殺企図という行動に至ったのか，今までの経過を振り返り病状と生活環境の両面からその要因と考えられることを検討することで，自殺行動を防止できる可能性がある。

4. Cさん自身が，現在の自分自身とその状況を理解できておらず，今後の生活イメージがもちにくい状況にあると思われる。よって病状の回復にあわせた退院後の生活については，Cさん自身が自分の状況をきちんと捉え，地域での支援者を含めて話しあい，決定していく必要がある。

❸ 看護計画および看護の実際

長期目標：自殺念慮が消失し，快活な生活を送れるようになる。

1　入院1週間

入院1週間目標：自殺企図がなく安全に過ごすことができる。

O-P ①睡眠状況と日中の活動の様子

②食事摂取状況

③身だしなみと身辺環境の様子

④自殺を連想させる物品の有無

⑤抑うつ気分の有無と程度

⑥治療と疾患の受け止め方(内服時の様子や,疾患に関する発言など)

⑦自身に対する肯定的な発言の有無と内容

⑧投薬の効果や反応

⑨自殺念慮に関する言動の有無

T-P ①30分ごとに訪室し,安全を確認する

②信頼関係を築けるよう受容的・肯定的にかかわる

③自殺を連想させる危険がある物品は,主治医と協議し必要時はナースステーションで預かる(ベルト,携帯電話の充電コードなどのコード類,長いタオル,衣類についている紐など)

④療養に専念できるよう,静かで落ち着いた環境を提供する

⑤ADLを保てていない場合,必要に応じて介助を行う。清潔への援助など,急を要さないものは心地よい体験になるよう留意する

⑥気分や感情の表出を促し,表出時は傾聴する

⑦死なない(自殺しない)約束をする

E-P ①自殺念慮はうつ病の症状の一つであり,治療により消失することを伝える

【入院1週間後の評価】

入院時,Cさんはやはり自殺念慮を否定したが,自殺のリスクが高いと判断した。隔離処遇に至るまでの状況ではないと精神保健指定医が判断したが,安全確保を目的に保護室を施錠せず使用することとなった。主治医と協議し,ズボン用のベルトと携帯電話の充電器をナースステーションで預かり,髭剃りは電気シェーバーを使用してもらった。私物を預かることに抵抗は示さなかったが,「もうあんなバカなことしないのに。でも,しちゃったから仕方ないね」と,自殺念慮は否定した。看護師の「死なないでほしい」という気持ちを伝え,自殺をしないことと,

自殺したい気持ちが芽生えたら看護師に教える，ということを約束できた。

入院してからのCさんは，日中は部屋でぼんやりしていたり，落ち着きなく病棟内の廊下を往来したりしていた。他の患者とかかわることはほとんどなく，医療者に対しても積極的にかかわろうとはしなかった。夜間は消灯後から何度もトイレに立ち入眠困難な様子や，深夜になり寝ついたように見えてもしばらくすると浅眠になりくり返し寝返りをうつ中途覚醒が認められた。「あまり眠れない」「以前からそうだった」と，睡眠に関しては看護師と話しあいをもつ姿勢が少し伺えた。追加の頓服薬を勧めると，「これで眠れるようになりますか？　なるとよいんだけど」と，内服にあまり期待していない印象を受け，実際に内服しても著しい改善は認められなかった。

ADLはおおむね自立しており，室内や荷物は整頓されていた。2日に1回程度のシャワー浴で清潔は保たれ，食事は自室で半分以上は摂取できていた。

入院から1週間の間，自殺企図はなく安全に過ごすことができた。しかし，自立した生活を送れているCさんは，看護師のかかわりのきっかけでもある日常生活の援助が少ないため，看護師はかかわりのきっかけを模索していた。声をかけても「大丈夫です」「変わりありません」「ありがとうございます」と，ていねいだが表面的な返答が多く，Cさんが自分自身について語ることはなかった。入院するきっかけとなった自殺企図についても言葉尻を濁し，振り返ることはできなかった。Cさんの内面について話しあえるような関係性を築き，一緒に振り返りを行う必要があった。

治療方針については，かかりつけのクリニックからの情報提供により，SSRI（選択的セロトニン再取込み阻害薬）の内服を始めた後に自殺を企てたことがわかり，主治医は賦活症候群[1]（アクチベーション・シンドローム）により衝動性が増し，自殺企図に至ったと考えた。そのため，入院前とは処方内容を変更し，内服による薬物療法を中心とした治療を行う方向性となった。認知機能の検査を行ったところ，認知機能は保たれており，認知症である可能性は低いと考えられた。

1 賦活症候群
p26参照

2　入院1か月

入院1か月目標（1）：自殺企図がなく安全に過ごすことができる。

O-P　①睡眠状況と日中の活動の様子

②食事摂取状況

③身だしなみと身辺環境の様子

④自殺を連想させる物品の有無

⑤抑うつ気分の有無と程度

⑥治療と疾患の受け止め方(内服時の様子や，疾患に関する発言など)

⑦自身に対する肯定的な発言の有無と内容

⑧投薬の効果や反応

⑨自殺念慮に関する言動の有無

T-P ①30分ごとに訪室し，安全を確認する

②信頼関係を築けるよう受容的・肯定的にかかわる

③自殺を連想させる危険がある物品は，主治医と協議し必要時はナースステーションで預かる(ベルト，携帯電話の充電コードなどのコード類，長いタオル，衣類についている紐など)

④療養に専念できるよう，静かで落ち着いた環境を提供する

⑤ADLを保てていない場合，必要に応じて介助を行う。清潔への援助など，急を要さないものは心地よい体験になるよう留意する

⑥気分や感情の表出を促し，表出時は傾聴する

⑦死なない(自殺しない)約束をする

E-P ①自殺念慮はうつ病の症状の一つであり，治療により消失することを伝える

入院1か月目標(2)：治療に積極的に参加し，自身が望む医療を受けることができる。

O-P ①疾患の受け止め方

②治療に関する言動

③主治医との関係性

④服薬状況とその反応

⑤睡眠状況

⑥自殺念慮の有無と程度

⑦気分の変化に関する言動とその様子

T-P	①必要に応じ，主治医との面談を調整する
	②薬剤指導が必要な場合，担当薬剤師との面談を調整する
	③治療や療養に対する不安や疑問がある場合，納得できる助言を行う
	④治療を肯定的に受け入れられるよう，客観的な変化を伝える
E-P	①現在は治療が必要な状態にあることを説明し，内服治療による今後の見通しを状況に応じて説明していく

入院1か月目標(3)：自殺企図に至った経緯を振り返り，言語化することができる。

O-P	①疾患の受け止め方
	②日常生活の送り方
	③家族との関係性
	④周囲のサポート状況
	⑤自殺の準備状況
	⑥自殺念慮を抱き始めたきっかけや時期，程度
	⑦何に対してつらいと感じているか
T-P	①つらい気持ちや苦痛を承認する
	②自殺企図について，無理に聞き出そうとせず語れる時期を推し量る
	③安全に話ができる環境を整える
	④日常的なかかわりから相互理解を深め，話しやすい関係性を築く
E-P	①病状について医療者と話しあうことの必要性を説明する

【入院1か月後の評価】

　入院直後に比べ，Cさんは落ち着いて毎日を過ごせるようになった。特に病棟内を往来することがなくなり，ホールでテレビを見たり新聞を読んだりして過ごすようになった。その様子を肯定的にCさんにフィードバックすると，「自分でも気分が落ち着いてきた感じがする」と，治療の効果を実感しているようだった。「今思えば，入院したばかりの頃は緊張していてリラックスできなかった」「妻が亡くなってから，ずっと

緊張していたような気がする」と，少しずつ自身の気持ちを語った。つらかった気持ちを話してほしいと伝えると，「特別何かがつらかったというよりも，つらいことを誰にも相談できないことが一番つらかった」と，孤独感が強かったことを語った。近所に住んでいる，同じ信仰をもつ夫婦の面会についても，「あの人たちは，あまり（信仰に）熱心ではない私にも親切にしてくれるいい人たち。感謝はしているけど，悩みを相談することには抵抗がある」と，信用できる友人にも気持ちを表出することはできなかった。

　入院してからしばらくして，遠方に住む妹が上京し，入院に必要な身の回りの物をCさんの自宅から持参することがあった。そのときに，Cさんの自宅には遺書が準備されていたことがわかった。入院のきっかけとなった自殺企図は「死んだら楽になれると思い，ふらっと飛び降りてしまった」と衝動的な行為であったという一方で，根底には根強い自殺念慮と計画的な一面もあったことが示唆された。Cさんは「（自殺しようと）決めていたわけじゃないけど，漠然といつかやるような気がしていた」と，当時の気持ちを表出した。それを踏まえたうえで，「今はそんな気持ちは全くない」というCさんの言葉を信じ，保護室から一般床（個室）へ部屋を移動し，また，主治医と協議し，30分ごとの所在の確認とコード類（ベルトと携帯電話の充電器）の預かりも中止となった。

　うつ病に対する薬物療法の効果もあり，気分の安定に伴い自殺念慮も消失したようだった。「先生のおかげで楽になった」と，主治医との関係性や治療に対する印象も良好だった。一方で，「こんな私でも…」「よくなったところで，喜ぶ人もいないのに」などと自身に対する無価値観は根強く残っており，自殺のリスクが完全に消失したとは判断しきれなかった。また，今回の自殺企図の最終的な引き金となった孤独感に関しては，解決の糸口を見つけ出せない状況が続いた。退院を視野に入れた外泊訓練が進められており，退院後を見据えた生活の仕方について本人含め多職種で話しあっていく必要があった。

■3　入院3か月

入院3か月目標（1）：自殺企図がなく安全に過ごすことができる。

O-P　①睡眠状況と日中の活動の様子
　　　②食事摂取状況
　　　③身だしなみと身辺環境の様子
　　　④自殺を連想させる物品の有無

⑤抑うつ気分の有無と程度

⑥治療と疾患の受け止め方(内服時の様子や，疾患に関する発言など)

⑦自身に対する肯定的な発言の有無と内容

⑧投薬の効果や反応

⑨自殺念慮に関する言動の有無

T-P ①信頼関係を築けるよう受容的・肯定的にかかわる

②自殺を連想させる危険がある物品は，主治医と協議し必要時はナースステーションで預かる(ベルト，携帯電話の充電コードなどのコード類，長いタオル，衣類についている紐など)

③療養に専念できるよう，静かで落ち着いた環境を提供する

④ADLを保てていない場合，必要に応じて介助を行う。清潔への援助など，急を要さないものは心地よい体験になるよう留意する

⑤気分や感情の表出を促し，表出時は傾聴する

⑥死なない(自殺しない)という約束をする

E-P ①自殺念慮はうつ病の症状の一つであり，治療により消失することを伝える

入院3か月目標(2)：退院に向けて，安心して安全に過ごせる環境調整を行うことができる。

O-P ①退院後の生活への希望

②孤独感の有無とその対策

③日中の過ごし方

④他の患者との付きあい方

⑤外泊前後の変化と，外泊中の様子

T-P ①退院後の不安について傾聴する

②日中の過ごし方について，一緒に考える

③必要なサポートシステムを検討し，必要に応じて調整する

④自殺念慮が再燃した場合の対策について話しあう

E-P　①つらいときや再び自殺を考えたときは，すぐに誰かに相談
　　　　するように伝える

入院3か月目標(3)：自身の人生に価値を見いだし，目標をもって生
　　　　　　　　　活できる。

O-P　①自身について考えたり話したりしているときの表情や言動
　　　②社会的背景
　　　③自分自身に対する捉え方
　　　④将来に関する発言
　　　⑤生きがいになっている物事の有無

T-P　①自己肯定感を高め，自尊心が回復するような肯定的な
　　　　フィードバックを行う
　　　②Cさんが楽しい・有意義である，と感じる活動を一緒に考
　　　　える
　　　③情緒的な居場所を模索する

E-P　①つらいときや困ったときは，無理せず相談することを伝え
　　　　る
　　　②自身の人生に価値を見いだせる活動を一緒に考える

【入院3か月後の評価】

　病棟内で落ち着いて過ごせるようになったCさんだったが，主治医
から退院の話が出ると落ち着きのなさが再燃した。「ここにいる分にはよ
いんだけど，いざ退院って思うと不安になってきた」と，退院に対する
不安を表出した。それでもCさんは，「ずっと入院してるわけにはいか
ないから」と言って自宅への外泊を試みた。外泊に出るときには，再び
自殺をしない約束をし，つらいときには無理をせず外泊を中止して病院
に戻るように説明して送り出した。翌日，無事に外泊から帰ってきたC
さんは，「帰っても何をしてよいのかわからず落ち着かなかった」「また
眠れなくなってしまった」と語った。Cさんは外泊前，何度か入院生活
に必要な物をとりに行っていた。そのときは部屋の片づけや掃除をする
こともあったそうだが，外泊で長時間自宅にいると，孤独感が押し寄せ
て落ち着かなかったという。

　うつ病の症状は改善傾向で，病棟では主治医や看護師につらい状況を

話せるようになったＣさんだったが，自己の無価値観と自宅での孤独感が残存し，退院が困難な状況になってしまった。帰ってもすることがなく，病棟のような保護的な環境ではない自宅での生活に，Ｃさんは希望を見いだせずにいた。そこで主治医は，日中の居場所としてデイケアの利用を勧めた。Ｃさんは「そういう場はあまり得意じゃない」と，最初はあまり乗り気ではなかったが，デイケアへの試験参加を繰り返すうちに他の利用者と少しずつ話すようになり，心地よく過ごせるようになった。

　さらに，病状の変化の客観的な観察や困りごとの相談相手として週１回の訪問看護を導入し，Ｃさんは自宅へ退院することになった。遠方に住む妹からは，施設入所のほうが心配が少ないと電話で相談があったが，Ｃさんは自宅への退院を希望した。

❹ 退院後の支援と状況

　退院後，Ｃさんは大きく調子を崩すことなく過ごすことができた。デイケアに参加することで，「こんな病気（うつ病）になっても，こうやって過ごせるんだなって，他の人たちを見てたらわかりました」と，他の利用者との良好な関係から自己肯定感を高めることができた。しかし，気持ちの表出や困りごとの相談ができる親しい関係は友人と同様に築けず，必要になればデイケアのスタッフや訪問看護師に話すつもりでいる，ということだった。入院前までに利用していたサービスは，クリニックに通い内服薬の処方を受けることと，定期的にヘルパーに食事を作ってもらうことだけだった。しかし，入院中に医療者と信頼関係を築き，さまざまなサービスの利用方法を知ったことで，退院後は医療や福祉をより適切に利用することができるようになった。これについてＣさんは，「気持ちの問題だからといって自分で解決できるとは限らない」「困ったら相談していいと思えるようになった」と語った。

　Ｃさんは気分が安定し，定期的にデイケアに通うことで生活リズムも崩さずに過ごすことができ，デイケアスタッフや訪問看護師とも信頼関係を築けている。しかし，Ｃさんが近くに身寄りのない１人暮らしの高齢者であることは変わらない。今後は，デイケアスタッフや訪問看護師等が情報交換を行いながら，Ｃさんの有意義な余暇活動を模索し，生きがいを見つけられるようにサポートしていくことが，Ｃさんの安全と生活の質の向上につながっていくと考えられる。

第5章 実践事例

04 自殺企図により入院となった 20歳代のうつ病患者

事例紹介
- Dさん　女性　20歳代　無職
- うつ病　任意入院
- 母親，兄と3人暮らし

① 入院までの経過

　Dさんの両親もうつ病で入院歴があり，Dさんが寮生活をしていた高校時代に父親は自宅で縊首を図り亡くなっている。また父親の自殺以降，兄もうつ状態となり，精神科に通院している。Dさんは短大卒業後，会社員として勤務した。母親と兄の3人暮らしだが，母親はうつ病で，兄は農業に従事しているものの，生活費はDさんの収入に頼る状況であった。責任感が強く積極的に仕事を続けていたが，約6年を経て，特に指摘されたわけではないが仕事に自信がもてなくなり，異なる仕事をしてみてもいいかなと思い退職した。就職活動をするがうまくいかず，食思不振，不安，気分の落ち込み，焦燥感，不眠が続き，家族とも話をしなくなっていった。しだいに追いつめられ，自分はいないほうがよい，いると迷惑をかけるという思いにとらわれ，自宅の庭の木で縊首を図ったが，近所の人に発見され救急病院へ搬送された。救急処置がほどこされ2日後に精神科病院へ転院となった。Dさんの意識ははっきりとしており，安全のため閉鎖病棟での入院となることの了承を得たうえでうつ病との診断で任意入院となった。

② 情報収集とアセスメント

　Dさんの年齢，病前性格，家族状況，生活環境，社会機能，生活機能，入院前からのエピソード，主訴，症状の経過，認知機能，身体状況などの情報から，以下のようにアセスメントした。

1. 自殺を図り，一命を取り留めた状況であり，Dさんの病識や治療への理解は予測できない。そのため，意識はあるが混乱状態にあると考えられるなか，再び自殺を図ることが予測される。
2. 家族歴として父親の自殺を考慮する必要がある。Dさんが寮生活を

していたときに，突然の連絡で帰宅し父親の自殺という事実を知った。父親の自殺に至るまでの状況は，離れて生活していたため，全く把握できなかった。

> **父親も同じ精神科病院での治療歴があったため情報を収集した**
> 　父親は，うつ病で危機状態との診断で入院を勧められ入院に至ったが，妻（母親）から「入院したら困る」という頻回の訴えがあり，外来受診を約束し翌日には退院した。その1週間後に自宅で縊首自殺した。

3. Dさんの家族背景から，父親の自殺について語りあうこと，すなわち喪の仕事[1]（mourning work）は，十分にはなされていないと推測された。

4. Dさんは責任感が強く，仕事も積極的に続けていたが，急に仕事に対し自信がもてなくなるなど，悩みや仕事を変えることに関して誰にも相談することができないような性格と思われる。

5. 就職活動がうまくいかず，家庭での経済を担っている重圧から焦りと不安を1人で抱え込み，しだいに抑うつ状態になり，自殺を図るまでの状態に至ったと考えられる。

❸ 看護計画および看護の実際

　長期目標：抑うつ状態が回復して退院し，Dさんが新たな生き方を見いだし，希望をもって生きていくことができる。

1　入院1週間

　入院1週間目標（1）：生命を守ることを最優先し，信頼関係を築くことで安心感をもち，治療を効果的に進めることができる。

O-P　①患者の存在の確認
　　　②不安感，思考状態
　　　③睡眠状況
　　　④食事摂取の状況および摂取量
　　　⑤薬物療法（点滴，内服）の効果および全身状況（バイタルサイン，尿量，排便，体重）
　　　⑥危険物が周囲にない環境の有無，身体の清潔状況

---

1 喪の仕事
p78参照

⑦家族関係

T-P ①患者からも看護師の姿が見える部屋を使用し，24時間常に行動観察を行う
②頻回の声かけを行い，必ず回復できるので安心してよいこと，心配いらないこと，いつでも看護師がそばにいることを伝え続け，身近に感じることのできる時間を示して，こまめに訪室することを伝える
③食事の摂取状況を観察し，必要時は介助する
④身体の清潔保持のため，清拭および口腔ケアを実施する

E-P ①薬物療法の必要性を説明し，内服および点滴を安全に実施し，観察によって身体的精神的変化を把握する

【入院1週間後の評価】
　入院時は，不安・焦燥感が著明な状態で，視線をあわせず下を向いたまま，問いかけにはうなずきや首を振ることで答え，発語はなかった。頸部には索痕（線状の発赤痕）が認められ，医師の診察時に縊首行為によるものかという問いにうなずきで答えた。再び自殺を図る可能性は高かったが，隔離室を使用するよりも，常に人が見守ることができる環境にすることでの安全を保障し，ナースステーション前の透明のガラス窓で仕切られている部屋を使用した。看護師がベッドサイドに行っても，終始うつむき，視線はあわず，問いかけにはうなずくのみで発語はなかった。そこで，つらい気持ちがあると思うが，焦らず無理をしないようにと伝え翌朝の9時30分に来ることを約束した。翌朝訪ねると，ベッド上で膝を抱え無表情で何回もため息をつき，時折すがるような視線を看護師に向け「どうしてよいかわからない」としがみついてきた。安心感をもってもらうことが重要と判断し，「今は無理に考えることはしないで，医師や看護師に任せてください」と手を握り，午後2時に来ることを伝えた。午後には顔が少し上向きとなり視線があい，言葉による表現が可能と感じたので，面接室へ促すと応じた。すると，Dさんは「自分がいると皆に悪い，いないほうがよい」としばらく涙を流した。夜勤帯と休日は，他の看護師にもDさんへの声かけを依頼し，見守りを継続していった。無理に問いかけることはせず，時間と場を共有し，Dさんのつらさや苦しさを理解し，寄り添うことに徹した。1週間が経過する頃には表情が和らぎ視線があうようになった。

Dさんは少しずつではあるが自らの言葉で，学生時代に陸上競技をしていたことや，病院の先生方に任せられる気持ちになってきたことを話した。治療を受け入れ，積極的に向きあう気持ちになったと感じ，医療者側も安心感がもてるようになった。面接場面では活気はないが，少しずつ言葉でのやり取りが可能になってきた。しかし，自らの感情に関することは話さなかった。Dさんが自ら話すことに耳を傾け，困ったことやわからないことがあれば，何でも看護師に相談するように伝えた。

　睡眠と食事摂取状況も改善していき，点滴による薬物治療も終え内服治療のみになっていった。自殺念慮の有無について，言葉による確認の時期を慎重に伺いながら面接を続けていった。入院2週目に入った頃，Dさんは涙を流しながら家族への思いなどを語り，言葉による自らの感情の表出を始めた。そこで看護師の言葉を受け入れることが可能であると判断し，「つらいことを思い出すかもしれないけれど」と断り，今回の縊首行為について問いかけ，今もその気持ちが続いているのかと初めて自殺念慮の確認をした。すると，Dさんは強く首を振って否定し，嗚咽した。気持ちが鎮まるのを待ち，「つらいことを思い出させてしまって申し訳なかったですね。一緒に乗り越えていきたいのであえて話しました」と伝え，次の面接を約束した。

　自殺エピソードがあるDさんは，生と死の思いの狭間で気持ちが不安定に揺れ動いている。そのため，チームスタッフ全員が情報を共有して共通の認識をもち，同じ対応をしていくことが信頼関係を築くことにつながると考えられる。また，可能な限り同じスタッフが日々かかわることで，患者の細やかな変化に気づき，またDさんに安心感をもってもらうことにつながった。さらに，密なかかわりで時間と場の共有を保障し，チーム全員が情報を共有しあい，協力していったことでDさんの安心感を築くことができた。

　今後の目標として，家族機能不全が疑われるなかでのコミュニケーション不足や相互支援体制の乏しさ，そして父親の死に対する家族間の感情の整理への支援が必要と考えられた。

■2　入院1か月

入院1か月目標(1)：安心して治療に取り組むことができるとともに，家族間のコミュニケーションが円滑に行われるようにサポートし，父親の死に対して喪の仕事ができるように支援する。

O-P ①自殺念慮の有無，表情，精神状態の変化

②睡眠・食事摂取状況

③内服状況

④家族理解の状況

T-P ①本人の苦悩やつらさなどの思いを言葉で表現することを促し，受容的態度で傾聴する

②確実な内服治療の確認および副作用の確認を行う

③本人の家族への思いを確認し，また家族それぞれの思いを把握する

④家族間での思いの橋渡しをし，理解しあえるよう援助する

⑤父親の死に対して抱いている苦悩を把握する

⑥家族間で喪の仕事が行えるよう促す

⑦退院後の生活を見据え，本人とともに方向性を探っていく

E-P ①自殺企図に至った経緯の振り返りを促し，どのような思いを感じていたのかを明らかにすることで，それをこれからどのように表現していったらよいかをともに考え，これからの対処法について自ら考えられるよう援助する

【入院1か月後の評価】

　しだいに表情も和らぎ視線をあわせて話すようになり，睡眠・食事摂取もともに改善していった。入院4週目には，仕事を辞めることになったいきさつ，家庭での自分の負担の大きさ，つらくても誰にも相談できなかったこと，追いつめられて自宅の庭の木で縊首しようとしたところを近所の人に発見され病院に運ばれたことなどを，約1時間半にわたり自ら話した。看護師は時間は気にせず，聴くことに徹した。「つらいことをよく話すことができましたね」と評価し支持すると，Dさんは今気がかりなこととして失業保険や友人のことなどを話した。それらのことは解決可能な内容であり，失業保険関係は精神保健福祉士（PSW）へ相談を依頼し，友人との連絡や契約関係については，看護師が付き添って自ら連絡をするなど，1つひとつ解決していったことで安心した様子であった。これまでは父親の自殺について，こちらから触れないようにし，Dさんの表情や言葉から，いつ話すべきかを探りながら面接を続けていった。

入院5週目に入り，Dさんは父親の死について，「母親が弱いので必死に耐えていた。家族のなかでそのことには触れてはいけない感じで，家族間で話したことはない」と涙を流しながら語り始めた。自ら父親の死について語ったことから，父親が入院中のカウンセリングで話した家族への思いを伝えると，Dさんは「父親がそのような行為に至った気持ちがわかる」と追いつめられていった自分自身の心情について話し始めた。終始涙を流しながらの面接であり，看護師はDさんが話したことを評価し，自殺を考えていないことを確認し，次回の面接を約束した。その後の面接で「話した後ずっと考えて重い気持ちになった。でも2〜3日したら気持ちが変わり軽くなった。今までいろいろな思いを話したくても，父親の死のことや母親と兄の病気のことを考えて話すことができないでいた。でも今回，人に話すことが一番大事なのだと思いました」とDさんは今まで話せずに苦しかったこと，話をして楽になったことを語った。その後，Dさんは自宅へ外出し，家族と今後は家事を分担していこうと話しあうことができたと報告があった。2か月目に入り作業療法が開始され，体力の回復と対人交流の拡がりがみられるようになった。薬剤の減量も進み，外出そして外泊を試みていった。

■3　入院3か月

入院3か月目標：家族間の調整を行い，退院後の生活の環境を整える。

O-P　①生活リズム
　　　②他者との交流状況
　　　③家族関係の様子
　　　④外出，外泊状況

T-P　①外出，外泊における家庭での状況を把握する
　　　②家族の受け入れ状況を把握する
　　　③家庭の生活環境を把握する

E-P　①本人の不安などについて明らかにし，具体的解決策についてともに考える

【入院3か月後の評価】
　Dさんは安定した入院生活を過ごし，作業療法の活動においてはリーダーシップをとるなど本来の活動性が戻っていることが確認された。外

泊では家事を手伝ったり，友人に会ったりしていた。Ｄさんから退院後のことを考えていきたいと家族面談の希望があり，退院前にＤさん，母親，兄そして主治医，看護師での面談が行われた。主治医から病状の経過報告があり，Ｄさんは，①今まで仕事と家事全般で手一杯だったため，今後は家族での役割り分担が必要なこと，②父親のことにまつわる会話や感情の共有がこれまで家族間でなされていなかったこと，③今回の面接で，相談や話しあいを通して共有していくことの必要性を感じたことの3点を涙を流しながらしっかりと話した。兄は「本人から感情体験を聴くのは初めてだった」と述べ，母親は表情の変化は乏しいものの理解した様子でうなずいた。主治医は「Ｄさんのメッセージがこの場で伝わったと確認し，協力と共有が必要であること，これらの理解が今後の出発点になる」と返し締めくくった。家族面談後，Ｄさんが自分の気持ちをはっきりと伝えることができたことを評価し，Ｄさんも家族に伝わったと感じたこと，また入院生活を振り返り，気持ちの変化や今後のことを客観的に考えながら計画を立てていることを語った。

　退院後は外来通院でフォローすることになった。Ｄさんの退院当日の言葉は，「最初の1か月は，このままではいけないと思いながらも何をどうすればよいのかわからない状態だった。食事もただ生きるために食べていた感じで，身体の回復は感じられたが心の回復は感じることができずにいた。2か月目に入ってとにかく目の前のことをこなしていくことだけで作業療法に参加していたが，しだいに体力の回復とともに心が元気になっていった。3か月目にやっと自分を客観視することができ，自分の内面をみることができた。自分を振り返りまた今後のことを考えられるようになった。ここでいろいろな患者さんと出会えたこともよかった。今はこういう病気になったことは決して恥ずかしいことではないと思えるようになった」というものであり，しっかり地に足をつけて歩いていけると感じたことをＤさんに伝え，次回の外来で会う約束をした。

　家族間でコミュニケーションがとりづらく，自分1人で抱え込んできたことが自分を追いつめていったとの気づきのもと，医療者が媒介となって家族間の橋渡しをすることで，今後の生活に安心感を見いだしていった。しかし，身近に支えとなるキーパーソンがいないことを考えたとき，外来での継続看護が必要と判断された。

④ 退院後の支援と状況

　退院後，Dさんはヘルパーの資格をとり，ヘルパーとして働くようになった。その間，外来通院を継続しつつ新たな職場で問題はなく過ごしていたが，1年を経たとき，看護師の資格をとることを目標に退職し，看護学校に入学した。Dさんは外来通院をしながら看護学校に通い，看護師の資格を見事に取得した。外来の面接のなかで，「今まで，父親の自殺や母親と兄の病気のことがあって，自分の家庭のことは誰にも話せなかった。話しても誰もわかってくれるはずがないと考えていた。でも，入院して話を聴いてもらっていくうちに，わかってもらえるかもしれないと思うようになった」と振り返った。Dさんは総合病院に就職が決まり，初診から約4年を経過して治療は終結となった。Dさんは現在も看護師として働いている。

　Dさんのように死を覚悟し，自殺企図まで追い込まれた状況にある人は，自らの身の置きどころのない不安定な状況であると考えられる。そのようなときに必要なのは"委ねられる安心感のある存在"である。Dさんにとって，病棟スタッフのチームでのかかわりが，"委ねられる安心感"として存在していたと考えられる。

第5章
実践事例

05 自傷行為を繰り返すうつ病患者

事例紹介
- Eさん　女性　20歳代　身長150cm　体重38kg　無職
- うつ病　摂食障害　医療保護入院→任意入院
- 両親，妹と別居で単身生活

① 入院までの経過

　Eさんは学童期から大人しく控えめな性格で学生時代はクラブ活動には積極的には参加せず，1人で読書やゲームなどをして過ごすことが多かった。高校卒業後より，単身でのアパート暮らしを始め，接客業や一般事務に従事していた。仕事熱心で上司からも信頼されていたが，同僚の陰口や職場の雰囲気を不快に感じるようになり，気分の落ち込みから不眠がちとなって退職した。その後，新たな職場では，環境を変えたことで気分が安定し，仕事に打ち込んでいた。当時，交際中の男性と結婚を考えていたが，数か月後相手の一方的な別れ話から別れることになり，それがきっかけで食思不振や自殺念慮などの抑うつ症状を呈するようになった。食事量が低下し，さらには全くとれない状態が続き，低血糖状態と意識障害のため近隣の総合病院に救急搬送をされることもあった。

　内科医から精神科の受診を勧められ，Eさんは母親とともに精神科を受診した。診察中にも「気持ちの落ち込みが強い。夜に眠れない。食欲がなく食べても吐いてしまう。もう生きていく意味がない。消えてなくなりたい」と自殺念慮の持続があり，さらに左前腕内側には無数の切傷が見られた。母親からは「毎晩のように飲酒をしては『死にたい』と言いながらカミソリで腕に傷をつけようとしたので何度も止めました。でも1日中傍で付き添うことはできず，1人で部屋にこもり腕を切っていたようです」との話があった。医師がうつ病と診断し入院治療の必要性を説明したところ，Eさんは「入院しても何も変わらない。親にも迷惑だし無駄なお金がかかるだけ…」と強く拒否したため，母親の同意のもと閉鎖病棟に医療保護入院となった。

② 情報収集とアセスメント

　Eさんの年齢，病前性格，家族状況，生活環境，社会機能，生活機能，

入院前からのエピソード，主訴，病状の経過，身体状況などの情報から，以下のようにアセスメントした。

1. 「生きていく意味がない」「消えてなくなりたい」「死にたい」などの言葉や，カミソリで前腕を切るなど慢性的な自殺念慮の持続により，衝動的に自殺行動に及ぶ恐れがある。
2. 拒食による低栄養状態に陥る可能性がある。
3. 絶望感が強く「入院しても何も変わらない」と治療への抵抗感が生じ，医療者との信頼関係構築に支障を来す恐れがある。
4. 効果的なストレス対処行動がとれず，自傷行為を繰り返す可能性がある。
5. 学童期に1人で過ごすことが多かったことや仕事上での人間関係に困難さを感じる性格から，対人関係が希薄であることが推測され，そのため孤立してしまう恐れがある。

❸ 看護計画および看護の実際

長期目標：自己肯定感を高められ意欲的に社会生活を営むことができる。

1 入院1週間

入院1週間目標(1)：気分の安定化が図れ，自傷行為をしない。

O-P	①不安，焦燥，抑うつ，自尊感情低下の有無
	②ネガティブな思考，集中力や判断能力の低下の有無
	③人間関係，家族関係の状況
	④意欲低下，行動障害，自傷，自殺企図や行動化の有無
	⑤不眠，中途覚醒の有無
	⑥服薬状況とその効果
T-P	①訴えに対し，共感的，受容的に傾聴して，要点を反復する
	②不安時，不眠時など状況に応じて頓服薬を使用する
	③自殺念慮が強いときは行動化しないよう約束をする
	④できたことをよく評価する
E-P	①睡眠時間の確保の必要性を説明する
	②安心できる環境により気分の安定化が図れることを説明する

入院1週間目標(2)：食事が摂取でき低栄養状態に陥らない。

O-P	①食事摂取量, 体重減少の有無, 栄養状態(BMI, 血液データ)
T-P	①食事摂取量により点滴の必要性を主治医と相談する
E-P	①栄養の必要性を説明する

【入院1週間後の評価】

　抗うつ薬や気分安定薬の投与による薬物療法が開始された。また，食事をとらない状態が続き，栄養補給の点滴が開始された。不安や焦燥感があるときや夜間不眠のときは頓服薬や追加の睡眠薬を使用することで休養がとれ，しだいに気分の落ち込みが改善された。「死にたいのは変わらないけど，ずっと考えているわけでない。他にもやってみたいことがある」と自殺念慮の持続時間が減り，行動化のリスクは少なくなった。「とにかく入院する前はつらかった。食べたら太って今よりもっと醜くなるのが耐えられない。食べなければいずれは死ねるかもしれない。治るかどうかわからないけど，先生を信じて治療してみようと思う」と入院治療に同意したため，入院形態を任意入院に変更して作業療法や認知行動療法(CBT)[1]などを目的とした退院準備のため開放病棟に転棟となった。

2　入院1か月

　入院1か月目標：治療への動機づけが維持でき，ストレスコーピング[2]スキルが獲得できる。

O-P	①不安，焦燥，不眠，抑うつ，自尊感情低下の有無
	②ネガティブな思考，集中力や判断能力の低下の有無
	③意欲低下，行動障害，自傷，自殺企図や行動化の有無
	④CBTワークシート[認知再構成法(5コラム)]の記載内容
	⑤作業療法の参加状況
	⑥外出，外泊時の状況
	⑦振り返りノートの記載内容
T-P	①訴えに対し，共感的，受容的に傾聴する
	②不安時，不眠時など状況に応じて頓服薬を使用する
	③CBTワークシートの内容について，助言，評価する

[1] 認知行動療法(CBT)
認知的技法と行動的技法を用いて，出来事に対する否定的な認知(ものごとの捉え方や考え方)に働きかけ再検討し，患者が抱える問題の解決に向けて介入していく精神療法(心理療法)の総称である。

[2] ストレスコーピング
p95参照

④作業療法やCBTワークシートを用いた治療プログラムを
週間スケジュールで確認する

⑤意欲的に取り組んでいることをよく評価する

⑥振り返りノートの内容について助言，評価する

E-P ①自分自身を客観的に振り返ることの必要性を説明する

②感情コントロールの重要性を説明する

③自動思考を見直して認知の修正を図るトレーニングを毎日
繰り返すことの必要性を説明する

【入院1か月後の評価】

　Eさんが自分の気持ちを振り返りノートに記載して，それを主治医や看護師と共有することや支持的サポートを続けることで信頼関係構築を目指した。また，段階的に作業療法やCBTワークシート（表5-2）を導入して1週間の治療プログラムができた。Eさんは「作業療法に打ち込む時間は，一時的だけど死にたい気持ちを忘れられる」と話していた。しかし，病棟での生活は他の患者とのトラブルが増え，「あの人は毎日外出しているし，行きたいときに外泊もしている。私もこんなに頑張っているのに認めてもらえない」と外泊の希望を訴えたが，主治医の許可が出なかったことへの怒りの感情を看護師に向けるようになった。イライラ感や不安・焦燥感には抗不安薬の服用や注射薬を投与していたが，

表5-2　CBTワークシート

状況	毎日のように腕を切らないと気がすまない。傷跡が薄れていくと不安を感じる。外泊や退院をしたら腕を切ってしまう自分を抑えられない。自傷行為をすることで安心感が得られてイライラや不安を和らげてくれる
気分（%）	不安：100% 憂うつ：100% 自責感：100% ほっとする：100%
自動思考	数年間，毎日のように切っていたので，習慣化してやめることができない。傷口や傷跡を見ることで安心感を得たり気分が高揚することに依存してしまっている。傷跡が生きた証のように思う
自動思考を跳ね返す考え（反論）	できるだけ自傷行為の頻度は減らしたほうがいい。傷口や傷跡は他者にとっては不安材料にしかならないんだという客観的な視点をもつようにする。なるべくカミソリを自分で管理しないようにする。でも完全に自分で管理しないようにするのではなく，自制心も養うようにしたい
気分（%）	不安：80% 憂うつ：80% 自責感：80% ほっとする：90%

数日が経過してEさんは「イライラして我慢できなかった。もうどうしてよいのかわからない」と無断外出し，購入したカミソリでリストカットを繰り返した。主治医から再び閉鎖病棟で行動制限をすることで衝動性のコントロールや気分の安定化を図るようにとの説明を受けるが,「閉鎖病棟に行くくらいなら退院する。家に帰って死んだほうがいい」と聞き入れる様子はなかった。行動化する前に言語化して看護師に相談するという約束をして，主治医から週末のみ2泊までの外泊が許可された。外泊中Eさんは夜間に気分の不調や自殺念慮を訴え，看護師が電話対応をすることもあった。外泊から帰院して「やっぱり病院にいるほうが安心できる。ずっと死にたい気持ちが消えなくて，1人だとどうしてよいかわからない。すべて悪い方向に考えてしまう」とうつ病に陥りやすいネガティブな思考パターンを自覚しているような話をしていた。そのような考え方を変えていくのが望ましいが，変えられなくても行動化せず自制できることの大切さを繰り返し伝え続け，また頓服薬を併用しながら気分の安定化を図った。

■ 3　入院3か月

入院3か月目標：感情がうっ積する前に小出しにすることで気分が安定し，退院の準備ができる。

O-P　①不安，焦燥，不眠，抑うつ，自尊感情低下の有無
　　　②ネガティブな思考，集中力や判断能力の低下の有無
　　　③意欲低下，行動障害，自傷，自殺企図や行動化の有無
　　　④CBTワークシートの記載内容
　　　⑤作業療法の参加状況
　　　⑥振り返りノートの記載内容

T-P　①訴えに対し，共感的，受容的に傾聴する
　　　②不安時，不眠時など状況に応じて頓服薬を使用する
　　　③CBTワークシートの内容について，助言，評価する
　　　④治療プログラムを週間スケジュールで確認する
　　　⑤意欲的に取り組んでいることをよく評価する
　　　⑥振り返りノートを活用してユーモアな部分を引き出す

E-P　①自分自身を客観的に振り返ることの必要性を説明する
　　　②感情コントロールの重要性を説明する

③毎日繰り返しトレーニングすることの必要性を説明する
④外泊で退院後の生活をイメージしながら問題に対する自己
　対処の必要性を説明する

【入院3か月後の評価】

　平日は治療プログラム，週末は外泊といった週間スケジュールが確立
できた。また，振り返りノートにその日の出来事や周囲の状況，自分自
身の感情を毎日記載するようになった。自分を取り巻く状況をストー
リー性のある独特の表現をして，擬人化や時事ネタのパロディーなど，
とてもユーモアのある内容でクオリティーの高いイラストを描くように
なった。CBTワークシートには，慢性的な自傷行為の欲求や自責感な
どネガティブな自動思考に自分自身で反証することが難しく，看護師は
助言や指導を継続した。外泊中に軽微な自傷行為を認めたが，病院では
「自傷行為をしたい気持ちは変わらないけど，看護師さんたちを裏切る
ようなことはしたくない。先生にも見捨てられたくない」と自傷行為は
ほとんど見られなくなった。

　振り返りノートの内容に主治医や看護スタッフが関心をもち，ポジ
ティブなフィードバックを繰り返すことによって，患者‒医療者の関係
性が深まり，Eさんの自己肯定感が高まったと考えられた。しかし，退
院に対しては「1人では不安」と前向きにはなれず，通院しながら作業療
法を行うなど，一部の入院治療プログラムの継続や夜間の電話相談で問
題への自己対処方法を検討した。これらのことから，退院後のサポート
体制を確立できたと判断し，自宅に退院となった。

❹ 退院後の支援と状況

　自宅での生活において，「こんな自分は社会のなかで何の役にも立って
いないから，消えてなくなったほうがまし」という悲観的な言動は続いて
いたが，感情を表出することはできていた。また，夜間や休日に電話で
「やっぱり入院したい」との訴えや，母親から「死にたいと言っている。ど
うしてよいかわからない」という相談はあったが，衝動的に行動化するこ
とは少なくなり，外来で治療継続をしている。就労を目指し，自宅での
安定した生活を維持できるというEさんの目標を外来看護師やEさんを
地域で支える事業所とともに共有を行った。また，自殺念慮や行動化が
再燃した際には，早めに入院治療を勧めていけるよう，支援者間で確認
しあい連携を図った。

第5章 実践事例

06

薬剤調整中に行動に変化が現れるうつ病患者

事例紹介
- Fさん　男性　48歳　公務員
- うつ病　　● 任意入院　　● 抑うつ状態による入院歴が2回あり
- 妻と2人で暮らしている，大学生の息子は1人暮らし

❶ 入院までの経過

　Fさんは温和な性格であるが，5年ほど前にうつ病と診断され，精神科外来に通院中であった。これまで気分の落ち込みがひどくなり，食思不振，不眠による生活のくずれから2回ほど精神科病院への入院を経験している。その際は抗うつ薬を中心に薬剤調整がされ，休養中心の看護が展開された。おおよそ1～2か月の入院で抑うつ状態は改善し，退院後も職場の配慮があったことで，仕事にスムーズに戻れていた。

　月に1回外来を受診しながら仕事を行ってきたが，連日の残業が影響したのか数日前より不眠が出現した。気分の落ち込みがひどくなり，食欲もない状態になった。毎週購入している週刊誌も購入しなかった。ある日何とか出勤したものの，様子がおかしいと職場の上司から妻に連絡が入った。妻はFさんを促し，精神科外来を受診した。その結果，休養を要すると判断されうつ病との診断で任意入院となった。入院時に血液検査，頭部CT，心電図，脳波検査を行ったが，身体的・器質的因子は特に認められなかった。入院後，医師は外来で使用していた薬剤から，他の抗うつ薬へ主剤の変更を行い，薬剤調整が開始となった。

❷ 情報収集とアセスメント

　Fさんの年齢，病前性格，家族状況，生活環境，社会機能，入院前からのエピソード，主訴症状の経過，認知機能，身体状況などの情報から，以下のようにアセスメントした。

1. 48歳という年齢は，中壮年期であり，生活習慣病の出現や他の身体疾患のリスクがある。Fさんは食思不振など身体症状が出現しており，これまでの経過ではあきらかな身体所見はないが，継続的な全身状態の観察は必要である。

2. 性格は温和ということであるが，自己の意見を表出できずにため込んでしまうことも考えられる。コミュニケーションや対人関係の状況を把握し，自己表出を支援する必要がある。

3. 職場への復職の配慮はある一方，残業が多いことでの再入院など仕事がFさんに対して自責感・絶望感を与えている可能性がある。それが重篤になれば，自傷行為や自殺企図へと結びつくことも予測される。

4. 家族は協力的であると見受けられるが，繰り返される症状の変化による疲弊感や将来への不安などを感じ，悲観的になっている可能性がある。家族に対しても十分な説明や正確な情報提供を行い，支援を行う必要がある。

5. 今回は薬剤の切り替えということで，主たる抗うつ薬が変更された。そのため，これまで経験のない副作用による身体症状の出現が考えられ，薬物の作用・副作用を明確に説明しておく必要がある。さらには，薬剤を投与していく経過にあわせた観察が必要になる。

❸ 看護計画および看護の実際

長期目標：うつ病の症状を理解することで病状のコントロールができ，Fさんが望む生活が可能になる。

1 入院1週間

入院1週間目標(1)：安心して休息をとることができる。

O-P ①抑うつ，不安，自尊感情の低下の有無，抑うつ気分の日内変動，表情や言動の変化
②思考，集中力低下，判断力低下の有無。感情の抑圧，人間関係，家族関係の把握
③意欲の低下，行動障害，自傷や自殺企図の有無や行動化の有無
④不眠（入眠困難，中途覚醒，早朝覚醒）と熟眠感の有無。睡眠パターンの把握と薬剤効果特性との合致，服薬効果
⑤体重減少，食事摂取量，低栄養，低栄養に伴う合併症，電解質の不均衡，脱水の有無
⑥全身検査（血液データ，頭部CT，MRI，脳波，心電図など）の把握

⑦抑うつ尺度，心理検査などの把握

⑧抗うつ薬の作用状況と副作用の有無

⑨生活習慣やADLレベル

T-P ①訴えに対して受容的に接し，傾聴を心がける

②環境の調整に努め，休息を促す。眠れないときには，睡眠導入剤の服用も検討する

③セルフケアの低下があれば，必要に応じて介助を検討する

④副作用出現時は速やかに医師に報告し，対処を検討する

⑤プライバシーに配慮し，苦しいときやつらいときは抱え込まずに，率直に看護師に表出してほしいことを伝える。また，看護師からも声かけを行う

E-P ①今は重大な決定は行わないよう，患者と家族に説明する

②これまでの薬剤の作用と今回切り替わった薬剤の作用の違いや副作用を明確に患者と家族へ説明し，理解を得る

③身の回りのことを自分で行えない場合には看護師に依頼してよいことを伝える

④抗うつ薬はうつ症状を改善する効果よりも副作用のほうが先に出現することがあることを説明し，副作用の出現を感じたら遠慮せずに相談するよう説明する

入院1週間目標(2)：食事がとれるようになり，身体状況の安定を図ることができる。

O-P ①食事摂取量(主食，副食，水分)

②身体症状(特に抗うつ薬の副作用による消化器症状)の有無

③栄養状態(BMI，血液データ，皮膚状況など)

④食べ物の嗜好

T-P ①嗜好にあわせ，食べやすいものから勧める

②無理強いはしない

③摂取量について，患者，家族と相談しながら家族の協力を得る。さらに必要ならば，点滴など主治医と相談する

④管理栄養士と連携し，食事内容や食事形態の検討を行う

> E-P　①食事の必要性の説明，また，点滴などが必要な場合には十分に説明を行う
> 　　　②無理せずに食べられるものから，可能な範囲で食べるよう説明し，家族からも協力を得る

【入院1週間後の評価】

　入院した翌日，看護師がFさんへ睡眠状況を聞きに行くと，「あまり眠れなかったけど，入院して安心しました。お薬も効果が出るのに時間がかかることは知っているので，特に心配はしていません。何か困ったことがあったら，看護師さんへ相談します」とのことだった。食事も半量くらいの摂取状況であったが，「いつも具合が悪いときはこのくらいなので，大丈夫です。少し時間が経てば戻りますから。先生からも入院時の検査では異常なしと聞いています」とのことであった。実際に，血液データでも異常を示す数値は確認されなかった。入院3日目から夜間の中途覚醒がつらいとのことで，Fさん自ら追加睡眠薬服用の希望があり，看護師が医師へ確認した。追加睡眠薬服用後は中途覚醒することなく連続した睡眠が確保されるようになった。入院から1週間は臥床がちなことが多く，薬剤の抗うつ効果発現にはもう少し時間が必要と考えられた。

2　入院1か月

　入院1か月目標(1)：継続した睡眠が確保でき，十分な休養を得ることができる。

> O-P　①夜間の睡眠状況の把握（入眠困難，中途覚醒，早朝覚醒，熟眠感の有無，睡眠時間継続リズム）
> 　　　②日中活動と休息のバランス
> 　　　③表情や言動の変化
> 　　　④ADLの状況
> 　　　⑤服薬状況
>
> T-P　①安心して療養できる環境を整える
> 　　　②睡眠障害が生じているときは，無理に我慢させず，追加睡眠薬の検討を行う
> 　　　③症状の改善状況をみながら，活動と休息のバランスをとるため作業療法なども検討する

④家族より状況変化などの情報を積極的に入手する

E-P　①うつ状態の改善経過について改めて説明し，理解を得る

入院1か月目標(2)：抑うつ気分が改善し，退院を前向きに考えることができる。

O-P　①表情や言動の変化

②抑うつ，不安，自尊感情の低下の有無，抑うつ気分の日内変動，表情や言動の変化

③思考，集中力低下，判断力低下の有無。感情の抑圧，人間関係，家族関係の把握

④意欲の低下，行動障害，自傷・自殺企図や行動化の有無

⑤不眠(入眠困難，中途覚醒，早朝覚醒)と熟眠感の有無。睡眠パターンの把握と薬剤の効果との合致，服薬効果

⑥検査結果(血液データ，頭部CT，MRI，脳波，心電図など)の把握

⑦抑うつ尺度，心理検査などの把握

⑧抗うつ薬の作用状況と副作用の有無

⑨生活習慣やADLレベル

⑩退院への本人と家族の考え方

T-P　①訴えに対して受容的に接し，傾聴を心がける。決して焦らせない

②環境の調整に努め，休息を促す。眠れないときには睡眠導入剤の服用も検討する

③セルフケアの低下があれば，必要に応じて介助を検討する

④副作用出現時は速やかに医師に報告し，対処を検討する

⑤プライバシーに配慮し，苦しいときやつらいときは抱え込まずに，率直に看護師に表出してほしいことを伝える。また，看護師からも声かけを行う

⑥退院後の生活について，患者，家族と看護師が一緒に考える機会をもつ

E-P　①これまでの薬剤の作用と今回切り替わった薬剤の作用の違いや副作用を明確に患者と家族へ説明し，理解を得る

> ②抑うつ気分が改善してきた時期の自傷・自殺企図の行動化
> について患者と家族へ明確に説明し，理解を得る

【入院1か月後の評価】

　3週間が過ぎた頃より食欲も出てきて，活動性も向上してきた。外出もできるようになり，他の患者や妻，スタッフなどへ積極的に話しかけるようになった。医師や看護師はカンファレンスにて「抗うつ薬の変更により，状態がよくなってきた」と判断していた。4週間目に入ってきたところで，外出の際に大量にお菓子を買い込んできて，他の患者に配っているところを看護師が見かけたため，「窒息やトラブルになる可能性があるから」と注意すると，Ｆさんは荒々しい口調でまくし立てるように反論してきた。さらには，行動も落ち着きがなく，じっと座っていることができずに，常にそわそわイライラした様子であった。日課であるバイタルサイン測定の際に看護師がＦさんの腕に触れると，皮膚が湿っており，全身に発汗しているのが確認された。また，脈拍も亢進傾向であった。夜間は追加睡眠薬を服用しても短時間の睡眠しかできず，睡眠休息が十分に確保されているとはいいがたい状況であった。妻が来院したときに本人の状況の確認を行ってもらった。妻から見て「本来は穏やかで，口数もさほど多くなく，落ち着いて行動できる人なのに，今はかなり興奮や焦りを感じる。目つきも鋭いような気がするし，息も荒さを感じる。普段は汗もあまりかかない」ということであった。

　次のカンファレンスで「このような状況はＦさんの本来の状態ではなく，薬剤による気分の変調の可能性がある」と医師とスタッフ間で話しあった。「まずは器質的な疾患の除外を行う必要がある」と医師から指示があり，血液検査，頭部CT，脳波，心電図を改めて行った。脈拍に若干の亢進を認めたものの，どれも入院時と変わりなく，異常値もみられなかった。その結果をもとにＦさんと家族へ説明のうえ，薬剤の再調整が開始された。

3　入院2〜3か月

　入院2〜3か月目標：抗うつ薬の再度の切り替えにより，安定した状態を取り戻すことができる。

O-P　①表情，言動の変化
　　　②抑うつ，不安，自尊感情の低下の有無，抑うつ気分の日内
　　　　変動，表情や言動の変化

③思考，集中力低下，判断力低下の有無。感情の抑圧，人間関係，家族関係の把握

④意欲の低下，行動障害，自傷・自殺企図や行動化の有無

⑤不眠(入眠困難，中途覚醒，早朝覚醒)と熟眠感の有無。睡眠パターンの把握と薬剤の効果との合致，服薬効果

⑥検査結果(血液データ，頭部CT，MRI，脳波，心電図など)の把握

⑦抑うつ尺度，心理検査などの把握

⑧抗うつ薬の作用状況と副作用の出現

⑨生活習慣やADLレベル

⑩退院への本人と家族の考え方

T-P　①訴えに対して受容的に接し，傾聴を心がける。決して焦らせない

②環境の調整に努め，休息を促す。眠れないときには，睡眠導入剤の服用も検討する

③セルフケアの低下があれば，必要に応じて介助を検討する

④副作用出現時は速やかに医師に報告し，対処を検討する

⑤プライバシーに配慮し，苦しいときやつらいときは抱え込まずに，率直に看護師に表出してほしいことを伝える。また，看護師からも声かけを行う

⑥症状改善の経過とともに，自責感あるいは医療者や薬剤への不信感が出現する可能性があり，自傷行為や自殺企図および自己判断で服薬中断をしないよう配慮を行う

⑦退院後の生活について，患者，家族と看護師が一緒に考える機会をもつ

E-P　①これまでの薬剤の作用と今回切り替わった薬剤の作用の違いや副作用を明確に患者と家族へ説明し，理解を得る

②抑うつ気分が改善してきた時期の自傷・自殺企図の行動化について患者と家族へ明確に説明し，理解を得る

【入院2～3か月目評価】

　再度抗うつ薬の切り替えが行われた後，新しい薬剤の作用や副作用，切り替えた後に状態が変化する可能性などが，医師より患者と家族へ説明された。切り替え後2～3日すると「少し便秘気味になりました。気

持ちの悪さも少し…」と訴えた。便秘や消化器症状については診察を行い，対症療法が行われた。切り替えから10日〜2週間ほどでそわそわイライラした状態は落ち着き，発汗も消失した。また，便秘や消化器症状も改善した。徐々に睡眠も連続的に確保されるようになり，切り替えから1か月，入院から2か月目で追加睡眠薬の使用もほとんどみられなくなった。その頃より「自分があんなふうになるとは思わなかったです。入院している他の方や，看護師さんに迷惑をかけてしまって申し訳ない…。何とお詫びしてよいか…」と自責感を訴えるようになった。そのため，看護師は訴えを傾聴し，共感を示すとともに「あれは薬剤の副作用で誰でも起こり得るもので，Fさんの本来の状態ではないことは十分承知しています。一時的なものであって，継続するわけではありません。私たち医療スタッフはそのような状況に速やかに対処できるようにいるのであって，決してFさんが悪いとは思っていません。入院中にすぐに対処できてよかったです」と伝えた。家族へも同じように説明を行った。また，自責感が消失するまでは，自傷行為や自殺企図のリスクが一時的に高まる可能性があるため，お互いに情報を共有させてほしいとお願いした。

　薬剤の切り替えから1か月半が経過すると，表情も温和になり，本来のFさんの状況であると妻も確認することができた。Fさんから看護師に対し「お薬があわないということもあるとは聞いていましたけど，あわないということがどんなことか理解できました」という発言が聞かれた。看護師からは「今回の件で自分の状態と変化のサインがわかったことは，今後再発を繰り返さないために大切なことです。診察のときにもきちんと話しあっていきましょう」と伝えた。そして薬剤の切り替えから2か月，入院して3か月目に入るところで，状態は安定し，抗うつ効果も十分であり，退院可能と判断され退院となった。

❹ 退院後の支援と状況

　Fさんは退院後，2週間ほど自宅で療養した後，職場の復帰プログラムにおける通勤訓練をはじめた。その後，職場で産業医と面談し，復職判定を経て無事に復職となった。自宅での生活も安定し，外来受診を継続している。外来は妻と一緒に受診しており，診察待ちの間，Fさんは好きな週刊誌を眺めていた。診察では，Fさんは「入院前の抗うつ薬よりも身体が楽ですね」と言い，妻は「とても安定しているし，本人が楽だというのが一番ですね」と述べていた。服薬フォローアップのため，

外来看護師から薬剤師に連絡をとり，看護師同席のもと薬剤師から現在の服薬状況について聞き取りが行われた。Fさんは「薬があわないとどうなるか入院のときにわかったので，そうならないように，自分の薬の理解と，自分の状態にきちんと向き合っていきたい。あとは仕事も休職しないようにしないと」と穏やかに話していた。薬剤師は「もし不安なことがあるようなら，不安なままにせずにいつでも言ってくださいね」と伝えた。看護師からも「外来のときに状況をおたずねしますから」と伝え，Fさんと妻は「よろしくお願いします」と言い，帰宅した。

参考文献
・野村総一郎監：双極性障害(躁うつ病)のことがよくわかる本，講談社，2009.
・渡邊衝一郎：変わりゆくうつ病の薬物療法，精神神経学雑誌，112(11)，1105-1114，2010.

07 問題行動が多くなりかかわりが難しくなったうつ病患者

事例紹介
- Gさん　女性　33歳　身長155cm　体重45kg
- うつ病　　任意入院
- 夫と別居中で1人暮らし

1 入院までの経過

　Gさんは2人きょうだいの長女である。父親がアルコール依存症で，両親は家で口論をすることが多く，Gさんが小学校低学年のときに離婚し，以後は母親がパートで生計を立て，母親のもとで暮らしていた。

　大学卒業後，接客業に就くが上司と折りあいがあわず1年足らずで退職した。以後は職を転々としていた。20歳代後半で結婚したが，2年後に夫に暴力を振るわれたと突然家を飛び出し，母親の近くのアパートでアルバイトをしながら独居生活をはじめている。それから夫とは全く連絡をとらなくなった。その頃より「抑うつ気分」「不安感」「身体のだるさ」「日中の眠気」「過食」が出現して内科クリニックを受診した。そこで漢方薬や不安薬などを処方されるが，症状が改善しないと医師に不満を訴えクリニックを転々とした。

　30歳代前半，アルバイト先で何回か無断で休んだことを上司から注意されると，逆に上司に攻撃的な口調で「セクハラを受けて体調が悪化したから休むようになった」と言い返した。このようにGさんは他者に自分が受け入れられていると感じているときは安定しているが，自分が受け入れられていないと感じると一転して攻撃性が出現したり拒絶したりするパターンを繰り返していた。その後，身体のだるさが強くなり，このままでは動けなくなると不安を感じて1人で精神科を初診し，うつ病の診断で初回任意入院となった。

2 情報収集とアセスメント

　Gさんの年齢，家族状況，成育歴，入院前のエピソード，主訴，症状の経過，生活機能，精神機能，社会機能などの情報から以下のようにアセスメントした。

1. 他者の言動に敏感であり，自己愛が強いと思わせるエピソードがあることから，ケア介入によって外傷体験や見捨てられ感を増大させ衝動性が高まる可能性があり言動に注意する必要がある。

2. 対人関係の課題は成育歴が影響を及ぼしている可能性があるため，母親，夫，職場の上司との関係性についてさらに情報収集し，対人関係のとり方を支援する必要がある。

3. 身体のだるさ，日中の眠気，過食などの身体症状は，ストレス反応の可能性が高く，薬物療法の効果は限定的と考えられる。これまで薬への依存と効果の待てなさがあり，クリニックを転々としており（ドクターショッピング），Gさんに合った薬物療法を行うためにも薬歴と効果，副作用について細かな説明が必要である。

4. 抑うつ気分だけではなく衝動性や攻撃性も症状と捉え，症状が治まっているときや出現しやすいときなどを自覚し，入院治療の必要性について理解できるように支援していくことが必要である。

5. Gさんの攻撃性の背後には別の感情がかくれている可能性がある。攻撃性を受容する姿勢がGさんに安心・安全感を実感してもらえる体験になると予測される。その結果，自身の攻撃性への気づきや内省ができるように支援していく必要がある。

2 看護計画および看護の実際

長期目標：Gさんが自身の衝動性や攻撃性について気づき，その対処方法について述べることができる。

1 入院1週間

入院1週間目標(1)：衝動性や攻撃性を抑え，不安を言葉で看護師に伝えることができる。

O-P ①抑うつ気分，不安感，身体のだるさ，日中の眠気，過食などの程度とその有無
②衝動性や攻撃性の有無とその程度，不安の訴えの有無
③自殺念慮の有無とその程度，衝動コントロールができるかどうか
④病識の有無とその程度，入院治療の必要性の理解の有無とその程度

⑤セルフケアレベル，生活パターン，睡眠パターン

T-P ①ていねいな言葉遣いと穏やかな態度を維持し，大人として
の役割りモデルとなる
②症状によるつらさ，不安があることを認め，訴えがあれば
傾聴する
③看護師間で情報共有して依存を認め，セルフケアできない
ところを援助する
→看護師とのかかわりを通して安全感や安心感がもてれば
不安は軽減する
④他者への批判や攻撃については反論や批判せず，不安があ
ることを認める

E-P ①攻撃性の背後に外傷体験や不安があることを理解し，攻撃
性が強いときは「不安があるのですね」などと感情に焦点
を当てて返す
②不安があるときは，看護師に言葉で伝えてほしいと説明す
る
③抑うつ気分や身体のだるさは症状であり，それらは治療の
対象であることを説明する
④生活パターンを整えることが大切であることを説明する

入院1週間目標(2)：薬物療法についての価値感を看護師に話すこと
ができる。

O-P ①定期薬の種類と量，頓服薬の内服状況，薬についての考え
方
②これまでの薬歴と症状の波，薬の効果と副作用

T-P ①服薬することに対する考え方について聴く
②服薬することに対する考え方については依存傾向であって
もそれを認める
③頓服薬希望時は，すぐに渡す

E-P ①薬の効果と副作用について説明する

【入院1週間後の評価】

Gさんは入院時，身体のだるさがあり動けず，車いすで入棟し，抑うつ気分が強くモニターで観察できる個室に入室した。日中は眠気があり，終日ほとんど臥床して過ごしていた。Gさんは身体のだるさで動けない不安が強く，整容や入浴などのセルフケアを行う際は車いすを利用していた。

看護師は，Gさんの症状のつらさを認め，それがうつ病の症状で入院治療の対象として考えていることを説明した。それに対してGさんは「うつ病とは思っていない。アルバイト先で上司にパワハラを受けて身体が重くて動けなくなったので訴訟を起こそうかと考えている。クリニックでは治らないのでここで治してほしい」と話した。看護師は見捨てられ感を強めないように今の気持ちを受け止め，不安があるときは言葉で伝えてほしいこと，生活上の困っていることについてお手伝いしたいと考えていることを伝えた。Gさんは，身体が重くて動けないときは食事を病室に配膳してほしいこと，不安時の頓服薬は希望したらすぐに内服したいとの希望があり，医療チームが意思統一して行うと説明した。

入院から1週間，整容や更衣は車いすを利用して行っていたが抑うつ気分が強く，それ以外は病室で臥床して過ごすことが多かった。食事は，Gさんが希望しているときには部屋まで配膳した。訪室時は「身体が重くてこんな生活はつらい，早く動けるようにしてほしい，どうして私だけがこんなにつらい目にあわなければいけないのか」と看護師に連日つらさを訴えた。また穏やかなときはていねいな言葉遣いだが，看護師の対応には敏感で「昨日の看護師は，廊下ですれ違ったのに私のことを無視した」「看護師によって配膳してくれないときがあり，それを嫌がらせに感じる」などと被害感が強く，攻撃的な口調になった。その際は，看護師への批判には反応せず「不安になったのですね」などと返し，怒りの感情があることを認めるようにした。

しかし，つらさや不満の訴えは続き，Gさんの攻撃的な口調に，Gさんに対する否定的な感情（陰性感情）がわき，訪室することに恐怖を覚える看護師もいた。そのためカンファレンスを開き，Gさんへの陰性感情があることを皆で吐露しあったうえで，攻撃的な言動の裏には傷つき体験や不安があることを理解して介入すること，陰性感情を治療に活かすことを考え，Gさんの攻撃性に対して自分たちも傷ついていることを伝えることにした。

薬物療法は抗うつ薬，気分安定薬，抗不安薬が処方されたが，抗うつ薬についてGさんは「今の薬は効果がないから」と主治医の処方内容に

不満を漏らし，自分にあっている薬剤を指定して処方してほしいと看護師に話していた。それに対しては「そうなんですね」とGさんの気持ちは認め，抗うつ薬はすぐには効果が出ないことを伝え，2週間くらいは様子をみてほしいと伝えた。

　頓服薬については，2種類の抗不安薬をGさんの希望で毎日指示の限界量まで内服し，何時に使ったかをノートに記載していた。

　看護師からの連絡で夫が面会に一度来たが，Gさんは会うのを拒み，「夫は私に暴力を振るったから許せない」と看護師に話した。夫から状況を聴くと，「2年間夫婦生活をしていたが，自己中心的で他者への責任転嫁があり，友人はいなかった」とのことだった。また「今回は，何回かインターネットで数十万円もする買い物を内緒でしており，指摘すると逆に攻撃的になり，突然母親の実家近くに引っ越し一切連絡が途絶えた」とも話した。以後，入院中に夫の面会はなく，Gさんから夫に連絡をすることもなかった。

■ 2　入院1か月

入院1か月目標(1)：攻撃的言動が自身の不安と関連していることに
気づくことができる。

O-P	①抑うつ感，身体の重さなどの症状の程度とその有無
	②医師への批判や看護師への攻撃的な言動の有無
	③日常生活上の行動，言動，他の患者とのやりとり
T-P	①ていねいな言葉遣いと穏やかな態度を維持し，大人としての役割りモデルとなる
	②症状によるつらさ，不安があることを認め，訴えがあれば傾聴する
	③看護師間で情報共有して依存を認めセルフケアできないところを援助する
	→看護師とのかかわりを通して安全感や安心感がもてれば不安は軽減する
	④バイタルサイン測定は看護師2人で行い，1人はこれまでどおりバイタルサイン測定を行い，もう1人は2人のやり取りを黙って見守り，意見を求められたら中立的な立場でお互いの感情や考えを伝え，2人の話しあいを促進する役割りをとる

⑤興味のある音楽療法や料理教室など中集団療法（患者7～8人）の参加を促す

⑥Gさんが攻撃的になると，その言動に看護師も傷つくことをGさんに伝え（直面化），Gさんの攻撃性が強いときは，看護師も感情が揺れて冷静に対応できないことを伝え，その場を離れる

→看護師の陰性感情をケアに活かす

⑦⑥の場面について看護師間で情報を共有し，Gさんが落ち着いているときはそのときの言動や感情に焦点を当ててフィードバックし，相手がどう思うかを一緒に考える

⑧前向きな発言や気づき，できていることについては認め，支持する

⑨これまでの生活歴や母親との関係について聴く

E-P ①攻撃性の背後に外傷体験や不安があることを理解し，攻撃性が強いときは「不安があるのですね」などと感情に焦点を当てて投げ返す

②Gさんがまた社会生活をできるようにいつでも協力したいと考えていることを伝える

入院1か月目標(2)：治療参加することを自ら決断できる。

O-P ①内服状況，頓服薬の自己管理状況

②入院治療していることや自ら治療参加するかどうかの考え

T-P ①頓服薬の1日自己管理を提案する

②カンファレンスに参加してもらい，Gさんの気持ちをチームで受け止め，治療者側の考えを伝える

E-P ①Gさんが自信を回復できるようにT-P①について提案する

②Gさんの不安を軽減し，チームで考えてもらっていると思えるようにT-P②について説明する

③身体のだるさや日中の眠気などはうつ病の症状であると伝える

④症状が改善するまで入院治療を継続することが必要であると考えていることを伝える

【入院１か月後の評価】

入院１週間を経過した後も看護師への攻撃性は続いていた。そのときは自分たちの陰性感情を治療に活かすことを考え，攻撃的なときに自分たちの感情を伝えると，Ｇさんからは「私も傷ついています」と言葉が返ってきてフィードバックすることが難しかった。また，伝えることができる看護師と，Ｇさんに対する恐怖感があり何も言えない看護師に分かれた。そこで再度カンファレンスを開き，治療をしていくうえで何よりも，看護師とＧさん双方が安心，安全な環境が必要であると考え，バイタルサイン測定は看護師２人で行うことを決め，「Ｇさんの考えを看護師間で共有し，意思統一して介入したい」と説明してＧさんの了解を得た。以後は計画に沿って２人で訪室し，１人がバイタルサイン測定をして，もう１人は中立の立場でそこにいてＧさんの要望を聴いて看護師に伝えたり，看護師の考えをＧさんに理解できるように伝えたりして，双方がコミュニケーションを促進できる役割りを担うようにした。そのため，看護師は訪室することへの恐怖が減り，対応に余裕ができた。また，Ｇさんも第３者が気持ちを代弁してくれるので攻撃的になることは少なくなり，看護師とともに自身の攻撃性について考える場面も出てきた。

さらに作業療法の集団療法ではＧさんが興味のある音楽療法や料理教室への参加を促し参加するようになった。そこで他の患者とかかわる体験を通して，「他の患者を見て自分だけがつらいわけではないことに気づき安心できた，他の患者からの気遣う言葉に，どうして他人を心配してくれるのだろうと感じながらもすごくうれしかった」と話した。そういった体験をしているうちに，身体のだるさはあっても車いすを利用することなく生活できるようになった。

頓服薬については，自己管理できる能力があると判断して，主治医に提案し，了解を得てＧさんに１日分の頓服薬の自己管理を勧め開始した。翌日からは内服した時間を書いたノートと空の薬袋を自ら見せに来るようになり，看護師は自己管理できていることを支持していった。

しかし，抑うつ気分や身体のだるさ，日中の眠気は続いていた。入院２週間が過ぎた頃に突然ナースステーションに来て，「入院したのにどうして病状がよくならないのか」と怒りを爆発させ，そこに居合わせた看護師に「どうしていつも私を傷つける言い方をするのか」と興奮し攻撃的になった。その後の数日間は，診察や看護師のケア介入を拒否し，結局他の患者にお金を借りて外出したまま帰院せず，３日間母親のもとに無断外泊した。

主治医が母親宅に電話するとGさんは電話に出ることを拒み，代わって母親が電話に出た。治療の継続についてたずねると，母親より「無断外泊したことを怒られずに任意入院のまま治療を続けられるなら病院に戻るそうです」と返答があり，主治医はそれを受け入れた。帰院後，主治医，看護師，コメディカルとGさんにも参加してもらい今後の治療について話しあうカンファレンスを開いた。最初にGさんの考えについて聴くと，このまま病気が治らないのではないかと不安が高まったこと，自分はここの職員全員に嫌われているのではないかと思い怖かったこと，そう思うと怒りが抑えられず気がついたら病院を抜け出していたことなどを話した。

　それに対して医療者側は，誰でも不安をもって生きていること，不安があることは認めていること，職員は皆Gさんに元気になって退院してほしいと願っていることを伝え，今回は自分で家に帰って過ごせるくらい回復したことを評価し，今後は希望してから外泊してほしいと伝えた。主治医からは，退院は自分が家に帰っても大丈夫と決断できたときならいつでもいいこと，それまでは病院で治療を続けてほしいし，それを保証することを伝えた。これらの話しをGさんは黙って聴いていた。

　その後，ときどき思い返したように「カンファレンスでの主治医や看護師の言葉は，自分のことをわかってもらえているようでうれしかった」と話すようになり，攻撃性が低くなった。訪室すると「衣類を購入したい」などの日常生活上の希望を話すことができるようになってきたため，2人で行っていたバイタルサインの測定を看護師1人でも大丈夫と判断し，1人で行うようになった。

3　入院3か月

入院3か月目標(1)：看護師にこれまでの自分の行動や感情について
語ることができる。

O-P　①日常生活上の行動，言動
　　　②心理面接の実施状況

T-P　①興味のある音楽療法や料理教室など中集団療法(患者7～
　　　8人)の参加を促す
　　　②Gさんが攻撃的になると，その言動に看護師も傷つくことをGさんに伝え(直面化)，Gさんの攻撃性が強いときは，看護師も感情が揺れて冷静に対応できないことを伝え，

その場を離れる

→看護師の陰性感情をケアに活かす

③②の場面について看護師間で情報を共有し，Gさんが落ち着いているときはそのときの言動や感情に焦点を当ててフィードバックし，相手がどう思うかを一緒に考える

④これまでの生活歴やそのときに感じていたことなどを語ってもらい傾聴する

⑤今後，生活パターンを整えるためにどうしていくとよいかを一緒に考える

⑥臨床心理士との役割りを明確にし，不安・つらさの受容と感情のコントロールを支持する

E-P ①自分の感情を話すことが治療のいっかんであることを伝える

②生活パターンを整えることが症状回復には大切と説明する

入院3か月目標(2)：母親が自分の不安を看護師に話すことができる。

O-P ①面会状況，母親の状況，思い

T-P ①母親の語りを傾聴して思いを受け止める
②母親の面会依頼をする

E-P ①面会時に，母親の今の不安や葛藤について教えてほしいと伝える

【入院3か月後の評価】

入院から1か月余り，Gさんがある程度の病識をもち医療者との関係性もできてきたと判断して，Gさんが自身の不安からくる攻撃性や衝動性について気づけるように，臨床心理士が1週間に1回心理面接を行うようになった。臨床心理士とは役割りを話しあい，心理面接では退行することを認め，不安やつらさを受け止めるようにした。看護師はGさんの不安を認めながら，1対1の大人としての関係を築けるようていねいな言葉遣いと穏やかな態度を維持しながら，退院後の生活を見据えて生活パターンを整えられるように介入していった。そして，入院から2か月後，Gさんはいつの間にか頓服薬をほとんど使わなくなっていた。

日中，Gさんは担当看護師を探して他の患者の不満や気になることを話すときがあったが，そのときどうしてそういった感情がわき起こったのかを一緒に考えられるようになり，自分が感じている不安が対人関係の不安定さを引き起こしていることに気づいていった。

Gさんに今の思いについて聴くと，「病名がついて自分が病気であることが怖い，臨床心理士からはうつ病は治るって言われたのに，主治医からは，病院は病気を完治させるところではない，症状が出ていても生活に支障が出なければいいと言われ混乱した，病院に来ていろいろなことがわかったけど，それがよかったのかどうかわからない」などと自分の考えていることを素直に言葉で表現することができていた。

さらに，「この前外泊してそこに母親がいることに安心できた，これからはとりあえず母親のところに外泊をしてみたいと思う」と今後について話すことができた。

一方母親は，仕事が忙しいという理由で面会には来なかった。しかし，入院から2か月余りしてGさんの外泊についてお願いしたところ，母親が突然来院し「娘の病状はよくなっているのか」「外泊して来ても以前のように暴れられると困る」といった外泊を受け入れることへの不安を訴えた。そのため母親の不安を受け止め，これまでのGさんの状況を説明して，一度外泊をお願いしたいと伝えた結果，外泊を受け入れてもらうことができた。

外泊から帰院したGさんは，「幼少時に父親はお酒を飲むと母親といつも大声で口論していて，お互い自分の主張を曲げずに言い争いをしていた。私は怖くていつもびくびくしていて，父親がいなくなればいいとずっと思っていた。離婚してから母親はずっと働き通しで，母親も私も誰にも頼らずに自分たちだけで生きてきた。これまで母親のやっていることや話すことがすべて正しいと思っていたが，入院して，これまでの母親がしてきたことや言うことがすべて正しいわけではないと考えられるようになった」と話した。そして「母親と自分は親子だけど違う人間なのだと感じることができた」と話した。

最後に，今後の経済的な不安を話したため，ソーシャルワーカーが介入して生活保護の申請をすることになった。

その後，入院4か月で生活に支障がない程度に抑うつ気分や身体のだるさが改善し退院となった。退院時に迎えに来ていた母親の表情は穏やかで，看護師には，感謝の言葉を伝えていった。

❸ 退院後の支援と状況

　退院後の衝動性・攻撃性への気づきや対処の支援として，月1回の心理面接は継続できるよう調整した。外来での継続看護が行えるよう外来看護師へ依頼した。退院して3か月後には病棟を訪れ，「入院中はありがとうございました」と看護師に伝えた。Gさんの身なりは整い，お化粧もしており，入院時に比べると別人のような印象であった。入院後の生活についてたずねると，「アパートで1人暮らしをしている，症状の波はあるが，規則正しい生活パターンを意識して生活保護を受けながら午前中はコンビニエンスストアでアルバイトをしている」と話した。

第5章
実践事例

08 産後うつ病の患者

事例紹介
- ✓ Hさん　女性　40歳代　専業主婦
- ✓ 産後うつ病　✓ 医療保護入院
- ✓ 夫，長男，長女の4人家族

08

産後うつ病の患者

① 入院までの経過

　Hさんは看護系の大学を卒業し，系列の大学病院に就職。真面目で頑張りやであり，仕事一筋で救急センター師長補佐にまでなった。33歳で結婚し，35歳で長男を出産，それを機に退職した。退職後は専業主婦として，家事・育児に専念し，それなりに充実した毎日を送っていた。

　小学校を受験していた長男が第1志望校に合格した頃に第2子を妊娠。長男の入学と第2子の妊娠で喜びがある反面，入学の準備や弁当作りに追われ，また子ども同士や親同士の人間関係で悩んだり，長男の学業不振などで落ち込む毎日が続いた。長男の成績アップのために入塾テストを受けさせたところ結果は散々で，入塾説明会の担当講師から「（テスト結果により入ることになった）最初のクラスから上のクラスに上がる人はほとんどいません」という言葉が胸に突き刺さり，その後は毎日，長男との勉強の日々を送った。

　週数が重なると身体的にも堪えるようになった。Hさんは「私は看護師だから息子を1人前にしなくては」と自分自身にプレッシャーをかけたり自問自答を繰り返し，何もできない日が続いた。家事や育児が滞るようになり，心配した夫がHさんの実母を呼び，休養がとれるように環境を整えた。これに対しHさんは「時間がもったいない。出産が近いから大変なの。やることも山のようにあるの」と拒否した。Hさんは気分が高揚していろいろと精力的に物事をこなす日もあれば，1日中座って何もしない日もあった。

　Hさんは出産予定日が近づき入院し，自然分娩で第2子の女児を42歳で出産した。夫や両親は女児の誕生に大いに喜び，特に長男は「妹ができた，赤ちゃんかわいい」と飛び上がって喜んでいた。家族みんなが歓迎した女児が産まれたという感動の後に，「私，何をやっているのだろう？　息子の学校のこともできていないのに，この赤ちゃんを育てる自信も時間もない。何で産んじゃったのだろう。赤ちゃんを育てるなん

193

てできない…」と，第1子の子育てがうまくいっていないのに第2子を産んでしまったという罪悪感に襲われていた。第2子ということを考慮しても，産後指導にあたった助産師，看護師のカンファレンスから，Hさんの育児に対する姿勢が問われていた。産科の医師より産後うつ病の可能性があり，退院後の生活で困難があれば精神科を一度受診するよう提案があった。夫も最近のHさんの様子を普通ではないと思っていたため，紹介状を書いてもらい，Hさんに精神科を受診することを話した。すると，Hさんは「とんでもない，私は看護師よ。私のことは私が一番よく知っている。それに精神科で知っている人に会ったらどう説明するのよ」と取り付く島もなかった。

　退院後，息子の世話と赤ちゃんの世話をしなければならないのに，イライラと怒りっぽかったり，何もできずぼんやりしていることにHさんは気がついていた。そして2人の子どもの成長が意味のないことに思え，感情の平板化が生じ，「今までは何でもできたのに…。2人の子どもに振り回されて自分の時間がなくなった。こんな状態がいつまで続くのだろう…」と思うようになった。ある日，夫が帰宅したところ，台所で包丁を持ったまま立ち尽くしているHさんを発見した。Hさんから「もう限界かもしれない。できるなら遠くにある，総合病院の精神科にして」と言われ，夫はHさんの希望に応じて，隣の市にある総合病院の精神科を受診させた。自殺の危険性も考えられるため，入院の必要性があり産後うつ病との診断で医療保護入院となった。

❷ 情報収集とアセスメント

　Hさんの年齢，病前性格，家族状況，生活環境，社会機能，生活機能，入院前からのエピソード，主訴，症状の経過，認知機能，身体状況などの情報から，以下のようにアセスメントした。

1. Hさんは真面目で頑張りやという性格から，今日まで一生懸命生活をしてきたと思われる。また救急センターの師長補佐にまでなり，プライドもあり，産後うつ病と自ら闘ってきたと思われる。その感情を否定することなくHさんと家族に治療の説明をていねいに行い，同意を得ながら進めることで治療に対する協力を得ていくことが必要である。現在，抑うつ状態であり，薬物療法の必要性は考えられるが，焦燥感や妄想などの症状がみられたら，修正型電気けいれん療法の適応も予測し，観察を行うことが必要と

思われる。

2. Hさんの入院中はHさんの実母が家族の世話をサポートしてくれる。また夫の会社も休みがとれるよう配慮してくれている。経済的な問題はない。しかし長男に対して学業が疎かにならないかと心配し，うつ状態の再燃も考えられる。

3. Hさんは，看護師という職業柄うつ病や産後うつ病の知識は少なからずもちあわせていたと考えられる。しかし真面目で頑張りやのHさんは，自分はうつ病ではない，気力で治せると考え，限界と感じるまで闘ってきた可能性がある。また，遠くの病院にしてほしい，できれば総合病院の精神科にしてほしいという言葉の裏には，精神疾患に対する偏見や誤解とともに師長補佐になり意欲的に働いていた看護師としてのプライドと，うつ病になったことへの悔しさ，人に知られたくない思いがあったのかもしれない。私は精神疾患患者ではないという強い否認がある場合，受診までの経過は自己否定のプロセスをたどる。プロセスでは，「何で私が…」「悔しい」「恥ずかしい」「悲しい」「情けない」「誰にも知られたくない」「人に言いたくない」など，いろいろな思いが交錯する。おそらく，Hさんも同様のプロセスをたどっている可能性があり，その結果，精神科の受診を遅らせてしまったと考えられる。

4. Hさんは看護師であり，入院治療については同じ職業人として反応を示したり，抵抗したり，無関心を装うことが予測される。Hさんの看護師としての自尊感情の低下が予測されるため，担当はベテラン看護師（可能であれば認定看護師か専門看護師）を選択していくことも考慮する必要がある。

❸ 看護計画および看護の実際

長期目標：Hさんの意思決定を尊重し，治療に参加できる。

1 入院1週間

入院1週間目標：休養をとることで心身の疲労を解消することができる。

O-P　①不安，抑うつ，自尊感情の低下の有無

　　　②思考，集中力の低下，判断力の低下の有無

　　　③意欲の低下，行動障害，自傷，自殺企図の有無や行動化

　　　④睡眠状態（不眠，入眠困難，中途覚醒，断眠，早朝覚醒，

　　　　　　良眠など)

　　　　　⑤食事摂取量，体重の変化，水分摂取状況

　　　　　⑥言動の観察(自殺念慮の有無，表情，会話内容，笑顔の有

　　　　　　無など)

　　　　　⑦家族との面会前後の反応

　T-P　①低下しているセルフケアについて無理をさせず介助を行う

　　　　②訴えに対して受容的にかかわる

　　　　③静かな環境を提供する

　　　　④本人の希望があれば看護師の付き添いで，棟外散歩などの

　　　　　気分転換を図る

　　　　⑤日中，落ち着かないとき，夜間，眠れないときには指示さ

　　　　　れた薬を使用する

　　　　⑥子どもとの面会は決められた場所で行ってもらう

　E-P　①不安なことや，心配なことは看護師に遠慮なく話すように

　　　　　説明する

　　　　②身辺のことを自分で行えないときには看護師に依頼してよ

　　　　　いことを説明する

　　　　③心身の休養をとることが大切な治療であることを説明する

　　　　④落ち着かないとき，夜間眠れないときには頓服薬があるこ

　　　　　とを説明する

　　　　⑤臨床心理士が常勤でいて，相談にのれることを説明する

　　　　⑥子どもの面会は許可が出ているが面会場所の制限があるこ

　　　　　とを説明する

【入院1週間後の評価】

　入院直前に，自宅で包丁を持っていたエピソードがあり，急性期治療病棟(閉鎖病棟)の個室への入院となり薬物療法を開始した。入院時，セルフケアは自立しており，内服薬に対しても「楽になるなら」と抵抗せず内服していた。

　夫からHさんの実母が来て，育児や家事のサポートをしてくれるから心配ないこと，ゆっくり休んで疲れをとろうと声かけがあった。また「毎週，子どもを連れて面会に来るから，とびっきりの笑顔で迎えてやってくれよ」と肩を叩かれ，Hさんは涙をこぼしていた。夫からの声かけもあり安心感を得たせいか，夜間は良眠でき日中もぐっすり眠っていた。

Hさんから看護師に「育児や家事から解放されたからなのか，とにかく眠たいです。こんなに眠くて大丈夫ですか？」と問いかけがあり，担当看護師は「今まで頑張っていたようですね。今は心身の疲れをとる時期ですから眠れるだけ眠ってください」と声をかけた。頓服薬を使用することはなかった。

　週末には夫，実母，子どもの面会があった。Hさんは夫との約束どおりとびっきりまではいかないまでも，笑顔で家族に接していた。ただ，長男との会話時には「学校はどう？」「勉強はちゃんとやっている？」「塾の宿題はやれている？」と立て続けにまくし立て，Hさんの表情が強張っている様子が伺えた。面会終了時，Hさんから「退院はいつ頃ですか？家に帰って，やることがいっぱいあります。皆頑張っているのに私1人だけ休んでいるわけにはいきません。子どもだって我慢していると思います」と夜勤の看護師に訴えてきた。その夜Hさんは，初めて不眠時の頓服薬を使用した。担当看護師から「今が一番大切なときです。しっかりと休養をしてください。帰りたい気持ちは重々承知しています」と説明を受けると，Hさんは「そうね…」とポツリとつぶやいた。おおむね2週間は面会後に帰宅，退院要求がみられたが，睡眠状態は良好で自殺念慮や行動化はみられなかった。薬物療法に関しては，内服後に胃腸症状がみられていたが，2週間ほどで消失した。セルフケアは声かけで実施できていた。

■2　入院3週間

入院3週間目標：不安なく治療に参加することができる。

O-P　①治療に対する理解度
　　　②治療に対する反応
　　　③内服薬の理解と管理
　　　④精神状態の変化
　　　⑤言動の変化

T-P　①退院後に確実に内服ができるよう自己管理を促す。朝に1
　　　　日分を渡し，確認を受け内服する
　　　②内服管理に抵抗がある場合は看護師管理でも構わないこと
　　　　を伝える
　　　③支持的な態度で接し，訴えに関しては受容的にかかわる
　　　④日中，看護師の付き添いで散歩などを行い，気分転換を図

る

⑤主治医との面接において，精神状態や本人の思いを確認する

⑥必要時，臨床心理士，精神保健福祉士とチームで連携する

⑦今後の生活について話しあいをする

⑧日中，デイルームで多職種を含め，育児経験や育児に対しての考え方を共有する

（⑧＝4週目に追加する）

E-P ①薬剤師による内服指導計画を導入する

②不安なこと，心配なことについて看護師に表出することを説明する

③本人の意思を尊重し病棟行事への参加は任意でよいことを伝える

④家事，育児は無理をしないよう説明する

⑤今後の生活について一緒に考える

【入院3週目の評価】

　入院2週間で，心身の疲労感はとれ，現実見当識もみられるようになってきた。家事，育児の心配はあるが，普通の反応範囲でやりすぎないよう自分でも認識していた。

　しかし，3週目に入り，家族の面会後に寂しさに襲われ涙ぐみ，「忙しいのはわかるけど話を聞いてもらいたい」などの訴えがあった。話を聞いて現在の不安を表出させ，経験を語り合えるとよいと考え，担当看護師がデイルームにHさんを誘い，話を聞いてみた。すると，「子どもの勉強が気になる」「下の子の面倒もみながら両立できるかしら？」など不安が多いことがわかった。そこで，デイルームでさまざまなスタッフの育児経験の話を聞いてみると，Hさんの肩の力が抜けていった。

　それから，日中デイルームでHさんを囲んで何人かの看護師が育児の悩みや経験談を話すようになった。多くの人たちの話を聞くことで，Hさんは客観的に自分を見つめることができ，明らかに良い表情に変わっていった。

　4週目に入ると，「最初はとにかく眠くて，本当によく眠りました。2週間ぐっすりと眠って身体の疲れはとれましたが，家のことが気になり出しました。お兄ちゃんは元気に学校に行っているのかな？　娘は順調に育っているのかな？　と心配が芽生えてきました。面会のときに確認

してみたり，電話をしたり，気になって仕方ありませんでした。でも，いろいろな人たちの育児経験や考え方を知って，煮詰まっていた自分の考え方を修正することができ，肩の力が抜けました。それから楽になりました」とHさんに笑顔がみられた。

　主治医と夫の面談後，Hさんの体調も良くなったことから退院の日時が決定した。

　退院日には，夫，実母，子どもが迎えに来た。「おかえりママ。僕いっぱい，お留守番したよ。妹の面倒もいっぱいみた。だけど，そのぶんプリントができなかった」と言う息子に，頭をなでながら「ありがとう，大変だったわね。プリントができなくても，ママは全然気にしないの。〇〇が一生懸命に頑張ってくれたからうれしい」とそれ以上は言葉にはならず，ずっと息子と抱き合っているHさんの姿があった。

❹ 退院後の支援と状況

　退院後，Hさんが自信をもてるまで，しばらくは実母にいてもらうことを提案した。内服を定期的に行い，体調不良時には予約外であっても早めに連絡して受診するよう説明し，そのことを外来看護師にも看護サマリーで情報を伝えた。子どもの世話に関しては無理をせずに行うこと，1度にすべてをこなさないように説明した。今日できなかったことを後悔するのではなく，できたことに着目してほめるように努力するように説明した。

第5章 実践事例

09 看護師が巻き込まれた PTSD・うつ病の患者

事例紹介
- Iさん　女性　17歳　飲食業パート
- PTSD，うつ病　● 医療保護入院
- 父親，継母，妹（児童養護施設に入所中），Iさんは現在1人暮らし

1 入院までの経過

　Iさんが6歳のとき，両親が離婚し，その後父親のもとで育てられた。父親はすぐに再婚したが定職に就かず，日雇いの仕事をときどきしていた。父親は連日のようにアルコールを飲み，気に入らないことがあるとIさんや妹に怒鳴りちらし，暴力を振るうこともあった。継母はほとんど家事をせず，Iさんにとって学校の給食が命綱になっていた。

　Iさんが8歳のとき，小学校からネグレクトの可能性があると児童相談所に通報があり，一時保護所に保護された。その後Iさんは自宅に戻るが，以後も同様の状態が続き，11歳から児童養護施設に入所となった。中学校では成績優秀で卒業後自立援助ホーム[1]に入り，1か月後には住み込みで飲食業のパートとして働き出した。仕事ぶりは真面目でよく動き，周りからの評価は高かった。しかし，1年ほどするとパート先にときどき父親が来てIさんからお金をせびるようになった。17歳になって，それまであった過食やリストカットの回数が増えていった。その後，人と会うことに恐怖心を抱き，1か月以上仕事に出かけることができなくなり，終日アパートで過ごすようになった。また，ときどきパニック状態になり，奇声を上げ興奮することがあった。

　パート先の職員とともに食材の買い出しに行った際に，Iさんは衝動的に走行中の車に飛び込もうとすることが何度かあった。そこで職場から児童相談所に相談が入り，父親との連絡を一切絶ち，再度一時保護所に保護されることになった。

　一時保護所でIさんは抑うつ気分が強く終日臥床傾向で，ときに落ち着かずイライラ感が出現し，生きているのがつらいと話すようになった。その様子に児童相談所職員が精神科のある病院に相談し，受診を勧めた。受診の結果，PTSD（外傷後ストレス障害）とうつ病の診断で医療保護入院となった。

[1] **自立援助ホーム**
何らかの理由で家庭にいられない義務教育を修了した15～20歳までの児童などが，自立を目指すための児童福祉法に定められた入所施設。

❷ 情報収集とアセスメント

Iさんの年齢，病前性格，家族状況，生活環境，生活機能，社会機能，入院前からのエピソード，主訴，症状の経過などの情報から以下のようにアセスメントした。

1. Iさんは父親との再会をきっかけにPTSDを発症したと考えられる。また今までの経過からうつ病も併存していた可能性があり，2つの診断を見据えて治療のサポート，看護介入を行う必要がある。入院時の「生きているのがつらい」などの言葉から，自殺企図など衝動的な行動にも注意を払う必要がある。

2. 不安感，抑うつ気分などの症状改善に薬物療法の必要性は考えられるが，17歳という年齢で初めての薬物療法であり，SSRI（選択的セロトニン再取込み阻害薬）などの薬剤を使う場合には効果の評価とともに衝動性の亢進などの副作用にも注意が必要である。

3. 虐待を受け，慢性的な心的外傷（トラウマ）体験があり，人とのかかわりについてはストレス反応を生じることが予測される。

4. 成育歴から他者への安全感や信頼感をもてず，関係性を築いて治療参加する困難さがあると考えられる。看護師が成熟した大人の対応をして役割りモデルとなり，1対1の治療的信頼関係を築けるようにしていくことが必要である。

5. Iさんは17歳で頼る家族がいないことから，経済面など社会生活を送るうえでの困難さがある。一方で，児童期から親と離れたことで自分の人生を生きるたくましさを育むことができた可能性がある。Iさんのこれまでの人生を強みと捉え，今後社会に貢献して生きていけるような支援を行っていく必要がある。

❸ 看護計画および看護の実際

長期目標：退院後の生活設計の見通しを看護師に具体的に話すことができる。

▌1 入院1週間

入院1週間目標：自殺衝動を抑えることができる。

O-P ①自殺念慮の有無，衝動コントロールの程度

②PTSD症状(再体験，回避・麻痺，過覚醒など)の有無とその程度

③認知，気分，身体反応，意欲，行動

④看護師が介入したときの反応

⑤内服への思い，内服できているか，薬物療法の効果と副作用

⑥食事，排泄，清潔，更衣などのセルフケア

T-P ①今の反応を認め，穏やかで忍耐強く共感的で思慮深い態度を維持する

②訪室時はノックをして了解をとって入り，適度な距離をとって声をかける(パーソナルスペースに不用意に侵入しない)

③自殺念慮の有無について確認し，あると答えた場合は話をそらさずに傾聴する

④衝動コントロールを抑えるために自分でできること，看護師ができることについて一緒に考える

⑤こちらから不安を話すように勧めたりせず，見守り黙ってそばにいる

⑥Iさんから話をしてきたら傾聴してつらさを受け止める

E-P ①不安が高いときに自殺衝動が生じるのは起こり得る反応で了解可能であることを伝える

②不安が高まったらいつでも看護師に助けを求めてよいことを伝える

③薬は，不安をやわらげ生活を楽にする手助けになると考えていることを伝える

【入院1週間後の評価】

急性期治療病棟の個室に入院となった。入院して1週間，SSRIが処方され，内服はできていた。頓服薬としては不安時にリスパダール(リスペリドン)内容液0.5mL，不眠時にベンゾジアゼピン系睡眠薬の指示があったが，頓服薬はIさん自身が飲みたくないと言い，使用することはなかった。

Iさんには男性に対する恐怖心があるため，できるだけ女性看護師が

対応してほしいと主治医より指示があり，毎日のバイタルサインの測定は女性看護師が行うことになった。バイタルサイン測定時はノックをして了解をとってから入り，適度な距離をとって優しいトーンで声をかけるようにした。看護師が挨拶すると小声で「おはようございます」と返答が返ってきた。自殺念慮の有無について聞くと，Ｉさんは「ときどき消えてなくなりたいと考えることがありますが，今は大丈夫です。周りに迷惑をかけたくないのでここではその気持ちを抑えて生活します」と答えた。不安が高まったり衝動を抑えられそうにないと思ったら，いつでも看護師に助けを求めてほしいと話すと「わかりました」と冷静に答えた。

　食事は毎食全量摂取していた。日用品やおやつなどの費用として，児童相談所から18歳になるまでは1日1,000円程度の援助金が出ていたが，そのお金は全く使わなかった。夜間は入眠困難で，何回か「キャー」と奇声をあげることがあったが，深夜0時前後に入眠すると朝食の時間になっても起きてこない状況であった。日中は食事，トイレ以外は病室から出てこずに，終日毛布を頭からかぶって横になっていた。洗面はしていたが，背中の半分くらいまで伸びている髪はボサボサで，更衣や入浴は声をかけても一度も行うことができず異臭が漂っていた。

　看護師は，Ｉさんの不安を高めないようにまずはセルフケアできないことを認め，Ｉさんが自ら何か話してきたら聴く体制をつくっていた。入院1週間目になると，Ｉさんへの対応について，「昨日の看護師は言い方が上から目線で怒りがわいて許せない」などと受け持ち担当看護師や特定の看護師に話をしてきた。そして話し終えると「私のこと嫌いでしょう」「職員は皆，私なんていないほうがよいと思っているでしょう」などと聞いてきた。それに対して担当看護師は，Ｉさんがそう感じたことは認めるが，他の看護師はＩさんがまた元気になるように何かお手伝いしたいと考えていることを説明した。

　このように入院1週間は，自殺衝動を抑えて生活することはできたが，PTSD症状と考えられる夜間の再体験（フラッシュバック）や現実的な回避は続いていると考えられた。Ｉさんは看護師の対応に敏感で自己肯定感が低かった。セルフケアについては抑うつ気分を認め，終日臥床傾向で，入浴，更衣，整容などは，自らほとんどできなかった。

2　入院1か月

　入院1か月目標(1)：自己肯定感を高めることができる。

　　　　　　　→「私のこと嫌いでしょう」などと言わなくなる。

O-P ①PTSD症状（再体験，回避・麻痺，過覚醒など）の有無と
　　　その程度
　　②認知，気分，身体反応，意欲，行動
　　③自己評価や看護師に対する言動
　　④今の状況に対する不満や怒り
　　⑤日常生活行動，他患者との交流，看護師とのやりとり

T-P ①ていねいな言葉遣いで1人の大人として認めた対応をする
　　②Iさんが看護師への不満や怒りなどを表出しても，そう感
　　　じていることについては認める
　　③Iさんが怒りを表出すると看護師も傷つき関係が築きにく
　　　くなることを率直に伝え，1対1の治療的信頼関係を築い
　　　ていきたいと考えていることを伝える
　　④役割りモデルとなるように穏やかで忍耐強く共感的で思慮
　　　深い態度を維持する
　　⑤Iさんが生活上困っていることやこれからどうしていきた
　　　いかということに関心を注いで，その相談に時間を費や
　　　せるようにする
　　⑥生活上のできていることについては，そのことを支持する

E-P ①Iさんができていることに目を向けることの重要性につい
　　　て説明する
　　②医療者が肯定的関心をもって見守っていくことの必要性を
　　　医療者間で共有する

入院1か月目標(2)：自らすすんで入浴，更衣，整容ができる。

O-P ①入浴，更衣，整容ができているかどうか
　　②清潔観念
　　③日中の活動状況，気分

T-P ①入浴や更衣についてなぜできないのか，あるいはしないの
　　　かの理由を聞く
　　②今できない，あるいはしないことについての考えは自己決
　　　定として認める

③入浴や更衣はみだしなみとして，自らやってほしいと看護
師が考えていることを伝える
④入浴の時間に入浴や更衣についてどうするか声をかける

E-P　①セルフケアについて，できないところは手伝ってもらって
もよいことを伝える
②身だしなみを整えることは対人関係を築いていくうえでも
大切であることを説明する

【入院1か月後の評価】

　入院2週目は1週目と同様に病室で引きこもっていたが，3週目に入
るとときどき病室から出てくるようになり，ホールで年配の女性患者た
ちと会話をしているところを見かけるようになった。

　しかし，会話の途中で突然怒りを爆発させたり過呼吸になったり，と
きには奇声を発して床に倒れ込むようになった。その反応の変化に看護
師は戸惑い，対応の難しさを感じるようになっていった。また，年配の
女性患者から小遣いやおやつなどを連日もらっていることがわかり，病
棟ルールとして患者間での物や金銭の貸し借りは認めていないことを伝
えた。しかし，他の患者から物をもらう行動は続き，そういったIさん
の行動に少しずつ陰性感情をもつ看護師が出てきた。また，Iさんは自
分がいいと思う看護師には他の看護師に対する不満を話し，自分が不満
をもっている看護師には何も話さないなど看護師によって態度を変える
ようになり，看護師の陰性感情はさらに高まっていった。その状況に看
護師同士でも対立した感情が芽生え，お互いが疲弊していった。Iさん
は受け持ち看護師が勤務していることがわかると，他の患者の批判や看
護師に対する怒りを爆発させるようになっていた。そして話し終えると
「私のこと嫌いでしょう」とか「もう私なんかいないほうがよいでしょ」
と問いかけることがたびたびあった。

　また，おやつを大量に買い過食が止められなくなったり，病室で大腿
部を鉛筆などで傷つける自傷行為をしたり，ストレス反応と考えられる
不適切な行動が多くなった。そして，そういった行動を止められない自
分を許せずに抑うつ気分が高まるという悪循環に陥っていった。セルフ
ケアについては相変わらず入浴できず，同じ衣服を着続けていた。理由
を聞くと「洗濯代がもったいないし下着は変えているから大丈夫です」
と答えた。

　このように看護師との良好な治療関係を築けないまま1か月が過ぎた

頃，勤務中の受け持ち担当看護師が，Iさんの姿を見たとたんに過呼吸になってしまうことがあった。受け持ち担当看護師が落ち着くまで病棟師長が付き添い，その日はそのまま有休にした。受け持ち担当看護師は40歳代の女性であり，真面目で黙々と仕事をこなし，また優しい性格で患者に対して感情移入しやすい傾向にあった。翌日受け持ち担当看護師から，身体が動かずどうしても仕事に行けないと連絡が入ったため，病棟師長は1週間ほど休暇をとることを勧めた。1週間後，病棟師長と受け持ち担当看護師との面接のなかで，出勤したいが，朝起きると職場に足が向かわない。また，自分にはIさんと同じ年頃の反抗期の娘がおり，娘とIさんが重なってしまいつらいと話した。

そこで，病棟師長はIさんの受け持ち担当を交替させることを決定し，今の状況をスタッフ間で共有した。また，今後どのようにIさんに看護を提供していくかを話しあうカンファレンスを開催した。最初に，看護師1人ひとりがIさんに対する思いや陰性感情を出しあった。それから陰性感情をもつことは自然な反応として起こることを受け止めたうえで，Iさんの感情に巻き込まれてスタッフ間の対立が起こっていることを確認しあった。また，今のIさんの反応は再トラウマ体験のストレス反応として起こっていること，うつ病を併存しており，抑うつ気分や衝動性はその症状として起こり，治療の必要性がある状況であることを再確認した。

しかし，現状ではIさんに対応することの困難さや嫌悪感を覚える看護師が多くいるため，今後の受け持ち担当については特定の看護師を決めずに，毎日勤務しているなかから2人の看護師で担当することにし，そのことをIさんに説明した。

3 入院3か月

入院3か月目標：日常生活に支障がない程度のストレス対処行動を実際にとることができる。

O-P ①PTSD症状（再体験，回避・麻痺，過覚醒など）の有無とその程度
②不適切なストレス対処行動とその程度（過呼吸，過食，自傷行為，怒りの爆発，他人を過度に責める，突然床に倒れ込むなど）
③認知，気分の波，身体反応，意欲，行動，自己肯定感
④入浴，更衣，整容などのセルフケア

T-P ①不適切なストレス対処行動であっても，今はそれしかできないことを認める

②毎日看護師2人で対応して，昨日Iさんが困ったことや怒りがわいた出来事について30分程度聴き，下記のように認知行動療法的に介入する

　　i）Iさんが昨日の困ったことや状況，怒りがわいたことなどについて話してもらう

　　ii）状況を5W1Hでイメージできるように聞いて，そのとき思ったこと，とった行動，そのときの気分や身体反応について聴く

　　iii）Iさんがとった行動が周りにどのような影響を与えているかを一緒に考える

　　iv）そういったときに，これまでとってきた適切な対処行動について一緒に考える

　　v）今の困ったことや怒りの表出などの認められない行動について，今度はどう対処するといいかを一緒に考えそれを実践してみるように促す

③将来の夢や実現したいことについて一緒に考える

④その夢の実現のために今，何をしたらよいかを考え行動に移せるようにする

⑤セルフケアができていることについては支持をする

E-P ①認知行動療法的な介入で考え方，対処行動を得ることがIさんの治療の一貫であり，重要であることを伝える

②適切なストレス対処行動について説明する

【入院3か月後の評価】

　計画に沿って，バイタルサインの測定は毎日看護師2人で訪室して行い，認知行動療法的な介入として，昨日困ったことや怒りがわいたことなどを取り上げ，そのときにとった行動や気分，身体反応，そのときの状況などについて30分程度聴くようにした。看護師は1人がIさんと話を進め，もう1人は中立の立場で2人の意見を聴きながらコミュニケーションが進む役割をとるようにした。具体的には，Iさんの過食や他者への怒りがわいた場面などを取り上げ，実際にどのような状況であったかを確認して，Iさんのとった行動，考えなどを聴き，それが相手にどのように影響しているか，そのときにどうするとよいかを話してもらう

ようにした。中立的な立場の看護師は、双方の会話を黙って見守り、ときどき一方の考え方について相手が理解できるように伝えるようにした。毎日担当が変わり、2人で対応することで看護師の精神的な負担は軽減され、Iさんは看護師によって考え方が違い、いろいろな考えがあることを学び、これまでに比べて看護師への不満を言うことが減り、少しずつ自分のとった行動や怒りについてフィードバックできるようになっていった。怒りがわいた際には、まずその場を離れて病室に戻り腹式呼吸を行うとか、相手の態度や言葉のどこに怒りがわいたかを自分で考えてそれを話すなど怒りのコントロールが行えるようになってきた。しかし、看護師との話しあいのなかで最初から気分不安定であったり、自分が否定されたと感じると「自分のこと嫌っているでしょう」と疑心暗鬼になるなど、途中でその場を突然離れ、話しあいを中断することもあった。他の患者と話している途中にこれまでのように突然奇声を発したり床に倒れたり、過度に他人を責めたりするなどの行動は続いていた。

　Iさんが落ち着いているときに今後の人生設計についてたずねると、いつかは介護福祉士の資格をとって働きたい、何か仕事を見つけて1人で生きる力をつけたいなどと未来に向けての自分の希望を言葉で表現できるようになった。そのタイミングで、これまで生きてきたプロセスには意味があり、それは逆にIさんにとっての強みであることや、社会の一員として働いた経験の大切さを伝え、自己肯定感を高められるように支持していった。また社会生活をしていくには、まずは身なりを整えることが必要であることを提案して、看護師が付き添って美容院に行き買い物をし、洗濯用洗剤やハンガー、好みの衣類を購入した。そのことをきっかけにときどき入浴や更衣を自らするようになった。

❹ 退院に向けた支援と退院後の状況

　Iさんの退院支援は長期的な視点が必要と考え、入院から3か月後に精神療養病棟（開放病棟）で入院を継続することになった。それから半年後には医療保護入院から任意入院に切り替えることができた。しかし、気分の不安定さもあり、対人関係におけるストレス対処行動をさらに強くする目的で、病院から週3日のアルバイトに行くという実生活に則した訓練を開始した。アルバイト先の評価は良かったが、2か月ほどすると同じアルバイト仲間の視線が気になり、自分が嫌われているのではないかと不安になり、アルバイトに行けない状況になった。看護師には、仕事が続けたかったのにできなくなって悔しいと泣きながら率直な気持

ちを伝えてくれた。また，次はもっと長く働きたいとも語った。

　退院後の生活を考え，児童相談所から出る援護金が18歳になると支給されない問題に対し，担当精神保健福祉士（PSW）が生活保護の受給ができるよう調整をした。Iさんは退院後，病院の近くのアパートで暮らすことを希望したため，アパートを探し，契約に至った。その後，契約したアパートへの外泊訓練を支援したが，1人でいることが不安になり，最初の頃は何回か夜間に救急車を要請して外泊途中で帰ってくることもあった。また，日常生活でもパニックになったり意識消失して倒れ込んだりすることがあったが，頻度は減少していった。入院から2年余り経過して問題なく外泊ができるようになり，PTSDと考えられる症状はほとんどなくなった。看護師と1対1の関係で落ち着いて話もできるようになった。またアルバイトも半年以上続くようになったため退院となった。

　退院後は訪問看護と週1回の家事援助サービスを調整した。外来看護師へ継続看護を依頼し，通院サポートを行えるようにした。

第5章 実践事例

10 うつ病患者の復職支援

事例紹介
- Jさん　男性　38歳　身長170cm　体重65kg　会社員
- うつ病　●医療保護入院
- 妻，長男，長女の4人家族

1 入院までの経過

　Jさんは大学卒業後，大手の商社に入社した。営業努力も実り，同期よりも早く出世し，現在は係長職で勤務している。係長となってからは対外的な付きあいも増え，毎日帰宅が遅く，22時前に帰宅することはほとんどなかった。家族は，妻と小学生と幼稚園の子どもで，妻はパート勤務をしている。

　半年ほど前に勤務異動があり，Jさんは新しいプロジェクトを担当するリーダーに任命された。しかし，業務の立案，予算確保，営業と1人で何役も担当し，多忙を極めた。部下もいるが，自分がチェックをすべてしなければならないと，連日残業のうえ，休日出勤も行っていた。その頃より，常に仕事のことが頭から離れず，家族と出かけていても急に仕事のメモを取り出したり，買い物の途中で出社したりと家庭生活にも影響が出るようになった。夜も寝つきが悪くなり，夜中に何回も目が覚めてしまう，早朝から目が覚めるなど，十分な睡眠が得られない日が続いた。そのため，それまでは付き合い程度の飲酒であったが，自宅でも毎日飲酒するようになった。しだいに食欲も低下し，朝食は食べないか缶コーヒーのみで済ませ，昼はデスクでカロリー補助食のみであった。夜は接待などで飲酒中心の食生活が続き，ここ数か月は家で食事をすることはほとんどない状況であった。

　職場ではしだいに口数も減り，ケアレスミスも増えてきた。そのため上司より叱責を受け，その後は書類の点検に必要以上に時間をかけるようになり，「完璧でないとだめだ」「こんなミスをするなんて自分はダメな人間だ」「会社に大きな損失を与えている」と口癖のように言っていた。妻からも「家でほとんど口もきかなくて笑わなくなったね」と言われるようになった。また，肩こり，頭痛，吐き気が出現し，通勤中，会社が近づくにつれ症状がひどくなった。そのため内科や耳鼻咽喉科を受診し，検査を受けたが，身体的な所見は見当たらなかった。妻が「本当に大丈

夫なの？」と心配して言葉をかけたが，「皆頑張っているし，大丈夫。仕事だし，仕方がない。まだまだやれる」と言い，休暇をとることはなかった。しかし，しだいに遅刻をするようになった。ある日，職場のデスクでパソコンを前に数時間動かず，冷や汗を流しているところを上司に指摘された。その日の帰り「もう世のなかが真っ暗だ。自分はもう必要ない」と妻にメールし，行方不明になった。妻と上司が探したところ，オフィスビルの屋上にいるのを発見し，保護した。直ちに産業医に相談したところ，精神的な問題ということで精神科を受診するように言われ，妻と上司とともに受診した。診察の結果うつ病と診断され，医療保護入院となった。入院に伴い，休職となった。入院直後は「うつ病なんて自分はなるはずがない。ただの疲労だと思う」という発言がしばしば聞かれた。

❷ 情報収集とアセスメント

　Jさんの年齢，病前性格，家族状況，生活環境，社会機能，入院前からのエピソード，主訴症状の経過，認知機能，身体状況などの情報から以下のようにアセスメントした。

1. 肩こり，頭痛，吐き気など身体症状の出現については，内科・耳鼻科での異常所見は現状ではないが，38歳という中年期であり，身体疾患を否定するための精査は必要と考えられる。特に栄養状態については，アルコール摂取量が増加し，食生活が非常に偏っているため，血液検査の結果から，肝機能障害，栄養状態の確認が必要である。
2. 非常に真面目な性格であることから，現在の病状についての理解が得られなければ，治療への抵抗を生じ，非協力的になる可能性がある。
3. 入院前は自罰的な状況に陥っており，責任感が強い性格から，その状況に悲観して自殺・自傷行為の行動化が想定される。
4. うつ病に至った原因として，Jさんの病前性格や職場環境が考えられる。年齢や就労状況を考慮すると復職が現実的課題となるため，職場環境の調整や患者自身の仕事への向き合い方が重要となる。
5. 抗うつ薬を中心に薬剤投与が開始されるが，初回治療ということで，これまで経験のない副作用による身体症状の出現が考えられる。薬物の作用・副作用を明確に説明するとともに薬剤投与後の観察が必要になる。
6. 入院前エピソードや医療保護入院ということもあり，現在の自己の

危機的状況を正しく理解できていないと考えられる。今後は，薬物療法を中心とした症状の改善と，その経過にあわせて，疾患の自己理解とストレス対処方法の習得を行い，症状の再燃・再発予防に努めることが重要である。

❸ 看護計画および看護の実際

長期目標：①うつ病の症状（精神症状・身体症状）を自覚し，セルフケアを実行することができる。
②退院後に復職し，再休職することなく就労を維持できる。

1 入院1週間

入院1週間目標(1)：安心して休息をとることができる。

O-P ①抑うつ，不安，自尊感情の低下の有無，抑うつ気分の日内変動，表情や言動の変化
②思考力の低下，集中力低下，判断力低下の有無。感情の抑圧，人間関係，家族関係の把握
③意欲の低下，行動障害，自傷や自殺企図の有無や行動化の有無
④不眠（入眠困難，中途覚醒，早朝覚醒）と熟眠感の有無。睡眠パターンの把握と薬剤効果との合致，服薬効果
⑤体重減少，食事摂取量，低栄養，低栄養に伴う合併症，電解質の不均衡，脱水の有無
⑥検査結果（血液データ，CT，MRI，脳波，心電図など）の把握
⑦抑うつ尺度，心理検査などの把握
⑧抗うつ薬の作用状況と副作用（口喝，尿閉，便秘を中心とした抗コリン作用，そわそわや不安焦燥感増強，発汗や動悸を中心としたセロトニン症候群など）の有無
⑨生活習慣やADLレベル

T-P ①訴えに対して受容的に接し，傾聴を心がける
②環境の調整に努め，休息を促す。眠れないときには，睡眠導入剤の使用も検討する
③セルフケアの低下があれば，必要に応じて介助を検討する

④副作用出現時は速やかに医師に報告し，対処を検討する

⑤苦しいときやつらいときは抱え込まずに，そのときに話せる範囲で看護師に表出してほしいことを伝える。また，看護師からも声かけを行う

E-P　①重大な決定は，今は行わないよう，患者と家族に説明する

②身辺のことを自分で行えない場合には看護師に依頼してよいことを伝える

③抗うつ薬は抗うつ効果よりも副作用のほうが先に出現することがあることを説明し，副作用を感じたら，遠慮せずに相談するよう説明する

入院1週間目標(2)：食事がとれるようになり，身体状況の安定を図ることができる。

O-P　①食事摂取量(主食，副食，水分)

②身体症状(特に抗うつ薬副作用による消化器症状)の有無

③栄養状態(BMI，血液データ，皮膚状況など)

④食べ物の嗜好

T-P　①嗜好にあわせ，食べやすいものから勧める

②無理強いしない

③摂取量について，患者と家族に相談しながら，家族の協力を得る。さらに必要ならば，点滴など主治医と相談する

④管理栄養士と連携し，食事内容や食事形態の検討を行う

E-P　①食事の必要性の説明，また点滴などが必要な場合には十分に説明を行う

②無理せずにとれるものから，とれる範囲で食べるように説明し，家族に好きなものをもってきてもらうなどの協力を得る

【入院1週間後の評価】

　入院時は「もう自分はいないほうがよい」という自責感が強く，自傷・自殺企図の行動化も否定できないことから入院となった。自分で抑えられないような衝動行為が生じた場合には，やむを得ず一時的に行動制限

を行うこともあることを精神保健指定医である主治医から説明し，患者・家族ともに同意した。医師・看護師間で自殺ハイリスク状態であることを認識し，観察頻度を上げて対応した。

治療は抗うつ薬を中心とした薬物療法と休息，栄養管理が中心となった。入院1週間はなかなかベッドより動けず，着替えも自主的にできないこともあり，家族や看護師の介入が必要であった。その際，今は他者の介入が必要な状態であるため，遠慮する必要はないことや，家族の休息も必要なので，看護師へ遠慮なく相談・依頼してほしいことを伝えた。

食事はゆっくりであるが，全体の半量ほどはとれていた。しかし，一般成人男性の必要栄養量からは乖離があったため，管理栄養士と医師を交えてカンファレンスを行い，栄養を補助する食品が追加された。

看護師が薬剤についてJさんにたずねると，「これまで服用したことがない，効果が出ているのかわからない，夜は前よりは眠れている気がする」と話していた。家族は毎日短時間ではあるが面会に来ており，「入院して安心はしたが，お薬が効いているのかどうかはわからない」と薬物療法の効果に実感がもてない状況がみられた。そのためJさんと家族に対し，抗うつ薬の作用・副作用の説明に加え，効果の自覚までは時間がかかることをわかりやすく説明した。

睡眠状態は浅眠であり，睡眠も 1 ～ 2時間程度の継続であり，連続した睡眠時間は確保できていなかった。夜間眠れない場合には，追加で睡眠導入剤の使用ができるため，遠慮なく申し出てほしいことを説明した。はじめは「薬に頼るのも…」と渋る様子もあったため，睡眠の必要性を再度説明した。夜間眠れていないときは看護師からJさんに声をかけ睡眠導入薬の服用を促し，安定した睡眠状態となるようカンファレンスで計画を共有化した。その結果，Jさんは眠れないときに追加で睡眠導入剤を服用するようになった。

家族からは「本当によくなるのでしょうか…。こんな姿を見るのがつらくて…」と面会のたびに訴えがあった。十分に訴えを聞き，今は十分な休息をとり，エネルギーの回復に努める必要があることをわかりやすく説明し，Jさんの症状が落ち着いたらうつ病の経過や回復過程を説明することを約束した。本人，家族ともに症状や病気の経過への認識がまだ十分ではないと考えられ，回復過程にあわせて心理教育を中心としたかかわりを推進していく必要がある状況であった。

2　入院1～3か月

入院1 ～ 3か月目標(1)：安心して治療に取り組むことができる。

O-P ①表情や言動の変化

②治療に対する理解度

③服薬状況

④主治医や看護師，医療スタッフとの関係

⑤精神状態の変化

T-P ①訴えに対して受容的に接し，傾聴を心がける

②薬剤の作用，副作用について本人の自覚を確認し，主治医との連携を図る

③回復してきた部分についてわかりやすく伝え，Jさん自身が客観的に捉えられるようにする

④家族の訴えについても十分に傾聴し，受容していく

⑤回復期の自殺企図の行動化に十分に注意し，普段と違う変化への感覚を重視する

⑥自殺企図の行動化について，「しない」ということを約束しておく

E-P ①患者，家族ともにうつ病の経過を説明し，疾病理解を促す（心理教育）

②わからないことや不安なことなど，遠慮なく相談してほしいことを説明する

③回復期の自殺リスクを家族にも十分に説明し，理解を求める。また，外出時などの観察ポイントなども説明する

入院1～3か月目標(2)：ストレスを自覚し，言語化を行い，抑うつ状態の悪化を予防し退院へ向け自信をもつことができる。

O-P ①不安，抑うつ感情の有無。気分の日内変動

②睡眠状態と日中の活動状況のバランス

③他者との交流関係

④表情や言動，思考パターンの把握

T-P ①日常生活においてどのような場合にストレスがかかるのか振り返る。そのストレスの度合いを分類する。短時間から始め，無理しない

②ストレスに対するこれまで対処を振り返り，効果的であったかどうか確認する。効果的でなかった場合には，新たな対処を考える

③自己の考え方を振り返り，自分自身の思考傾向を認識する

④作業療法などを取り入れ，生活リズムを取り戻す

⑤簡単な行動目標を看護師とともに設定し，取り組む。達成した場合は十分に評価する

E-P ①回復してきた部分について，わかりやすく伝え，客観的に捉えられるようにする

②気分の落差があっても回復過程においてはあり得ることを説明する

③心理教育や認知行動療法を行い，自己理解と症状やストレスへの対処を具体的に実行できるようにする

入院 1 ～ 3 か月目標(3)：復職に向け，退院後のイメージがもてる。

O-P ①活動と休息のバランス

②対人交流の様子

③外出や外泊の様子

④退院後の生活や復職後の自己イメージの把握

T-P ①活動記録表や睡眠チェック表などの活用

②作業療法への参加や復職支援プログラムなどの説明，見学，体験

③仕事のストレスや人間関係など可能な範囲で話してもらい，振り返る

④復職支援について活用できる制度や職場における休職中の支援を確認する

⑤復職へ向けては決して焦らせない

E-P ①自己判断での服薬中断はしないように説明する

②退院してもすぐに元通りの仕事が可能になるわけではなく，徐々に回復していく必要があることを説明する

③可能な限り復職支援プログラムの利用を勧め，患者と家族へ判断材料を提示する

【入院1～3か月後の評価】

入院して3週間が経過した頃，表情が柔らかくなり，自主的な発言も多くなってきた。また，食事も8割以上は摂取可能になり，補助食品は終了となった。これまでは妻や看護師が手伝っていた着替えなども自主的に行えるようになってきた。睡眠は「まだあまり寝た気がしない，睡眠導入剤は必要です」と話していた。

入院1か月が経過した頃より活動量も増え，日中はデイルームで過ごすことができるようになった。また，症状の回復とともにJさん自身が入院治療の必要性を理解したうえで入院に同意できるようになったため，医療保護入院から任意入院へと入院形態が切り替わった。外出については妻が「連れていくのが不安」と話したため，回復の状況と自殺リスクを家族とJさんに伝え，お互いに大丈夫と思える時間まで待つことになった。

入院して2か月を迎えようとする頃には睡眠も継続的にとれるようになり，外出も家族とできるようになった。ある外出中に自分の勤める会社の名前が目に入ると，Jさんは「こうしてはいられない，すぐに退院して働かなければならない」と言い，本屋へ駆け込み業務関連の本を大量に買い込んできた。Jさんの行動に家族は戸惑い，「仕事に戻ってくれるのはうれしいのですが，また同じようになってしまうのではないかと思うと不安で…」と言ってきた。Jさんに状況を確認すると，「もう大丈夫です。仕事はできます」と言うが，作業療法で文字の書き写しなどを行うと誤字・脱字が多く，集中することができなかった。そこで，多職種カンファレンスでそれぞれの職種からの現在のアセスメントを出しあい，Jさんと家族へフィードバックをし，現状を理解してもらうように試みた。その結果，Jさんは「まだ仕事は難しいのはわかりました」と言い，看護師とともにストレスの振り返りを行い，作業療法士と作業能力の回復に努めた。

入院3か月を前に症状は全体的に安定し，食事や睡眠も十分とれるようになった。外泊しても大きく崩れることはなく，退院のめどが立った。Jさんから「入院した後で，うつ病ってこんなふうになるんだってわかりました。入院直前はもう限界で，自分が悲鳴を上げていたんですね。そのときはわからなかったな。入院中のレクチャーでいろんなことを聞けて，今ははっきりわかるようになりました。同じようにならないように対処も考えています」という発言が聞かれた。疾病理解やストレス対処が獲得されているものと考えられた。

退院にあたり，主治医と看護師から「デイケアで復職支援プログラムが

あるから，退院して自分の生活が安定したら，外来で相談していきましょう」と伝え，退院前に一度デイケアの見学・体験を行い退院した。

❹ 退院後の支援と状況

【退院から復職支援まで】

Jさんは退院後2週間，自宅療養した後，生活リズムを確立するため，まずは外来作業療法から開始することになった。そこで，外来看護師と作業療法士へ入院中の経過や退院時の状況を伝えて継続的な支援が行えるようにした。

【復職支援の実際】

退院後1か月ほどで病状は安定したため，正式にデイケアの復職支援プログラム：リワークプログラム（以下，リワーク）について，Jさんと家族に内容の説明を行った。

・毎日決まった時間に決まった場所に通所して一定時間過ごして通勤の感覚を取り戻すこと
・仕事の感覚や集中力を取り戻すための個人ワーク（読書やパソコンなど）
・集団（チーム）で仕事を行う感覚を取り戻すためのグループワーク
・業務や生活上での対処技能の向上を目指すSST**1**
・さまざまな悩みを話しあう集団精神療法
・仕事をするために必要な体力を取り戻すスポーツ
・自分の思考の傾向に気づき，より柔軟で現実的に考えて行動できるようになるための（集団）認知行動療法
・うつ病になった経緯の振り返りと対処法を考える

そのほか，リラックス法やマインドフルネスなどを活用し，復職へ向けたリハビリテーションを行った。

デイケアの看護師は，体調の確認や診察時の状態の把握，薬剤の作用や副作用の確認や観察を中心にかかわった。また，医師，作業療法士，精神保健福祉士，臨床心理士，管理栄養士などリワークに関連した多職種連携のとりまとめや情報共有を行った。

Jさんは通所を開始してしばらくは集中することができず，読書をしても「頭に入ってこない，ただ文字を追っているだけ」と話していた。体調も安定せず，遅刻や早退することもあった。その都度スタッフは受容的に接すると同時に，ゆっくりとJさんと話をし，なぜこのような状態なのかを一緒に考えていった。

1 SST（社会生活技能訓練）
社会生活や自信を喪失している精神障害者に対し，社会生活のさまざまな困難に対処するための社会生活技能再獲得を行う認知行動療法と社会的学習理論に基づいたアプローチ法

第5章｜実践事例

リワークに参加して1か月ほど経過すると，遅刻や早退はなくなった。表情も豊かになり，自発的な発言も増えてきた。自己の振り返りは「つらいですけど必要なんですね」と言い，スタッフのサポートを得ながら行った。さらに同じプログラムに参加するメンバーからのサポートもあり，「苦しんでいるのは自分だけでなく，いろいろな人が同じような状況になっている。そして同じように頑張っているんですね」と言うようになった。

復職支援プログラムを開始して2か月が過ぎた頃，プログラムの時間が終わってもなかなか帰宅しないJさんをスタッフがみつけた。声をかけるとJさんは「いや，グループワークの自分の課題が多くて…」と話した。話のなかで，今回のワークのリーダーに自分がなり，すべてチェックすべきなのだと考えていることがわかった。自己の振り返りや（集団）認知行動療法の経過からJさんは抱え込み傾向があり，その状態のまま仕事に戻った場合，入院に至ったときと同じ結果を招く危険性があるということが考えられた。そして，今後どのように対処していくかをスタッフと相談し，グループワークでも話しあった。その結果，他のメンバーから「私ができますよ」という発言があり，それに対しJさんは遠慮がちに「お願いします」と依頼することができた。Jさんは何回かワークや相談を繰り返すことで「○○さん，これを次回までお願いできますか？」と自然に依頼をすることができるようになっていた。

3か月が経過した頃より体調がすぐれなくても自分で対処できるようになり，集中もできるようになった。また，「先日，現在の状況を報告しに会社へ行ってきました。リワークに通い始めた頃は，会社のことを考えたり，見たりするのも嫌だったけれど，自分はできる範囲で仕事をするんだって思えるようになったら，楽になって会社へ行きました。そこで，復職の話が出たのですが，上司と産業健康管理スタッフがデイケアのリワーク担当スタッフと面談したいと申していまして」という申し出があった。そこで日程調整を行い，職場の上司，産業健康管理スタッフとリワークスタッフとJさんとで面談を行い，復職に向けた話しあいがもたれた。そのなかでJさんはそれまでの自分の傾向やリワークでの経過を話した。またリワークスタッフからは，Jさんの回復状況やリワークでの取り組み状況を話し，復職の時期や職場での受け入れを確認していきたいと提案した。また，復職が可能で，リワークを行ったとしても初めから100％の復帰というわけではなく，ある程度の時間的猶予を与えてほしいということもお願いした。職場からは，時短制度やリハビリ出勤制度などの説明があり，職場としてどのような対策を組めば安全に

Jさんの復職を受け入れられるか，という相談もあった。それぞれの意見を出しあい，Jさんが安全に復職し，再休職することなく仕事に戻れるような復帰プランを考えた。

　4か月目，そのプランに沿ってリハビリ出勤を行い，職場に配慮してもらいながら通勤訓練を行い，5か月を過ぎた頃に正式に復職が決定した。リワーク最後の日にJさんは「初めはどうなるかと思った。本当に仕事に戻れるのか不安しかなかった。でも，同じ状況の仲間やスタッフに支えられ，ここまできた。職場にも自分の状況をきちんと話すことで，理解が得られた。これからは，再休職にならないように，しっかりと自分と向きあいながら仕事をしていきます」と挨拶して，復職した。

　復職後，Jさんは定期的にリワークのフォローアップと診察を受け，仕事を継続している。あるフォローアップの日，「先日，出張の依頼があったんですが，私でなくても大丈夫な内容で，後輩に余裕があったのでお願いしました。部長はいい顔をしませんでしたが，まあそうだろうな，って思っていたので」とにこやかに話しているJさんがいた。そして，「今度久しぶりにライブに行ってきます。そういえば，取引先の方がうつ病で休んでいるようなので，リワークがあるよ，って話しておきました」と言い，Jさんは帰路についた。

参考文献
- 秋山剛監：うつ病リワークプログラムのはじめ方，弘文堂，2009.
- うつ病リワーク研究会編：うつ病リワークプログラムの続け方　スタッフのために，南山堂，2011.
- 加藤敏：職場結合性うつ病，金原出版，2013.

第5章
実践事例

11 典型的な躁状態を示す双極性障害の患者

事例紹介
- Kさん　男性　38歳　無職（出版社の元編集者）
- 双極性障害（入院時の暫定的な診断）　● 医療保護入院
- 両親と妻と4人暮らし

1 入院までの経過

　Kさんは3人きょうだいの第2子として出生した。父親はエリートサラリーマンで，海外転勤を繰り返してきた。Kさんも4～10歳までは米国で生活し，高校進学時に再度父親の転勤のため米国の高校に進学した。高校3年時に父親が日本に転勤になったため，Kさん以外の家族は日本に帰国した。Kさんも日本に帰国することを望んでいたが，両親の強い勧めもあり，高校卒業までは米国で生活することになった。

　高校生のとき，自分以外の家族が日本に帰国してしまったときに一時的に抑うつ気分や不眠が出現したが，特に受診することもなく，自然に回復した。

　高校卒業後，日本の有名私立大学に進学した。大学生活は充実していたが，4年生になり就職先がなかなか決まらず，強いストレスを感じるようになった。結局，本人の志望する企業から内定を得ることはできず，父親から紹介された出版社で編集作業のアルバイトをするようになり，2年後正社員として採用された。生活は不規則で，自分が担当している雑誌の原稿の締め切りが近くなると，不眠不休で働くこともあった。ただし，仕事にやりがいを感じており，つらいと感じることはなかったという。2年前，かねてから交際していた女性と結婚し，その後はKさんの両親と一緒に4人で生活している。子どもはいない。

　ゴールデンウィーク頃から，抑うつ気分，食思不振，不眠が出現するようになった。これまでも慢性的な疲労を感じていたが，これといって強いストレスになるような出来事があったわけではない。6月に入ると頭痛や背部痛などがひどくなり，ベッドから起き上がることも億劫になった。また，何もできない自分を責めたり，悲観したりするようになった。妻はKさんを心療内科に連れて行こうとしていたが，Kさんの母親は「こころが弱いからこんなふうになるんだ。病気ではないから行く必要がない。高校のときもそうだった」と言い，Kさんの受診に反対して

いた。7月に入っても状態は変わらず，Kさん自身の意向により会社を退職し，しばらく自宅で療養することになった。

　会社を退職してから，Kさんは夫婦でのんびりと海外旅行に出かけ，8月に入ると抑うつ気分や身体の痛みもいくぶん改善されてきた。しかし，お盆の頃になると，夜も寝ずにパソコンの前に座り，友人と朝方まで電話で話す姿もみられるようになってきた。Kさんの様子の変化を心配した妻がKさんに確認したところ，「これからは海外で投資家と協力して大儲けしなければならない。自分が貧しい人のために立ち上がらないと，世のなかは変わらない」と言うようになった。8月の下旬には，家族に何も言わずオーストラリアに出国したが，オーストラリアの空港内でKさんの行動を不審に思った税関職員が大使館に通報し，急遽父親がオーストラリアに迎えに行き，帰国することになった。オーストラリアで父親と対面したときのKさんは号泣し，「何で俺の気持ちをわかってくれないんだ。俺はこんなに世のなかのためになることをしようとしているのに…」と訴え続けた。日本に帰国してからも同様のことを訴え続け，父親に地に足をつけた生活をするように諭されると激昂し，家具を破壊したり，両親を突き飛ばしたりするなどしたため，妻が警察に通報した。警察官の付き添いで精神科病院を受診し，双極性障害との診断で医療保護入院することになった。なお，これまでに違法薬物の使用歴はない。

② 情報収集とアセスメント

1 MSE
p63 参照

　KさんのMSE[1]（Mental Status Examination）に基づいた情報（表5-3）とセルフケア要件に基づいた情報（表5-4）を以下に示す。成育歴，現病歴，MSE，セルフケアに関する情報を踏まえ，下記のようにアセスメントした。

1. Kさんの現在の状態はDSM-5の「躁病エピソード」に相当する状態である。入院の数か月以前には，DSM-5の「うつ病エピソード」に相当する状態を呈していたと考えられるが，医療にはつながらなかった。Kさんは自分が病気だという自覚はなく，治療動機も乏しい。できる限りKさんの意向を汲みながら治療を進めていくことが望ましいが，興奮や爆発性を示していることから，Kさんと医療者の安全を確保することも重要である。

2. 薬物療法の開始に際して，現在の身体所見上，特別に考慮しなけ

表5-3 KさんのMSE

項目	情報
外見・印象	・目はギラギラしており，眼光も鋭い ・医療者や家族に対して，「自分は病気でもないのになぜ入院をさせるのか」と憤慨しており，接近や対話を拒否していた ・入院生活の説明を行おうとした看護師に対してひどく怒り出し，胸ぐらを掴まえて殴りかかろうとしてきた
知覚	・知覚の異常を認めるようなデータはない
気分	・気分はかなり高揚しており，易怒的である。自分の思ったとおりにならないと怒りを爆発させる ・誇大的・高圧的であるが，「自分は病気ではない。焦っているだけだ」と思っている ・気分のムラは大きく，攻撃性を認める一方，突然泣き始めるなど感情失禁も認められる ・元来温和で気分のムラは少なく，他者と対立することはほとんどない
感情	・思い通りにならないと怒る一方，貧困に苦しんでいる人の話になると号泣しながら訴え続けるように，感情がコロコロ変わる ・イライラしやすく，話が長くなると感情の移変性が顕著になる ・入院になったことに強い憤りを覚え，スタッフを突き飛ばして外来を飛び出そうとした
思考	・「自分は救世主になるしかない。貧困に苦しみ，学校で学ぶことのできない子どもたちに手を差し伸べられるのは，この世界に自分しかいない。One child, one teacher, one pen and one book can change the world. Education is the only solution. Education first…，あなたは，この言葉をどのように受け止めているのですか！ 僕の邪魔をしないでください!!」など尊大で切迫した言動が目立つ ・自分は世界中の投資家と協力して，自分の目的を果たすことができると強く信じて疑わない
知能	・有名私立大学を卒業しており，もともとの知的水準は高い
記憶	・器質性精神障害を疑うような短期記憶や長期記憶の障害はみられない
意欲と欲動	・気分は高揚し，意欲も亢進している ・救世主として自分がなすべきことを実行することに全エネルギーを注いでおり，自分の置かれている状況を冷静にみることができない

ればならないことはないが，内服予定の処方薬にはそれぞれに特徴的な有害反応が出現するリスクはあるため，注意深い観察とケアが必要である。

3. 躁状態に伴い，セルフケアレベルが全般的に低下している。心身ともにエネルギーを消耗しやすい状態であるため，Kさんの安全が保たれ，十分に休息が得られるよう働きかけていくことが大切である。ただし，元来は自立して生活できていたこと，躁状態に伴い感情の起伏が激しく，些細なことにも敏感に反応しやすいことを考慮し，Kさんのプライドが傷つかないように働きかけてい

表5-4　Kさんのセルフケアの状態

項目	情報
空気・水 栄養	・身長：163cm　体重：54kg　BMI：20.32 ・20年ほどの喫煙歴がある。呼吸器疾患はない ・「こんなまずい病院食は食べない」と言い，病院食にはほとんど手をつけない。家族に買ってきてもらったカップラーメンやコンビニの弁当は食べている ・自宅での食事の準備は母親か妻が行っていた。元来，自宅ではインスタント食品はほとんど摂取していない ・1時間おきにコーヒーを要求する。眠気を必死にこらえて，世界に自分の考えを発信しないと世のなかの人を救えないと頑なに信じている ・元来，アルコールはほとんど摂取しない ・入院時の血液検査結果 　　WBC：7400/μL　　RBC：513×10^4/μL　　Hb：15.2g/dL 　　TP：7.1 g/dL　　ALB：4.4 g/dL　　TC：192mg/dL 　　AST：15U/L　　ALT：13 U/L　　BS：82mg/dL 　　HbA1$_c$：5.7　　Na：144mEq/L　　K：3.8 mEq/L 　　CL：103 mEq/L
排泄	・排泄行動は自立している ・便秘することは珍しく，排便は少なくとも2日に1回はある ・これまでに排尿障害が出現したことはない
個人衛生	・自宅では毎日入浴していた ・洗濯は妻が行っていた ・元来几帳面な性格で，整理整頓はもちろんのこと，整容も気にかけていた ・外来受診時，何日も入浴できておらず，無精ひげを生やし，Tシャツにハーフパンツで来院した。「シャワー？　そんなことに時間を費やしている場合ではない。そんな時間があったら，海外の投資家とアポをとらないと。あなたは僕の置かれた状況をわかっていませんね！」
活動と 休息	・発病前，就寝は深夜12時すぎで，朝6時くらいには覚醒し，仕事に出かけていた。繁忙期は会社に泊まり込むことも多々あり，睡眠は不規則になりやすかった。オフの日は妻と一緒に出かけ，気分転換は大切にしていた ・責任感が強く，特に仕事で無理しやすい。自分のことだけではなく，他者のフォローも全力で行い，職場を支えてきた ・この1週間はほとんど睡眠をとることができていない。昼夜問わず，気がつくと誰かに電話をかけて話しており，突然激昂して怒鳴ることもあった
孤独との 付きあい	・幼少期から日本と海外を行ったり来たりして生活してきたため，付きあいの長い友人はなかなかできなかった。子ども時代は家族だけで過ごすことが多かった ・仕事に就いてからは，主に職場の同僚と公私ともに親交が厚かった。元職場の同僚は，本人の今の様子を目の当たりにして非常に驚いている。元来はとてもやさしく，温和な人柄だった ・職場のなかでは敵をつくらないタイプで，何かトラブルが発生すると間に入って仲裁する役割だった
安全を 保つ力	・気分が持続的に高揚し，思い通りにならないと激昂し，粗暴行為がみられる。自分の邪魔をするほうが悪いんだから，自分は悪くないと主張している ・現在，自殺念慮は認められない

項目	情報
正常性の促進	・発病までは，社会人として職業に就き，生活できていた ・入院時，自分は救世主であると思い込んでおり，貧しい子どもたちを救えるのは自分しかいないと信じている
病気との付きあい	・医療保護入院（家族同意） ・自分は病気ではないと思っており，治療を受けることを拒否している ・入院時に処方された内服薬 　オランザピン 10mg（0-0-0-10）　炭酸リチウム 600mg（200-200-0-200） 　フルニトラゼパム 2mg（0-0-0-2）　ゾテピン 100mg（25-25-0-50）

くことが重要である。

4. Kさんは元来温和で真面目な性格であり，躁状態から回復していく過程のなかで自責感や罪業感が出現する可能性がある。Kさんの心情の変化に着目し，過度に自身を責めないよう支援することが必要である。心理教育を組み入れながら，再燃防止も含む病気との付きあい方について支援することも大切な視点である。

5. 入院時の攻撃的なエピソードによって医療につながったことから，家族は動揺している可能性が高い。両親と妻とでは，病気や治療に対する考え方，臨み方も異なる可能性がある。家族の意向を確認しながら十分に説明を行うことが必要である。また，退院に向けて，Kさんだけでなく家族に対しても疾患教育を行うことが必要である。

❸ 看護計画および看護の実際

長期目標：気分の安定化が図られ，本来の日常生活に戻ることができる。

1 入院2週間

入院2週間目標：内服することができ，睡眠と活動のバランスが保てるようになる。

O-P　①意欲の状態（意欲が亢進しているために生じる多弁，多動，過活動）
　　　②気分変動の状態（気分の高揚や変動，易怒性，誇大的な言動，切迫感）
　　　③刺激に対する反応（対人刺激，特にどのようなやりとりに

対して怒りっぽくなったり，切迫感が生じたりするのか)

④治療に対する認識(拒否やその理由，患者の希望)

⑤睡眠状態(持続時間，熟眠感，眠りの深さ)

⑥活動状態(患者の希望する活動，活動のバランス)

⑦食に関する状態(食欲，摂取量，食事内容の偏り)

⑧個人衛生の状態(整容，入浴，更衣に対する関心やその行動)

⑨対人関係の状態(他者とのつながり，過干渉・迷惑行為・患者のイメージを損なうような行為の有無)

⑩薬物療法に対する反応(食欲の亢進・体重増加・錐体外路症状・起立性低血圧などの有害反応，リチウム中毒症状の有無と血中濃度，鎮静レベル，精神症状や気分状態の緩和)

T-P ①患者と周囲の人の安全が確保できるよう環境調整を行う(室内への私物の持ち込み，場合によっては保護室の使用も検討する)

②患者が安心して治療を受けられるよう支援する(医師の説明の補足，薬剤師との面接の調整や付き添い，患者に有害反応が出ていないかどうかの確認，有害反応が現れたときの適切な対応)

③患者に現れている切迫感や焦燥感が患者に与えているつらさに配慮し，共感を示す(治療を受けていることでしたいことができないつらさに共感を示す)

④治療上，患者が不適切な行動を示している場合には，患者のプライドが傷つかないよう声かけをして適切な行動に誘導する(禁止や制限を行う場合はていねいに説明する)

⑤患者の状態に応じて日常生活機能を維持できるよう声かけ，誘導もしくは支援する

⑥不要な説得は避け，患者の意向を汲みながら働きかける

E-P ①入院によって感じている不自由さに対しては労いながらも，今必要なことは薬物療法で気分の不安定さをコントロールし，十分に休息をとり，本来の生活を取り戻すことであることを繰り返し伝える

【入院2週間後の評価】

　入院当初のKさんはとても怒りっぽく，また病識もないため，安静が

保てない状態だった。スタッフを突き飛ばして病棟の外に出ようとしたり，電話で以前勤めていた出版社のスタッフを怒鳴り散らしたりするため，入院初日から保護室に入室し，隔離を開始することになった。その際，自室に持ち込める物は最小限（ペットボトル，ティッシュペーパー，サンダルのみ）とした。

入院初日は服薬に応じず易怒的だったが，入院2日目になると，Kさんの話に耳を傾けながら，Kさん自身が思っていることに共感を示しつつ，一方で気分が高揚していて本来のKさんの姿とは異なること，家族を含め周りの方も驚いていることを伝えると，渋々ながらも服薬に応じるようになった。夜間の睡眠はまだ不十分だったが暴力的になることはなく，落ち着いて話ができる場面が少しずつ増えてきた。

入院4日目になると，入浴や洗面，更衣などの働きかけにも怒らずに応じるようになってきたが，やや動作が緩慢であり，うつらうつらしている時間が増えてきた。特に夜間になるとふらつきが強くなるため，主治医と相談し，ゾテピンを徐々に減薬しながら様子をみることになった。

入院7日目の採血では，炭酸リチウムの血中濃度は有効閾値に入っており，中毒症状の発現もみられなかった。その一方，看護師との対話のなかで，教育も受けられない子どもたちの現状について語り始めると，涙を流しながら「自分はそういう子どもたちのためにできることをしたいだけなんだ」と訴えていた。この時期になると，看護師との1対1での対応も可能になってきたため，食事時間帯から病棟の共有部分で過ごしてみるようにし，徐々に時間を拡大していった。

入院14日目，夜間の睡眠は十分に保たれており，他者に対する攻撃性も認められなくなったため隔離を解除し，一般病室に転室することになった。

2 入院1か月

入院1か月目標：躁状態によって消耗した状態から回復し，本来のセルフケアレベルを向上させることができる。

O-P ①意欲や気分変動の状態（前期と比較して改善されているか）
②刺激に対する反応（対人刺激に対する反応）
③治療に対する認識（服薬に対する患者の感覚，治療全般に対する患者の希望）
④睡眠状態（持続時間，熟眠感，眠りの深さ）
⑤活動状態（患者の希望する活動，活動のバランス）

⑥食に関する状態（食欲，摂取量，食事内容の偏り）

⑦個人衛生の状態（整容，入浴，更衣に対する関心やその行動）

⑧対人関係の状態（他者とのつながり，対人関係のもち方）

⑨薬物療法に対する反応（食欲の亢進・体重増加・錐体外路症状・起立性低血圧などの有害反応，リチウム中毒症状の有無と血中濃度，鎮静レベル，精神症状や気分状態の緩和）

T-P　①患者と周囲の人の安全が確保できるよう環境調整を行う（室内への私物の持ち込み，うつ状態に転じる可能性があるため自殺企図や自傷行為に対しても留意する）

②患者が安心して治療を受けられるよう支援する（医師の説明の補足，薬剤師との面接の調整や付き添い，患者に有害反応が出ていないかどうかの確認，有害反応が現れたときの適切な対応）

③患者の状態に応じて日常生活機能を維持できるよう声かけ，誘導もしくは支援する

E-P　①この時期は，躁状態によって心身のエネルギーが枯渇しているため，頑張って何かしようとするよりも，自然に自分のことをしようと思えるまでは，他者のサポートを受けながら生活してよいことを保証する

【入院1か月後の評価】

　一般病室に移室したときのKさんは，薬効による眠気に加え，躁状態からの回復過程に生じる強い消耗感により，1日のほとんどを病室で過ごしていた。看護師は，Kさんのセルフケアレベルが低下しないよう，食事・個人衛生に関する声かけや必要に応じて援助を行った。また，気分転換を促すために，看護師の付き添いで院内の散歩も開始することになった。その際，Kさんは寝てばっかりいてこのまま自分はダメになってしまうのではないかということを心配していたため，今は躁状態によって喪失したエネルギーの回復の時期であり，無理して頑張る時期ではないことを繰り返し伝え，Kさんが安心できるように働きかけた。また，家族に対しても同様の説明を行い，今の時期は無理に活動を促さないように指導を行った。入院4週目に入ると，少しずつホールでテレビを見たり，他の患者と談笑する姿がみられるようになってきた。Kさんはついつい食べすぎてしまうことを心配していたため，主治医と相談の

うえ担当薬剤師による薬剤指導を行い，家族にも協力を求めることになった。入院5週目に入り，退院支援委員会での検討を行った後，医療保護入院を解除し，任意入院に変更になった。

3 入院2か月

入院2か月目標：徐々に行動が拡大されていくなかで，症状が再燃せず安定した生活を営むことができる。

O-P ①意欲・気分変動の状態（特に抑うつ気分，自殺念慮の発現に注意）
②治療に対する認識（服薬に対する患者の感覚，治療全般に対する患者の希望）
③睡眠と活動状態（患者の希望する活動，活動のバランス，特に行動拡大に伴い活動が亢進していないか）
④日常生活機能全般の状態（食，排泄，個人衛生，対人関係など）
⑤薬物療法に関する反応（食欲の亢進・体重増加・錐体外路症状・起立性低血圧などの有害反応，リチウム中毒症状の有無と血中濃度，鎮静レベル，精神症状や気分の状態）

T-P ①気分が落ち込んだり，ゆううつになったりするようであればすぐに知らせるよう伝える
②患者が安心して治療を受けられるよう支援する（医師の説明の補足，薬剤師との面接の調整や付き添い，患者に有害反応が出ていないかどうかの確認，有害反応が現れたときの適切な対応）
③病状が悪かったときのことを後悔するような言動が聴かれたときは十分に話を聞く
④行動拡大とともに一時的に気分が高揚することがあるため，そのことを患者と共有しておく
⑤病前のように行動できないこともあるため，焦らず自然に環境に適応していくことを支援する

E-P ①行動の拡大に伴い予測される反応（気分の落ち込み，後悔，高揚など）について事前に患者と共有し，これらの反応が出現したときはすぐに知らせるよう説明する

【入院 2 か月後の評価】

　任意入院に変更後，Ｋさんは 1 人で院内を散歩できることになった。この頃になると，入院前に家族やもとの職場に迷惑をかけてきたことを後悔し，自責的になることがあった。特に職場の方に対しては，会って直接謝りたいと涙を流すこともあった。看護師はＫさんの気分の落ち込みや自殺念慮を確認しつつ，あくまでも病状が悪かったことによる行動であり，今後再発しないように病状コントロールを行うことが大切であると強調して伝えた。散歩や近隣へ外出を行っていたが，病状の悪化は認められなかったため，患者と家族を交えた退院前カンファレンスを行い，①外泊を繰り返し，少しずつもとの生活に戻っていくこと，②再発予防のためには今後も通院治療を受けることが必要なこと，③病状コントロールのための心理教育に参加すること，④退院後すぐに就労することは難しいため，就労支援プログラムのあるデイケアや就労支援事業所を利用すること，⑤退院後しばらくは訪問看護を利用することを共有し，担当看護師や担当精神保健福祉士が一緒にその調整を行うことになった。

■ 4　入院3か月

　入院 3 か月目標：外泊を繰り返しながら再発予防に向けて病状コントロールの具体的な方法を身につけることができる。

O-P　①意欲・気分変動の状態(特に抑うつ気分，自殺念慮の発現に注意)

　　　②治療に対する認識(服薬に対する患者の感覚，治療全般に対する患者の希望，今後の生活とどのように折りあいをつけていくのか)

　　　③日常生活機能全般の状態(食，排泄，個人衛生，活動と休息のバランス，対人関係など)

　　　④薬物療法に対する反応(食欲の亢進・体重増加・錐体外路症状・起立性低血圧などの有害反応，リチウム中毒症状の有無と血中濃度，鎮静レベル，精神症状や気分の状態)

T-P　①患者が安心して治療を受けられるよう支援する(医師の説明の補足，薬剤師との面接の調整や付き添い，患者に有害反応が出ていないかどうかの確認，有害反応が現れたときの適切な対応)

　　　②今後の生活のあり方について十分に相談し，必要な支援を

提供する（社会資源の活用，通院先の確保など）

③外泊の開始に伴いその都度目標を設定し，外泊終了時に家族とともに評価し，次回の外泊に備える

④病前のように行動できないこともあるため，焦らず自然に環境に適応していくことを支援する

E-P ①退院に向け心理教育グループへの参加を促し，病気についての理解や再発予防に向けた病状コントロールの方法，社会資源の有効利用について，患者と家族に指導する

【入院3か月後の評価】

初回の外泊では，Kさんは思っていたよりも何もできなくなっていると落ち込む様子もみられたが，回数を重ねていくうちに，1人での時間の過ごし方にも慣れ，働く妻の代わりに買い物に出かけたり，掃除や洗濯を手伝ったりするようになった。集団心理教育に参加することで，入院前の自分の状態を冷静にみつめられるようになり，これまでの生活スタイルの見直しや病気とどのように付きあっていくのかについて考えるようになった。通院は週1回とし，併設しているデイケアに週3日通いながら就労支援プログラムに参加し，妻が在宅している土曜日に訪問看護を設定し，自宅に退院することになった。

④ 退院後の支援と状況

退院後の初回外来では，Kさんは焦らず自宅でゆっくりしながらデイケアに通院していると話していた。薬の管理も適切に行うことができ，気分も安定していた。今後3か月間は，今のペースで生活するようにし，春にはアルバイトでもいいから働けるようになりたいと自らの生活の展望について話していた。

12 アルコール依存症と双極性障害が併存している患者

第5章 実践事例

事例紹介
- Lさん　男性　50歳代　生活保護受給中
- アルコール依存症(後に双極性障害が追加)
- 任意入院
- 肝機能障害の既往歴あり
- 両親は他界。離婚し，現在は単身。3人の子どものうち長男とのみ連絡をとっている

1 入院までの経過

　Lさんは，中学から高校生の頃は暴走族に属していた。アルコールの初飲は中学時代。楽しい気分になり，不良グループの仲間と機会的に騒ぐ程度の飲酒だった。高校卒業後は営業職に就いたが上司や先輩が自殺したことで，職場に不安を感じ退職した。その頃は勤務後に際限なく飲酒するようになった。飲酒すると暴力や，行動がまとまらなくなることがときどきみられていた。

　その後，職を転々としながら自営業を始めることになり，どうにか仕事は続けていたが，しだいに抑うつ気分や意欲低下，不眠が現れ「生きていたくない」と妻に訴えることもあった。

　その後，妻にも暴力を振るうようになり離婚した。その頃には，自営業を続けていくことが困難な状況になり，休業し，生活保護を受給することとなった。単身生活となり，さらに酒量は増加した。酔って器物損壊や無銭飲食，別居した元妻の自宅に侵入するなどして逮捕されたこともあった。ある日，飲酒運転でタクシーに衝突し逮捕された際に，弁護士から精神科受診を勧められ，受診の結果アルコール依存症との診断を受け，疾患教育，生活環境調整目的で任意入院となった。

2 情報収集とアセスメント

　Lさんの年齢，病前性格，家族状況，生活環境，社会機能，生活機能，入院前からのエピソード，主訴，病状の経過，認知機能，身体状況などの情報から以下のようにアセスメントした。

1. 50歳代という年齢は壮年期にあたる。長年のアルコールの多飲状況に加え単身生活であり，食生活が偏っていたことが考えられる。そのため栄養状態の悪化，肝機能障害など可能性もあり，血液検査デー

タの確認や全身状態の観察が必要である。

2. 思春期から不良グループに属していたことや，逮捕された経過からもともと衝動的な性格傾向だったことが疑われる。ストレスがかかったときにLさんの衝動性が高まる可能性がある。Lさんのコミュニケーションパターンを把握し，衝動的行動に至らないような支援が必要と考えられる。

3. Lさんは，本来親から得られるべき安心感や安全感が得られなかったため，暴走族に属することで帰属感や自分の存在価値を得ようとしていたと推測される。離婚して単身生活という状況のなかで常に不安定さがあり，寂しさをアルコールで紛らわせることで，アルコールへの依存がさらに進行したと考えられる。まずは入院生活のなかで，Lさんが安心感を感じられる関係性づくりをしていく必要がある。

4. これまでにも抑うつ気分や意欲の低下といったうつ状態だったと思われる時期があるが，そのときのエピソードの情報は少ない。最終飲酒は入院の1週間前であり，離脱による抑うつ気分とは考えにくい。飲酒により粗暴行為が現れることもあるが，抑うつ状態が双極性障害からくるものであることも考慮する必要がある。

5. 長男とは連絡がとれるため，退院後の生活支援は長男がキーパーソンと考えられる。長男の生活状況を含め，十分な情報収集をし，どの程度の支援が可能なのか，収入面を含め生活環境を整えていく必要がある。長男に負荷をかけすぎず，Lさんと適度な距離が保てる関係性を目指していくことが必要である。

　Lさんの「障害」や「行動」の理解をするために「アイスバーグ（氷山）モデル」（図5-1）[1]を紹介する。

アイスバーグ（氷山）モデル

　アイスバーグ（氷山）モデルは心理力動学的な考え方に基づくモデルで，嗜癖，うつ傾向，ストレス障害などは，生まれ育った家庭で学習した罪悪感，恥，見捨てられることへの恐怖といった，より深い内容の現実と結びついているというものである。

　氷山というのは体積の1/10が海面上にあって9/10は海面下にあるといわれている。図5-1のようにうつ病に限らず，依存症などのアディクションや強迫症状といった山はいろいろあるが（氷山の海面より上の部分），9/10の海面下に構成されている部分は共通するという考え方である。このアイスバーグモデルは他でも使われ

図 5-1　アイスバーグ(氷山)モデル①

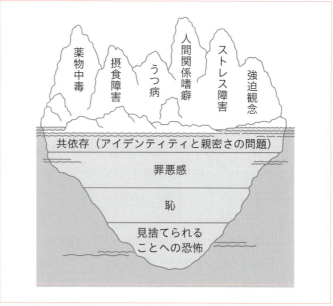

ジョン・C・フリエル・リンダ・D・フリエル, 杉村省吾・杉村栄子訳：アダルトチルドレンの心理―うまくいかない家庭の秘密, 193, ミネルヴァ書房, 1999.

図 5-2　アイスバーグ(氷山)モデル②

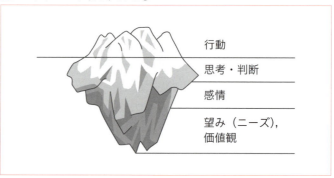

内藤知佐子・伊藤和史：シミュレーション教育の効果を高める　ファシリテーター Skills & Tips, 179, 医学書院, 2017.

ており(図5-2)[2]，「障害」の部分を「行動」に置き換えると表に現れている「行動」や一定の傾向の背景には，その出来事，行動や問題を生み出している「思考」「判断」などがあり，さらに「感情」や，深いところでの「ニーズ」，その人の「価値観」などがあるといわれている。

　アルコール依存症者が初診時に抑うつ症状(HAM-D14点以上：中等度以上)を有する割合は54%，また抑うつ症状を訴えて来院した人がアルコール問題(AUDIT12点以上：問題飲酒のcut-offポイ

ント）を有する場合は22％というデータ[3]があることから，気分障害とアディクションの問題はセットで考えたほうがよいともいえる。

つまり，表面に現れていることだけにとらわれるのではなく，海面下の部分に目を向けることが重要であり，そこをいかに大事に扱うかが，その後の信頼関係につながるポイントになる。

❸ 看護計画および看護の実際

長期目標：ストレスや不安に対する自分の反応を知り，考えや感情をその場にあった表出ができる。

1 入院1週間

入院1週間目標：入院環境に慣れることができて，安心感をもつことができる。

O-P ①バイタルサイン

②CIWA-Ar[1]

③態度や表情，言動，疎通性

④食事摂取量

⑤排泄状況

⑥水分出納・電解質のチェック

⑦睡眠状況

⑧保清・整容状況

⑨日中の過ごし方

⑩スタッフや他の患者とのコミュニケーションのとり方

⑪衝動的行動の有無とその前後の様子

⑫服薬状況，副作用の有無

⑬血液データ，栄養状態

T-P ①Lさんの背景を知り，現在の状況と思いを知る

②信頼関係の構築に努め，Lさんが思いを表出しやすい雰囲気づくりを心がける

③自殺念慮の有無を確認し，自傷行為の予防に努める

④セルフケア不足の援助を行う

⑤不安や不眠が出現したとき，頓服薬の使用を検討する

[1] CIWA-Ar(Clinical Institute Withdrawal Assessment for Alcohol, Revised form)
離脱症状重篤度評価尺度のことで，米国で使用されているアルコール離脱評価得点ガイドラインである。

12

アルコール依存症と双極性障害が併存している患者

⑥入院治療の意義を感じられるよう支持的・受容的態度で接する

⑦活動と休息のバランスをとるよう促す

E-P　①焦らずに治療に専念するよう伝えていく

②看護師は治療の伴走者であることを伝えていく

【入院1週間の評価】

　入院時離脱症状は認められず，一般個室に入室した。CIWA-Arは0点でバイタルサインも安定していた。最近は連続した飲み方ではなく機会的に大量飲酒するパターンだったという。入院当初は食欲はあまりないが，排泄，清潔行動でLさんが特に気になることはないとのことだった。気分的には「やる気が起こらない」と「何もしたくない」と言い，他患者との交流を避け1人で過ごすことが多かった。

　看護師には「何かいろいろなことを考えてしまう。家や仕事のことを考えないようにしても勝手に浮かんできてしまってつらい」「離婚しちゃったし，子どももちゃんと育てられなかった。酒を飲むと記憶をなくして人を殴ったり，警察に捕まったりしてしまう。今のままだったらまた何かやってしまいそうで怖い。今後また家族に迷惑かけたらすまない。自分は何でこんな人間なんだろう。神様は不公平だと思う。死ぬのはまずいと思うが，これ以上生きているよりも死んだほうがよいのかなと思ってしまうときがある」と語った。これまでの飲酒に関係した行動を批判せず，今の気持ちを表現してくれたことを承認し傾聴に努めた。

　離脱症状が目立たなかったのは，最終飲酒が入院の1週間前ということや，もともと連続飲酒ではなかったためと考えられる。むしろ，機会飲酒時に反社会的な行動を起こしてしまうことに問題があると考えられた。

　入院時，Lさんは意欲の低下や無気力といった抑うつ症状や漠然とした自殺念慮を表現していたが，切迫感はなかった。Lさんは1人で過ごすことが多いが，部屋担当の看護師が訪室した際にはよく話をしていた。以上のことから，衝動性は低いと考えられる。食欲も出て，入院1週間が過ぎる頃には清潔行動もとれ，入眠困難時には自ら不眠時薬を希望しにくるなど，活動と休息のセルフケア行動もとれる状況となった。実際に抑うつを感じていた時期ではあるが，その背景に，実は対人関係に不安や苦手意識があり，"人見知り"をしていた状態であったと考えられる。まだ自己評価は低く，またその傾向が強く表れる可能性が考えられる。

そのため，この時期は徹底して信頼関係の構築を最優先にかかわっていく必要がある。

■2　入院2週間〜2か月

入院2週間〜2か月目標：①アルコールリハビリテーションプログラム（ARP）に参加できる。

②不安を表出し，気分が緩和され治療を継続することができる。

③ストレスや衝動について振り返ることができる。

O-P　①バイタルサイン

②態度や表情，言動，疎通性

③食事摂取量

④排泄状況

⑤水分出納・電解質のチェック

⑥睡眠状況

⑦保清・整容状況

⑧日中の過ごし方

⑨スタッフや他の患者とのコミュニケーションの様子

⑩衝動的行動の有無とその前後の様子

⑪服薬状況，副作用の有無

⑫ARPの参加状況・内容の受け止め方

⑬抑うつ，焦燥，悲観，自責，絶望感，感情失禁，不安の有無

⑭外出前後の行動・言動

⑮外出中の飲酒行動の有無

T-P　①信頼関係の構築に向けたはたらきかけを継続し，思いを表出しやすい雰囲気づくりを心がける

②気がかりなことがないかをたずね，気持ちに寄り添う

③Lさんの自尊心を傷つけないようにかかわる

④訴え時は批判することなく傾聴する

⑤治療継続ができるようARPへの参加を促す

⑥不安による行動についてLさんが考えられるよう援助する

⑦興奮状態のときは冷静に対処し，状態が落ち着くまで話を

する

⑧不眠，不安，興奮状態のときは頓服薬の使用を検討する

⑨外出中に飲酒行動があったとしても責めない

⑩多職種カンファレンスで情報交換を行う

E-P　①いつでも援助を受けられることを説明する

②不安や怒りなどの感情を言葉で表現するように説明する

③外出中に飲酒してしまったら帰棟時に正直にその旨を伝え
てほしいことを説明する

【入院2週間〜2か月の評価】

Lさんは表情の硬さがいくぶん和らぎ，入院生活に慣れた様子がみられた。相変わらず1人で行動することが多いが，食事摂取中に他の患者と話す場面もみられるようになった。

今後の生活環境調整について，地区の生活保護担当者を交えた話しあいが2週間後（入院1か月後）に設定された。

またこの頃にARP導入の指示が出た。オリエンテーションの時点でLさんは参加への不安を表出し，参加初日は「やっぱりプログラムに出るのは不安。今日はやめておくよ」と言って参加できなかった。

ある日，Lさんは特定の看護師の態度が自分を馬鹿にしている気がすると話した。そのときは聞いてもらうだけでよいということだったが，その後徐々に看護師に対する不満を口にするようになり，ときには「看護師によって言っていることが違う」と憤慨し，声を荒げる場面もみられた。

また，生活環境調整について"2週間後の話しあいのときに検討する"としていたが"2週間後の話しあいのときに決定する"と思い込み，「2週間後に決定するためには今から動かないといけないのに全然話が進んでいない」と看護師に対して激高することもあった。

話しあいの前日は朝から表情が硬く，看護師の行動を大声で非難した。看護師との面接の場面でひとしきり思いを表出した後「自分は酒を止めていくつもりなのに何で思うようにいかないのか」「何で周りは自分をイライラさせるのか」と泣きながら話し，看護師はLさんの訴えを傾聴し，大きな不安に向きあっていることを労った。

当日の話しあいの場では，ときどきイライラした口調になる場面もみられたが激高することはなく，今後の方向性を検討することができ具体

的な目標を立てることができた。

　Lさんの目に見える行動だけ捉えると「興奮しやすい易怒的な問題患者」であるが，背景にあるのは今後の生活環境調整に対する不安であったと考えられる。自分の思いどおりに生活の基盤づくりができない苛立ちや，今後イメージどおりになるのかわからない状況はLさんにとってかなり不安だったと思われる。面接日が近づくにつれて攻撃的な表出が増えていったのは不安の高まりを表していると考えられる。Lさんが不安を攻撃的な表現をとることで解消する傾向にあるのは入院前のエピソードからもわかる。今までは，そこに飲酒が加わっていたこともあり，社会的問題につながりやすくなっていたと推察される。依存症患者には「底つき体験**2**」が必要と考えられていた経過があり，このような状況にある患者に対して，看護師は「自業自得」と思ってしまう傾向にある。しかし，社会的問題を起こしてしまうまで依存してしまうのはアイスバーグの海面（図5-1）より下の部分が影響していることが考えられるので，海水温度を上げて氷が溶けるような温かい対応がLさんにも必要であると考えられる。

2 底つき体験
自分の力ではコントロールできないと自覚し，酒害を認め，回復の希望を求めること。

看護師の「北風的対応」と「太陽的対応」について（PART1）

　依存症治療の現場では以下のような神話があると成瀬[4]は述べている。

①依存症の治療には「底つき」が必要である！

②回復にはミーティングしかない！

③自分から治療を受ける気持ちにならないとダメ！

④依存症の治療は続かない！

⑤何がなんでも断酒断薬を目指すしかない！

　そのためには「嘘を認めさせ，否認を指摘し，離脱の不快感とかこれまで他人に迷惑をかけてきた罪悪感を刺激して，喪失体験から回復につなげようとする」という一見すると懲罰的な対応が主流だった時代がある。この対応の仕方を"北風的対応"と表現し，逆に海面下に目を向け，「傷ついたサバイバーである」として接遇を意識し笑顔と敬意のある対応のことを"太陽的対応"と名づけた。

　患者は看護師の北風的対応に対して，表面的には必要以上にへりくだったり，逆に看護師の言動・行動のあげ足をとるなどの他罰的行動で自分を守ろうとする。その行動に対して，看護師は陰性感情が生じやすく関係づくりに苦慮する場合が多い。患者に対

する陰性感情を和らげるには「患者背景を知ること」が有効である。「アイスバーグモデル」を活用することで疾患理解につながり苦手意識を和らげる可能性はある。

　また患者の

①自己評価が低く自分に自信がもてない

②人を信じられない

③本音を言えない

④見捨てられる不安が強い

⑤孤独でさみしい

⑥自分を大切にできない

という特徴から[4]，患者は医療者のことをよく見ているともいえる。看護師が自分にとって北風なのか太陽なのかをアセスメントする能力はかなり高いと考えられる。

　看護師は，Lさんと何度も面接を行った。面接の時間が効果的になるのは，その前のコミュニケーションをどれだけていねいに行ったかによる。病棟看護師の場合は入院時の太陽的対応が最大のポイントである。たとえ，Lさんが自業自得と思ってしまう行動をしたとしても，非難せずに，可能な限り早くニーズを満たすことを心がけることが必要である。まず，信頼関係を築くことができれば，ときに看護師から言いにくいことを伝えても受け入れてもらえる可能性が高くなる。

　"何をするか"ではなく"誰がするか"ということを心がけ，患者から選ばれるスタッフが集まったチームづくりをすることが重要と考える。

3　入院3か月

入院3か月目標：①ストレスや衝動について適切な方法で対処することができる。

　　　　　　　②不安を表出し，気分が緩和され治療を継続することができる。

　　　　　　　③ARPに参加し自身の傾向を考えることができる。

　　　　　　　④退院後の生活に向けて環境調整ができる。

O-P　①バイタルサイン

　　　②態度や表情，言動，疎通性

　　　③食事摂取量

　　　④排泄状況

⑤水分出納・電解質のチェック

⑥睡眠状況

⑦保清・整容状況

⑧日中の過ごし方

⑨スタッフや他の患者とのコミュニケーションの様子

⑩衝動的行動の有無とその前後の様子

⑪抑うつ，焦燥，悲観，自責，絶望感，感情失禁，不安の有無

⑫服薬状況，副作用の有無

⑬ARPの参加状況・内容の受け止め方

⑭外出前後の行動・言動

⑮外出中の飲酒行動の有無

⑯自助グループへの参加状況

T-P　①患者−看護師関係を継続し，Lさんが思いを表出しやすい雰囲気づくりを心がける

②気がかりなことがないかをたずね，気持ちに寄り添う

③自尊心を傷つけないようにかかわる

④Lさんの訴え時は批判することなく傾聴する

⑤治療継続ができるようARP参加を促す

⑥退院後に必要な支援を理解できるよう情報提供をする

⑦退院後の生活環境調整に取り組んでいることを支援する

⑧多職種カンファレンスで情報交換を行う

⑨外出中に飲酒行動があったとしても責めない

⑩不安による行動について考えられるよう援助する

⑪興奮状態のときは冷静に対処し，状態が落ち着くまで話をする

⑫必要に応じて頓服薬の使用を検討する

⑬自己の傾向を知り，対処方法を一緒に考える

E-P　①いつでも援助を受けられることを説明する

②不安や怒りなどの感情を言葉で表現するように説明する

③自助グループの必要性が理解できるよう説明する

④外出中に飲酒してしまったら帰棟時に正直にその旨を伝えてほしいことを説明する

【入院3か月の評価】

　生活環境調整の話しあい以降，Lさんが易怒的になることはなかった。Lさんは ARP については選んで参加していた。また，ARP のなかでアダルトチルドレンのことを聞き，病棟に置いてある図書を読む姿がみられ，自身の傾向についてスタッフにやや興奮気味に話すこともあった。

　退院を目前に控え，長男を交えての面談が行われた。Lさんが長男から離れたところに住んでしまうと事件などを起こす可能性があるのではないかという心配から，長男宅近くのアパートに住むことになった。

　Lさんは「今までは気分の波は自分以外の人にもあるものだと思っていたが，一般の人は自分のような気分の変化がないことがわかった。これまでずっと1人だった。精神科を受診しようと思ったが，本当に症状があるのか信じてもらえるのか不安だった。今まで自分探しをしていて悩んでいた。薬を飲むことで気持ちが穏やかになることを実感している」と語り，退院に対して不安はありつつも易怒的になることはなく退院となった。

　Lさんは今回の入院と ARP を通して自身の傾向を振り返ることができたと考えられる。気分安定薬の調整ができたことも感情の安定化につながったと思うが，今後の生活の場を決めるという大きな不安を乗り越えたことは自信につながったと考えられる。

　Lさんが自身の傾向に気づけたことは今後の対人関係の一助になったと思うが，現段階では表現の仕方まで身についたわけではない。今後も，不安なことが起きたときに過剰な行動になってしまうことは考えられる。外来でも自身の傾向を気づけるような声かけを繰り返し行っていくことが必要と考えられる。

④ 退院後の支援と状況

　退院後Lさんは予定どおり，長男の住居近くで単身生活をしている。入院期間中に見学した地域活動支援センターにはときどき行っているようだった。退院前「AA（Alcoholics Anonymous, 自助グループ）には通う」と言っていたが，実際は毎日通っていない状況である。それでも飲まない生活は送れているというが，外来では断酒を継続するには仲間が必要であることをその都度伝えている。処方薬はきちんと服用しており，やや軽度のうつ状態で経過している。Lさんはいずれは自営業を復活させたいと目標をもって生活しており，長男はときどき連絡をとりLさんの思いを支えているようだった。

> **「北風的対応」と「太陽的対応」について（PART2）**
>
> 　効果的な患者–看護師関係の第一歩は「お互いが成長していくことのできる相互作用の関係性である」と意識することである。患者にとっては北風的対応は逆効果であり，まずは患者との信頼関係づくりを大事にすることが自然と太陽的対応になっていくと考えられる。
>
> 　何か特別な技術が必要なのではなく，まずは彼らに受け入れてもらうという姿勢を看護師が常に意識することが重要である。

引用文献

1) ジョン・C・フリエル・リンダ・D・フリエル著，杉村省吾・杉村栄子訳：アダルトチルドレンの心理—うまくいかない家庭の秘密，193，ミネルヴァ書房，1999.

2) 内藤知佐子・伊藤和史：シミュレーション教育の効果を高める　ファシリテーター Skills & Tips，179，医学書院，2017.

3) 田山真矢・齋藤利和：アルコール依存症とうつ病，アルコーリズム：アルコール依存症と関連問題，4(1)，20-24，2016.

4) 成瀬暢也：アルコール使用障害の診断・治療の進歩と今後の展望　心理社会的治療，Progress in Medicine，33(4)，875-880，2013.

第5章 実践事例

13 入院中に診断がうつ病から双極Ⅱ型障害に変更になった患者

事例紹介
- Mさん　男性　40歳代　銀行員(副支店長)
- うつ病→双極Ⅱ型障害　　医療保護入院
- 糖尿病，高尿酸値症で内服治療中　　妻と2人の娘の4人家族

1 入院までの経過

　Mさんは国立大学卒業後，大手の銀行に入職した。入職時から仕事熱心で支店長に出世した。真面目で几帳面な性格で，仕事でも人一倍確認をしてミスがなく，同僚の仕事をフォローするなど周囲からも頼りにされていた。

　最近は仕事が忙しくなかなか家に帰ることができずに，夜中に帰ってくることが多かった。そのため，帰宅後すぐに眠れるようにと帰りの電車のなかでお酒を飲むことが多かった。Mさんもこの時間が一番ほっとできる時間であると妻に話していた。

　入院の4か月前に仕事上でトラブルがあり，夜間眠れない日が続いていた。仕事でのトラブルがあったことを知らない妻に対しMさんが一方的に八つ当たりをすることもあった。しかし，そのイライラはすぐに収まり，その後は自分の部屋に閉じこもっていた。職場には何とか出勤し，欠勤することはなかった。

　入院前日，通勤途中の駅でホームに飛び込み，救急病院へ搬送された。一命はとり止めたものの「失敗した。何で生きているんだ」など自殺念慮がみられ，ときには医療スタッフへ罵声を浴びせることもあった。自殺企図のリスクが高く，行動化の恐れがあるため，精神科病院にて，うつ病と診断され医療保護入院となった。

2 情報収集とアセスメント

　Mさんの成育歴や生活状況，現病歴や入院前からのエピソードなどの情報から以下のようにアセスメントした。

1. Mさんの場合，エピソードとして抑うつ状態になったきっかけは「仕事のトラブル」だと推測される。そのため，家族も軽躁状態の「熱心に仕事をする」「人一倍確認をする」といったことを患者の性格と捉

えて，軽躁状態を見落としていた可能性がある。双極Ⅱ型障害の患者は，軽躁状態であっても他者に迷惑をかけるほどにはならないため病院を受診するには至らず，抑うつ状態になった時点で受診し入院に至る場合が多いことから，Mさんについてもその可能性は否定できない。面会時などに家族から聴取する必要がある。

2. 不眠となり，妻に対し一方的に八つ当たりをするがそのイライラはすぐに収まるなどのエピソードから，不眠や脱抑制，多弁・多動が特徴的で高圧的な態度をとる軽躁状態への対応が必要と思われる。そのかかわりのなかで，罵声を浴びるなど看護師にストレスがかかることもある。そのような状況においては看護師が要求に応えることができることとできないことを明確にして対応することが必要である。

3. Mさんの病前性格は真面目で几帳面である。仕事で「確認を人一倍行っていた」という点からも，「～であるべき」や「白黒はっきりしないといけない」といった偏った考え方をしていたと思われる。そして，気分の落ち込みがみられ，将来に対する絶望感から自殺企図に至ったのでないかと考えられる。

4. Mさんのように躁とうつが混在している状態にある患者は気分の落ち込むスピードが速く，軽躁状態から抑うつ状態の落差が激しい。このときに行動化に至り，自殺企図のリスクが非常に高いと考えられる。そのため，TALKの原則■に沿った看護介入を行い，自殺念慮へ早期の段階での介入が必要であると考える。

■ TALKの原則
p90参照

❸ 看護計画および看護の実際

長期目標：気分が安定し職場へ復帰でき，家族と生活できる。

▌1　入院～4週間

入院～4週間目標：①気分が安定し自傷・他害行為がみられない。
　　　　　　　　　②現実的な判断をすることができる。

O-P　①言動の内容（自殺念慮，多弁・多動，観念奔逸，セクシャルハラスメント的な言動）
　　　②夜間の睡眠状況（入眠困難，中途覚醒，早朝覚醒）
　　　③不安・焦燥感の有無
　　　④表情，行動の落ち着きのなさ

⑤怒り，将来への絶望

⑥食事量・摂取状況

⑦多要求の有無

⑧観察項目の変動の有無

T-P ①安静を促す

②TALKの原則に則りコミュニケーションを行う

③自殺企図のリスクが高いときは医師の診断のもと行動制限（隔離，拘束）を考慮

④要求には統一した限界設定を行う

⑤静かな環境でゆっくり声かけを行う

⑥過剰なエネルギーの発散方法について，本人，医療スタッフを含めて相談する

E-P ①要求に対してできること，できないことがあることを説明する

②他の患者に対して物の貸し借り，勧誘は一切行わないように説明する

③他の患者を巻き込まないように説明し，他の患者の治療に介入しないように説明する

④継続した内服の必要性を説明する

⑤病状には安静が必要であることをその都度伝える

【入院〜4週間の評価】

　入院後より，焦燥感が強く自殺念慮がみられるため，主治医から隔離の指示が出され終日施錠で対応していた。抗うつ薬（SSRI）が処方されたが，焦燥感が強く食事・水分は摂取できず，内服のみ行える状況だった。入院3日目には焦燥感がなくなり，食事や水分も摂取できるようになった。しかし，看護師に「ここの看護師はぜんぜん話を聞いてくれない」など多弁，多動がみられ，言動にまとまりがなかった。主治医や看護師などのカンファレンスでは，看護師に訴えが多いが夜間は良眠できるようになり，自殺念慮や行動化のリスクも低下したとのことで隔離を解除し，一般病床で経過をみることとなった。

　入院2週間が経過する頃，Mさんの精神状態より双極Ⅱ型障害と診断名が変更となった。そのため抗うつ薬から気分安定薬の処方となった。しかし，「何で調子が悪くないのに薬を調整しないといけないんだ」と

服薬の拒否が続いた。そのため，再び夜間の不眠がみられるようになり，言動もまとまらず，病棟内で夜間に歌いながら徘徊する姿が目立つようになった。他の患者に対する迷惑行為と精神状態の悪化があり，主治医の診察により，保護室に終日隔離となった。入室時も「調子が悪いわけでないのに何で保護室なんだ」とあったが，説明にてしぶしぶ応じた。

しかし，保護室に入室すると精神状態が安定し始め，夜間の睡眠もとれるようになり，拒否なく内服できるようになった。入室して5日後には隔離が解除され，一般病床で過ごせるようになった。

入院3週間後には家族の協力のもと外出，外泊が可能となった。外泊前になるとやや興奮気味になり，「家に帰ったらいろいろやらないといけないことがある」「早く帰って仕事に復帰しないと…」などと看護師に話していた。妻に外泊中の様子を聞くと，「自宅で昼夜を問わずパソコンに向かって仕事をしていた」ということであった。

そこで，受け持ち看護師はMさんの病前の様子を妻から聴いてみることにした。妻は「今回入院で躁うつ病と言われて考えたが，実は以前から調子に波があったと思う。管理職の試験前などは夜も休日も勉強していて，複数の資格を同時に取得し，自ら厳しい状況に追い込んでいたように思う。そうかと思うと1か月後には頭痛や腹痛を理由に仕事を休んだりする時期もあった。少なくとも30歳くらいからこのようなことがあったが，そういった性格だと思って気にならなかった」と語った。

病状についてMさん自身も客観的にみることができなかったが，日々の看護師との会話のなかで少しずつ自分の気分に波があることがわかり始めていた。

Mさんには外泊を控えて退院後の生活の不安や，復職後の生活への不安といった，仕事をしていない自分への劣等感など将来に対する不安や自己を否定する考えなどがあった。そのため，自己防衛としてパソコンに向かうことで，不安を頭から消そうと努力をしたのではないか。気分の波が起きるのは，患者自身に不安な感情（特に将来などへの予期不安）があり，この不安に対して過剰な行動をとってしまうことが理由として考えられる。

2　入院4週間〜3か月

入院4週間〜3か月の目標：①気分の変化について実感できる。

②外泊時の状況や出来事を言語化できる。

O-P　①面談の内容
　　　②気分のグラフ(図5-3)の変化
　　　③睡眠状況
　　　④表情
　　　⑤日中の活動状況
　　　⑥外泊時の状況

T-P　①気分のグラフを使った看護面談(患者の自己への振り返りを促す方法の一例)を週1〜2回行う
　　　②ゆっくり語れる環境をつくる
　　　③気分のグラフの波から患者とともに気分の波の特徴を考える
　　　④気分にあった活動性を維持する(休むときは休む,活動できるときは活動する)

E-P　①気分のグラフを使った看護面談は気分を上げるために行うのでなく,気分の安定を図るために行うことを伝える

気分のグラフを使った看護面談(患者の自己への振り返りを促す方法の一例)

　気分のグラフを使った看護面談は気分の波がある患者への看護介入方法の一つである。縦軸には現在の気分を数字で表現し,横軸には時間経過を表したもので,うつ病患者に対する看護経験とVAS(ビジュアル・アナログ・スケール),うつ病の復職支援のプ

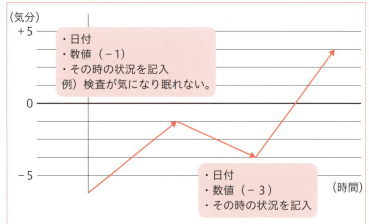

図5-3　気分のグラフ

ログラムにおける認知行動療法をもとに独自で考案し作成したものである（図5-3）。これは，認知行動療法と同様に自分自身の気分を適切に言語化でき，気分の落ち込みに対して患者自身が客観的に自己評価し，病状に対してセルフマネジメントできるようになることを目標としている。実際に気分のグラフの効果として，患者は気分の変化を言語化できるようになり，抑うつ気分による行動化が減り，作業療法に参加するなど活動性が向上した。また，患者自身も気分の変化によって休む，つらいけど活動してみるなど自己決定能力にも変化がみられた。看護師の行動変容への介入は，入浴やクラブ活動に参加を促すにも「今は－3だからゆっくり休んでもらおう」「今は夜間不眠であっても気分のグラフでは＋2だから気分転換に活動に参加してもらおう」など，活動を促してよい時期があることを把握し，介入方法を患者の精神状態にあわせながら変える。

　週1回の看護面談の開始前に，今までで1番気分の良いときを＋5，気分の悪いとき（抑うつ気分）を－5，普通を0とし，患者自ら判断し，点数表示をしてもらう。看護面談は週1回，1対1で実施する。場所は病棟内とし，患者の希望する場所で30分～1時間程度グラフを用いながら，現在の気分の数字の理由を問う。内容は，数値の理由をもとに現在抱えているストレスの状況，考え，前回の数値との比較を話しあうものである。

【入院4週間～3か月の評価】

　入院4週間目に気分のグラフを使った看護面談を始めた当初，Mさんは「調子はわからない」とあり，「ただなんとなく…」とだけで話していた。しかし，面談を2回，3回と続けていくと，「＋5は明らかに調子が高く，夜も眠らずパソコンに向かっているときで，－5は死にたい気持ちが強く，そわそわして落ち着かない。何もできない時期で，このときが入院したときだと思う」と話すようになった。そして「そこから比べると今は，－2くらいかな。実は，眠れているというよりも薬で眠らされている感じがする。外泊が始まったから早く仕事に復帰しないとと思ってしまう」など話すようになった。このことから，睡眠が確保され入院生活のなかでも活動性が向上し気分が安定したと判断できた。しかし，Mさんとしては早く退院して仕事に復帰しないと自分のポジションがなくなるという不安が強くあった。そのため，家族との面談と他職種とのカンファレンスの結果，いったん外泊は中止し熟眠感の確保と週

に1回の気分のグラフを使った看護面談を導入し気分の安定を図ることにした。

面談を重ねていくと，夜間の睡眠評価によって気分が変調することがわかった。そこで，薬物療法と日中の活動性を上げていった。そして，気分のグラフが±0となり熟眠感も得られたため，外泊を行った。外泊後に気分のグラフをつけると「調子が良いです。＋4で気分が良いです。もう大丈夫です」と，やや興奮気味に話していた。このように面談をくり返すことで表5-5のような気分の数値と様子になった。

表5-5 気分の数値とMさんの様子

気分の数値	面談でのMさんの言動
＋5	明らかに気分が高揚しており，夜も眠らずパソコンに向かっている
＋4	調子が良い，気分が良い，もう大丈夫，やや多弁だと自覚もしている
＋3	（入院中みられず）
＋2	同じくよく眠れた，少し気分が高揚しているとき
＋1	よく眠れた，日中も散歩に出られた。眠剤があってきていると思う
±0	調子があまり良くない，寝起きが悪い。でも，日中は本を読んだりできて落ち着いている
－1	（入院中みられず）
－2	外泊から帰ってきて疲れて入浴できなかった
－3	朝起きて調子が良くない。いろいろと考えると夜眠れない
－4	（入院中みられず）
－5	死にたい気持ちが強く，そわそわして落ち着かない。何もできない時期でこのときに入院した

表5-5から，入院前のMさんは軽躁状態の＋4の状態を維持しようとしていたが，＋2〜0を維持することでそれが軽躁状態だと実感できるようになった。つまり，今までの調子の良い状況は少し気分が高揚している状況だったことが自覚できた。

また，時系列でグラフを見ていくと，外泊後に気分のグラフの波の変動が大きかった。このことについてとMさんが実感していた睡眠の状況について話を聞くと，「娘の高校受験で迷惑をかけたくないため，リビングで寝ていた」とのことであった。Mさんにとってこのときの一番のストレスの原因は仕事でなく，娘の高校受験であった。Mさんは，高校は進学校に進んだが，大学進学時に父親がリストラされ大学進学を断念したこと，その後，仕事をしながら夜間の大学へ進学したことなどを語り始めた。「そのときのつらい状況がここ数か月思い出され，かつ，

娘に自分と同じ状況になってほしくないと強く思っていた。しかし，実際はうつ病になってしまい情けない状況になっている」とのことだった。

　退院が近づいてきた時期には，娘の高校受験が不眠の原因となり，そのことを誰にも相談できないという孤独から抑うつ状態が生じた。さらに抑うつ状態になっている自分に自責の念があり，それに対して防衛反応として過活動となった。しかし，エネルギーが継続せず抑うつ状態になり，不眠になるといった負の循環がみられるなど過活動は不適切な対処行動であると考えられた。

❹ 退院後の支援と状況

　気分の波をMさん自身がコントロールし，今まで以上に自分の思いを言葉で表現できることが重要となる。その指標として入院中に行った気分のグラフを退院後も継続して行うのが望ましい。そのためにも，Mさんの家族や職場の産業医や上司など，Mさんの支えになる人たちと情報を共有する必要がある。そのためのポイントとして以下があげられる。

①Mさんが娘を心配をしていることに関して，Mさんが直接娘と話をすることは症状の再燃となる恐れがあるため，妻を交えて話すか，妻が橋渡しとなって伝えるなど，気分の状況によって調整が必要。

②できるだけ入院前の役割りを継続できるような復職支援を産業医に相談する。

③症状の再燃予防として，気分のグラフで＋3または－2のときは定期受診以外でも受診する。悪化する前に気分の波を安定させるために短期間の休息入院を検討する。

　今までのMさんは，「入院＝治療，回復」を目標としていたが，今後は「入院＝休息」という考え方をもてるようになること，自分自身の気分により自覚的になり，社会復帰を目指していくことが課題である。

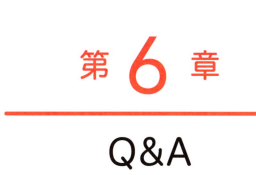

第 6 章

Q&A

第6章
Q&A

01 患者からずっと服薬するのか聞かれたときには？

Q 「うつ病に一度かかったら，死ぬまで抗うつ薬を飲み続けないといけないのでしょうか？」と患者さんに質問されました。どう答えたらよいでしょうか？

A 主治医と相談のうえで，少しずつ薬を減らして終了することができますが，自己判断で服薬を中止しないように伝えましょう。

　うつ病で薬物療法を実施した場合，個人差はあるが，一般的に1～3か月で急性期を脱し，回復期に移る。回復期は3～6か月から1年ほどといわれ，症状の波と付きあいながら社会復帰をしていく。その後は，寛解期といわれ多少の気分変動はあるものの，大きく落ち込むことはなく，安定した生活を送れるようになっていく。その時期に入ると患者は，「もう薬はいらないのかな？」「なくても平気なんじゃないか？」という気持ちになり，服薬を自己判断で中断することもある。しかし，この寛解期はまだまだ不安定な時期で，服薬中断による再発のリスクが高い。初めてうつ病を発症した人は，最低でも半年間は服薬を続ける必要があるといわれている。症状がまだ残っている人や重症のうつ病と診断された人，また，何度もうつ病の再発を繰り返している人は，寛解期に入っても1年以上は服薬を継続したほうがよいとされている。

　また，服薬を終了する場合にも，急に飲むのを止めてしまうと頭痛やめまい，不安などの症状が出現することがあるため，医師の指示に従って2週間ごとに徐々に薬の量を減らすという方法をとる。

　なお，同じ抑うつ状態であっても診断が双極性障害である場合には，可能な限り長期間，薬物療法を継続する必要があることもあり，医師への確認を要する。

　いずれにしても，自己判断で服薬を中止せずに，まずは患者が自ら主治医に相談をする必要がある。そこで看護師は，患者が主治医に相談できるための橋渡しや，主治医への情報提供，あるいは患者自身が自分の体調のセルフチェックができるようになるための働きかけを進める必要がある。うつ病の症状やライフスタイル，ストレス対処能力は個人によって差がある。一概に月数や年数で判断するのではなく，患者を総合的にみて判断する必要がある。

第6章
Q & A

02 活動性が低下している患者へのかかわりは？

Q 活動性が非常に低いうつ病の患者さんにはどのようにかかわったらよいでしょうか？

A 患者が抱える不安や苦痛を受け止め，患者自身が自分の気持ちの整理を行う過程を支えることが大切です。

　うつ病エピソードのなかで，意欲や活動性の低下は珍しくなく，その対応に悩まされる看護師は多い。看護師は目の前の患者はなぜ意欲や活動性が低下しているのかを，共感的にかかわりラポールを形成し話を聴くことでその理由を探り，患者自身が自分の気持ちを整理して，受け入れられるようになることが重要となる。

　具体的な対応は，うつ病治療のどの時期の介入なのかで違ってくる。急性期を脱しても活動性が低い（と思われる）うつ病の患者が病室から出てこられず１人でいるような場合は，身体面での休養はとれているかもしれないが，心理面はどうだろうか。健康だったときの過去の自分と，今の自分を比べて，もやもやと考え込んでしまい，その結果，うつ気分が継続して苦しんでいるケースが多い。そこで患者が抱える不安や精神的・身体的な苦痛を受け止め，患者に安心感を感じてもらえることが最も重要である。

　例えば，患者と話をするなかで，患者がうつ気分になってしまう苦しい出来事に対して，「そのようなことが続いていたら本当につらいですね」と，患者の言葉をそのまま繰り返して共感的に返答をする。患者が抱えているつらい出来事の直接的な解決につながらなくても，「私のつらい状況を，わかってくれている人がいる」と感じることで，うつ気分の軽減につながる。ここで注目してほしいのは，患者自身が抱えている苦しい気持ちを他者に話すことで，少しでも気持ちが軽くなるということを実感してもらうことである。そのことが，今後の治療にも大きく影響してくる。「この苦しい思いから抜け出せないんだ」と思っている患者が，一時的でも気持ちが軽くなったと感じることが，出口の見えない状況から改善する可能性を感じてもらえることにつながる。つまり，つらい過去にこだわるのではなく，話してみて気持ちが少しでも楽になったと感じられた今に注目できるような働きかけが重要となる。

　看護師は，治療方針のなかで，患者が活動を増やしてよい時期であれば行動の活性化を促し，自分にとってうつ病を増悪させる不快事象は何なのか，そして自分に快事象をもたらす行動は何なのかを患者自らが明確にできるように促すことができる。また，回避行動や悲観的思考をどのような行動によって適正化していくかを考え，少しでも活動性の向上につながる行動を増やすように試みることができる。さらに，患者の行動の評価を修正をしていくことで，患者自身が活動性の意味に気づき，活動性の向上につながる。

第6章
Q & A

03 認知症が疑われる患者への アプローチ法は?

Q 70歳代でうつ病の診断で初回入院した患者さんですが，入院後，自分の病室がわからず，物盗られ妄想もあったので認知症が疑われました。うつ病と診断されている患者さんで，認知症も疑われる方に対するアプローチはどうすればよいですか?

A 入院したうつ病患者さんに物忘れ症状が出現した場合，その方が認知症なのかうつ病なのかを判断するのは難しいですが，以下のことを念頭に置いて注意して経過をみていく必要があります。

うつ病の症状である思考制止，注意力欠如，不眠が影響した仮性認知症の可能性

　基本的にこの場合であれば，薬物療法，安静といったうつ病の治療を行い，うつ症状が改善するに伴い認知機能は回復する。認知症による認知機能低下との鑑別は難しいが，うつ病による一過性の認知機能障害で構成失行(時計の模写ができなくなるなど)が生じることはまれである。また，不眠症状がある場合，うつ病患者は不眠の苦痛を訴えるが，認知症患者にはそのような訴えは少ないことなどが鑑別の一助となる。

認知症の行動・心理症状(BPSD)，前駆症状であるうつ症状の可能性

　うつ症状は認知症の行動・心理症状(BPSD)，前駆症状として出現しやすい。認知症患者のうつ症状は薬剤への反応性が悪くなかなか改善しないことが多い。さらに薬剤による有害事象(筋固縮，歩行障害，振戦，流涎，ときに悪性症候群)が出現しやすい印象がある。最初の検査で特に認知症を疑う所見がなくても，長期間なかなか回復しないうつ症状がある患者の経過を追っていくと，後に認知症を発症することがある。例えばレビー小体型認知症は初老期にうつ症状として発症しやすい。うつ病の治療を行いながら，幻視，認知機能の日内変動，パーキンソン症状(手指の振戦，筋固縮，歩行障害)，薬剤過敏性といった症状が出現しないかどうかを注意して観察しながら経過をみることが重要である。

　また，認知症の場合はうつ症状が改善したとしても，認知機能は改善しない。

うつ病の患者がせん妄を起こした可能性

　高齢者はせん妄を起こしやすい。入院による環境の変化で起きることもある。せん妄を起こすと見当識障害，記銘力障害，注意障害といった認知機能の低下を招く。

激しい興奮を呈する場合もあれば，静かに過ごしているが普段と比べると何となく様子が違うといった場合もある。後者の場合は何となく会話のやり取りはできることもあり，些細なことでも普段との様子の違いを見極めることが重要である。せん妄を起こす場合は必ず何か原因があるため，そのことも念頭に置いておかなければならない。考えられる要因としては，以下のものがある。

- うつ病の症状である不眠が長期に続いた場合
- 薬剤性の可能性：ベンゾジアゼピン系の睡眠導入剤や抗不安薬，非ベンゾジアゼピン系の睡眠導入剤，一部の抗うつ薬など抗コリン作用を有する薬剤はせん妄を生じやすい。抗ヒスタミン薬や胃薬であるH_2ブロッカーを含み，せん妄の原因となり得る内科薬も多数ある。向精神薬に限らず処方の変更や増減量があった直後は特に注意が必要である
- 入院前のアルコール飲酒の習慣：離脱せん妄を起こすこともあるので，飲酒の習慣，事前の飲酒状況を確認する必要がある
- ビタミン欠乏：胃の手術歴のある人，アルコールの飲酒習慣がある人，食欲低下から栄養状態が不良な人には注意する
- 頭部外傷：高齢者であれば転倒する危険性は常にあり，頭部の打撲によって脳出血を起こしている可能性がある
- 食事・水分をほとんど摂取していない場合：脱水，電解質異常，低栄養などからせん妄を起こす場合がある
- その他身体的なトラブル：感染症，高アンモニア血症，心疾患，脳血管疾患など

第6章
Q&A

04 不安を訴える患者への対応は？

Q 「何をしたらよいかわかりません，助けてください」と看護師の後をついて回り，不安を訴え続けるうつ病の患者さんの対応に疲れてしまいました。こんなときはどのように対応したらよいのでしょうか？

A 今どのような状態であるかを患者さんが認知できるように，ときには時間をつくり，腰を据えて話を聴いてみましょう。

　うつ病の患者には思考や判断の混乱がみられ不安が増強する。不安に執着し混乱状態にある患者は，看護師がその都度対応しているのにもかかわらず，納得できずに訴えを繰り返す場合がある。「何をしたらよいかわかりません」と訴え，看護師の後をついて回るようなときには，「何をしたいのですか」と確認しても，「それがわからないから助けてください」といった返答する患者が多い。その場合は，「同じことを繰り返し話しても大丈夫」と伝えて傾聴姿勢を示し，患者が安心感をもてるように努める。会話中に「同じことばかり話してすみません」と言われることもあることから，話さずにはいられない状態である不安のレベルを認識し会話内容を考える。患者の訴えを受け止めながら，患者の状態と照らし合わせて話を聞く。全く現実と乖離した内容である場合は，不安を受け止めることに重点を置き，会話終了時には「またお話ししてください」と伝える。日勤帯など時間がとれるときに前述のような対応をしておくと，次からはスムーズに対応できる場合が多い。

　ついて回る患者の対応で，看護師もイライラなどの陰性感情が湧いて疲弊する場合がある。これは患者が抱いている感情が看護師に投影されているためと考えられる。そのような自分の感情に気づき，患者の感情を情報として捉えることができると，対応による看護師の心理的負担が軽減できる。

　また，薬剤による不安・イラつき・焦燥感の出現も念頭に置いてかかわる必要性がある。例えばアカシジアなど薬剤の副作用であることも多いので，医師への情報提供を忘れないことが大切である。

　夜勤など対応困難な場合には時間設定をするとよい。そのときには設定はするが確実ではないことも伝えておく。約束をするとついて回る行動は減ることが多い。

　うつ病になりやすい人の思考の特徴に白黒思考がある。不安な状態が続き，繰り返し訴えても解決しないことへの耐性を高めることは白黒はっきりとしない状態の耐性を高めることになる。もやもやした状態に耐えられる力がつくことは生きやすさにつながっていくことを患者に説明することも必要になる。

第6章
Q&A

05 暗い病室の中で過ごしている患者への対応は？

Q うつ病でなかなか症状が改善しない個室の患者さんが，カーテンを開けず電気をつけないまま病室で過ごしています。カーテンを開けようとすると患者さんには「閉めておいてほしい」と言われそのままにしていました。こんなときはどのように対応したらよいのでしょうか？

A 患者さんの状態に合わせて，まずはいったんカーテンを開けてみることから始めましょう。

　うつ病患者へのケアは，「励まさない」「無理はさせない」「ゆっくりと休息をとるよう促す」というのが基本である。その視点で考えると，このような状態の患者でも，無理はさせず，本人の希望のまま静かな部屋で過ごしてもらうということになる。しかし，看護師としてこのままでよいのだろうかと焦ったり，迷ったりする気持ちが生じるのも無理はないかもしれない。

　ただ，うつ病患者のケアでは，「生活リズムを整える」ということも必要である。休息が必要であるといっても，ずっと1人で横になっていれば休息がとれるということではない。暗い部屋の中で，1日中横になって過ごしていては，昼夜逆転も起こりやすく，睡眠のリズムも崩れがちになってしまう。また，回復を促進するケアとして，運動を促進することもあげられている。

　そして，患者はどのような思いから，そのような行動をとっているのかを聞いてみる。急性期と同様に，罪悪感や自責感にとらわれ，自殺念慮が強いために閉じこもっている場合は，急性期の治療を優先し，無理はさせないほうがよいと考えられる。しかし，急性期を脱し回復期に入っても，「なんとなく億劫」「倦怠感があって動きたくない」という状態の場合は，現在の患者の症状について医師の意見を確認しながら，少しずつ活動を促してもよい。例えば，朝カーテンを開けること，電気をつけることから始めてみるなど，日内変動に合わせ，多少調子のよい時間をみつけて，部屋からホールに出て一緒に外を眺めてみる。その際，「疲れたらいつでも横になっていいですよ」とか「カーテンをいったん開けますが，つらくなったら閉めてもかまいませんよ」と一声かけておくと，患者も安心する。そして，少しずつ日中に明るく過ごす時間を増やしたり，病棟内から病棟外へ行動範囲を広げるなど活動を拡大していく。

　回復期にも病状の波はある。昨日できていたことが今日できないということもあるが，長期的な視点で，焦らずに回復を促すようなかかわりをしていく。

第6章 Q&A

06 入浴や更衣を拒否する患者への対応は？

Q 貧困妄想と罪業妄想で1か月以上入浴と更衣を拒否するうつ病の患者さんに対して，どのように対応したらよいでしょうか？

A まずは安心感の提供と信頼関係を構築することから始めましょう。

　うつ病患者はセルフケアが低下し，入浴や更衣といった清潔行動についても意欲の低下から満足に行えなくなることがある。しかし，このケースの場合は意欲低下ではなく貧困妄想と罪業妄想が原因となっている。そうであれば，まずは本人が入浴と更衣についてどう思っているのかを聞いてみる。そうすると「本当はお風呂に入りたいと思っているけれど，入浴代が払えないから入れない」「みんなに酷いことをしてしまったので，お風呂に入ってゆっくり休むなんて許されない」といった，"本当は入浴をしたいと思っているが，それが許されない"という答えが返ってくることもある。このようにうつ状態の患者は自罰的な思考から極端な行動をとることがある。

　そのときに，妄想を直接的に否定しても患者は受け入れてはくれない。統合失調症の妄想への対応と同じように，妄想については否定せず，妄想により生じている悩みや苦痛，困難感に焦点を当て，共感的に傾聴する。そのうえで，妄想ではない二次的な部分に働きかけてみる方法がある。例えば，お金がないという妄想の部分は否定せず，「病院は入浴の際にお金を払わなくて大丈夫なんですよ」といった対応が考えられる。

　とはいっても，妄想がある場合，その行動は簡単には変容しないことが多い。ただ，このような状況には，患者がうまく支援を受けることができていないという背景があると思われる。入院治療を受けているにもかかわらず，援助者との信頼関係がうまく構築できず，安心感が得られていないのではないか。日常生活を援助する看護師としては，清潔を保つために入浴や更衣をしてほしいと思うのは自然なことである。しかし，それがいつか「何としても入浴してもらわないと」という気持ちになってしまうと，患者を援助するという立場から，患者の意に沿わないことを強要する・患者を苦しめるといった敵対するような関係性に陥ってしまう。そこで，まずはこの患者がどうしたら安心感を得られるのか，どうやったら信頼関係を築いていけるのかという視点で，かかわっていくことが大切になる。そういった関係性の先に回復があると考えられる。また，保清ができないことで皮膚疾患が発症したり，増悪したりすることもあるので，皮膚観察を行いながら優先順位をチームで検討することも必要である。

第6章
Q&A

07 退院を拒否する患者への対応は？

Q 病院で自宅のように気ままに過ごしているうつ病の患者さん。退院できるように見えますが，「まだちょっと不安で」と退院を拒否します。どのように対応したらよいですか？

A 患者さん自身に「どのようになれば退院できると考えているのか」を確認しましょう。

　入院治療の一環であるリハビリテーションへの参加は拒否するが，患者同士でカラオケへ行くなど医療スタッフの目には勝手気ままに過ごしているように見える患者がいる。気ままに過ごしているように見えるうつ病には非定型うつ病があり，このケースも楽しいことや自分が好きなことがあると気分が良くなる非定型うつ病が考えられる。非定型うつ病は，出来事に対して気分が変動することが特徴であり，自傷行為もあげられる。生活リズムが乱れる要因として過食，過眠，鉛様の倦怠感，疲労感という症状もみられる。しかし，不安や気分反応性が高い傾向があり，良いことがあると抑うつ気分がすぐに改善することもあるが，良い状態は一過性で長続きせず，容易に抑うつ状態に戻る。これはうつ症状の残存以外に，家族や職場との関係などの心理社会的ストレスが原因となったり，経済的な問題などが理由となることもある。

　また，非定型うつ病でなくても，うつ病の寛解期の状態であればこのケースと同じことが起こり得る。一見気ままに過ごしているように感じるが，病気による症状で苦しみを抱えていることを理解してかかわることで，患者と看護師の相互作用から対応の迷いが軽減できるのではないだろうか。

　例えば，このような患者には入院早期からどのような状態になることを望んでいるのかを確認し，自律性を引き出すように話しあいながら共有看護計画を実践した。目標を患者自身に設定してもらい，目標達成に向かい何をしたらよいかを箇条書きにしていく。看護師は患者の目標達成のためにどのような援助ができるかを同じ用紙に記入する。目標内容は患者によって個別性があるが，援助内容には必ず生活リズムを整えることを盛り込む。生活リズムを整えることは，症状の軽減と退院後の生活においても重要だからである。生活リズムは退院後の生活を想定し，起床時間6時，就寝時間22時など明確な時間を設定する。評価は1か月ごとに行うが，状態に変化がみられたとき，逆にうまく進まないときもタイムリーにかかわることで，患者の自尊感情の向上や低下防止につながる。生活リズムが整ってくると症状が軽減され，退院後の社会生活がより身近に感じられるようになり，不安を訴える患者がいる。そのときは次のステップとして不安に関する目標設定へ変更し実践することで自信をもって退院へと向かっていけるようになる。

第6章
Q & A

08 拒薬する急性期の患者に どう説明する?

Q 病識のない急性期の躁状態の患者さんに服薬を勧めたら，立腹・興奮して強く拒否し，ときには保護室の使用が必要になってしまいます。どのように説明したらよいのでしょうか。

A 身体面に注目して促すことで服薬の同意が得られることがあります。ただし，薬を飲ませることだけにこだわらず，患者さんの気持ちに寄り添いながらかかわりをもちましょう。

　躁状態に限らず，病識のない患者への対応は難しいことがある。立場を変えて考えてみるとよい。自分は病気ではないのに，病気だと決めつけられ，よくわからない薬を勧められたら，飲みたくないのではないだろうか。そして，勧めてくる看護師に不信感を抱くのではないだろうか。

　そこで，"どう説明したら飲んでくれるか"という看護師側の視点ではなく，まず患者自身が今の状況をどのように受け止めているのか，そして，本人の困りごとは何なのかを聞き，それに対して，どのように解決していくかという患者側の視点で一緒に考えることが大切である。ただ，躁状態だと気分が高揚しており，万能感にあふれているため，「何も困っていることはない」といった思考になり，問題行動を指摘すると「そんなことはない！」とこのケースのように怒り出すこともある。そのようなときは，十分に睡眠がとれていないことやそれにより身体が疲れてしまうのではないかなど，身体面に注目すると受け入れてくれることがある。

　また，精神面についても問題行動ではなく，注意力が散漫になっている，集中できない，周囲とのトラブルによってイライラしてしまうなどの副次的な症状については，「確かにそういうことがある」と同意を得られやすい。本人に自覚がない場合，看護師からは，「〜のような点で，少しイライラしているように見えるので心配」「ずっと寝ていないと気持ちは元気でも，身体に影響を来すことがあるので心配」など，感じたことを伝えてもよいだろう。そして，その症状に対して，薬の効能を説明することで，納得し，服薬をしてくれることがある。

　また，信頼できる相手からの勧めには応じることもあるので，関係性のとれている看護師や医師，協力が得られれば家族から促してもらうことも効果的である。ただ，家族に促してもらう場合は，薬を勧める家族に対して，患者が「裏切ったな」などと言い，かえって信頼関係を壊してしまうこともあるため，それまでの家族関係には注意が必要である。

　このようなケースの場合，"薬を飲みたくない"患者に対して，"何とかして薬を飲ませたい"看護師という対立構造が生じがちなので，看護者はあくまで患者に寄り添い，支援する立場であることを忘れずに対応していく必要がある。

第6章
Q&A

感情的になってしまうときの対応法は？

Q 躁状態のときに看護師を罵倒してくる双極性障害の患者さんに，つい感情的になってしまいます。イライラしているのを顔に出さないようにしているつもりですが，本人に伝わってしまい，さらに罵倒されてしまいました。どのように対応したらいいのでしょうか。

A 自分の気持ちに気づき，表出するという自己一致の態度が大切です。

■ 人は非言語的メッセージを真実として受け取る

　たとえ病状であったとしても，自分が看護師であったとしても，罵倒されることを快く思える人は少ない。このような場合，感情的になってしまうのも致し方ないことである。問題なのは，その気持ちに蓋をして抑えてしまうことである。不快な感情はそう簡単にコントロールできるものではなく，このケースのように隠していても相手には伝わってしまうものである。言語的メッセージと非言語的メッセージが相反して発信された場合（例えば，不機嫌な表情で「私は怒っていません」と伝えるなど），人は言語的なメッセージよりも，非言語的なメッセージのほうを真実として受け取る。このケースも，言葉遣いはていねいであっても，表情からイライラしていることを患者に読み取られ，さらに怒りを増長させてしまった可能性が高い。

■ 自己一致の態度で接する

　こういった場面で大切なのは，自分が今何を感じているのかということに気づき，それをその場に見合った方法で表現することである。このことは，自己一致と呼ばれ，クライエント中心療法の創始者，カール・ロジャース（Carl Rogers）が提唱した治療者の基本的態度のひとつである。このケースでは，罵倒されたことに対して，看護師に湧き起こってきた感情をその患者へ返していくことになる。ただし，大切なのは，その場に見合った方法で行うことである。特に躁状態の患者に対して，罵倒されたからといって，「ムカつく！」「イライラする！」と返しても，火に油を注ぐことになる。自分の感情に目を向けると，そういった攻撃的な感情以外の気持ちも存在していることがわかる。いきなり罵倒されたことで，驚いたり，そんな風に言われてショックだったり，悲しかったり，傷ついたりなど，相手に対しての気持ちではなく，「そんな言われ方をするととても悲しい気持ちになります」など，その場にあった自分の気持ちを選んで返していく（これをIメッセージという）。そうすることで，患者自身も，自分の発言が他者にどのような影響

を与えているのかを知る機会となる。その場の勢いで罵声を浴びせてしまっている患者もいるので，こういった対応により，「そんなつもりはなかった」とクールダウンすることもある。

いったん距離を置くことも重要

それでも同様な罵声が続く場合は，「今は私が落ち着いてお話を聞くことができないので，また時間を改めます（他の人に代わります）」などと伝え，その場を離れることが望ましい。ここで，「あなたは状態が落ち着いていない」と指摘すると，「お前の対応が悪いからだ」とさらにヒートアップすることも考えられる。大切なのは患者の状態が悪いと指摘するのではなく，"私の状態で"と表現することである。時間を空けたり，対応する看護師を変えることで，患者も気持ちを切り替えることができるし，対応していた看護師もそこで気持ちの切り替えをすることができる。こういった間や距離を置くことで，患者も落ち着きを取り戻し，振り返りをして，後で看護師に謝ってくることもある。

躁状態の患者は易刺激状態なので，こちらにはそんな意図がないにもかかわらず，ちょっとした看護師の言動にも反応し，怒り出すことがある。そのため，看護師は意図を明確にするために，コミュニケーションのギャップを生じさせない自己一致の対応を心がけたり，批判的に受け取られやすいYOUメッセージ（あなたは〜だ）を避け，Iメッセージ（私は〜だ）を用いたりといった工夫をしてみるとよい。また，刺激に対して強く反応していると感じた場合は，クールダウンできるような対応をしてみるのもよい。

第6章
Q&A

10 看護師が金銭管理を したほうがよい？

Q 双極性障害の患者さんですが，躁状態のときに頻繁に買い物をしようとします。こんなにお金を使って大丈夫なのだろうかと思いながらも，本人の意向に従っています。看護師がある程度管理したほうがよいのでしょうか？

A 管理が必要か否かをご家族や各関係者と話しあいましょう。

　まず入院時に，家族へ金銭の管理方法を確認し，基本的には患者自身が管理をするが，家族の希望により病院委託にすることがある。双極性障害の躁状態のときに金銭トラブルを起こした患者の場合，正常な判断ができない時期の管理方法も確認し，看護師同席のもと家族から患者へ金額の上限を設けていることなどを説明してもらう。家族がおらず後見人制度を利用している，生活保護を受けている患者の場合，早期に患者，主治医，ケースワーカー，市役所職員と金銭管理の話しあいを行う必要がある。

　また，自己管理中の患者に浪費傾向がみられた時点で，家族へ現状報告と金銭管理の確認をしなければならない。「これ以上の金額は使わせないでください」と家族から希望があった場合は，そのことを説明し，自己管理のままで様子を見る。それでもさらに浪費傾向が続く場合，再度家族へ今後の金銭管理方法を確認する。浪費を心配して家族に伝えても，「本人の好きなようにさせてください」と返答があった場合，その言葉を鵜呑みにせず明確な上限金額を確認することが望ましい。浪費と感じる金額には個別性があるため，主観のみで判断することは控えたほうがよい。

　精神科では正常な判断ができない患者に代わり，落ち着くまでは代理行為を行うことがある。看護師は代理行為が患者の基本的人権にかかわる行為であると常に意識しなければならない。浪費傾向があるから管理が必要ではないかと意見が出た際，医療倫理の4原則（自律尊重原則，無危害原則，善行原則，正義原則）に当てはめた倫理カンファレンス，もしくは簡易的に看護師のジレンマを取り入れた倫理カンファレンスで検討するとよい。携帯電話を使って買い物をしすぎるからと家族から携帯電話の使用禁止を求められた際は，主治医へ報告し治療上必要となれば行動制限を実施する場合がある。そのときは行動制限が基本的人権を脅かしていないか，適切であるか，金銭の自己管理に向け，どのように取り組んでいくのかを定期的にカンファレンスする。倫理カンファレンスは内容検討が難しく，倫理観も人それぞれであるため容易ではない。人それぞれだからこそ多角的に患者像を捉えることができ，自立に向けた支援内容も豊富になる。まとめることは骨の折れる作業だがカンファレンスで出される豊富な意見は宝だと考えられる。

第6章
Q & A

11 他者に干渉的な患者への対応は?

Q 双極性障害の患者さんが干渉的であったり，物の貸し借りを繰り返したりして，他の患者さんから苦情がありました。どのように対応したらよいのでしょうか?

A 総合的に全体像を捉え，苦情が起こっている状況を分析し，具体的に対策をとる必要があります。

　患者の病状について，医療者からの説明で理解が得られるのか，理解が得られないのかで対応が変わってくる。理解が得られる場合は病院や病棟のルールを説明し，物の貸し借りがトラブルの原因となることを説明する。物の貸し借りについては，相手の患者にも説明をして，「次も同じような状況があれば看護師に伝えてほしい」と協力を得る。これらのことを判断するにも，苦情に関する状況分析が重要となる。患者の周囲の人々が過剰に反応して，干渉的であるとの苦情になっているケースもある。

　病状の影響で，患者自身が干渉的な行動をコントロールできないときは，環境調整や薬物療法などの医療介入が必要となる。他の患者へ干渉的な状況が続くと，患者の不利益になることがある。病棟内の治療環境においても，「あの人は，ああいう人だ」と思われてしまい，患者の信用が失われてしまうこともある。病状が悪いときは，病棟内の他の患者との関係性に悪影響を及ぼすこともあるので他者と離れていたほうが，結果的には患者の利益になる。病状が落ち着いたときに，過去のエピソードを振り返り，患者の自尊感情にも影響がないように配慮する必要がある。

　主治医に状況の報告を行い，薬物療法や環境の調整を早期に実施する必要もある。本人の治療に対する理解度によって環境調整も違ってくる。病室を多床室から個室に移すなど，できるだけ刺激を避ける。環境調整を行っても自制できず，行動制限の必要性を判断しなければならない場合には医師に対して十分な情報提供を行う。

　苦情を申し出た他の患者のケアも忘れてはならない。病棟内の他の患者が，干渉的になった患者の発言によって傷ついたり，不安になったりしている場合もある。苦情を申し出た患者のケアをしておくことが，双極性障害の患者の回復過程において，病棟内の他の患者の陰性感情の軽減や治療が円滑に進むことにもつながる。患者だけではなく病棟全体の状況を考え，人，物，環境の調整を早い段階で実施することが重要である。

第6章
Q&A

12 身体症状の有無を見極めるには？

Q 身体症状を頻繁に訴えるうつ病の患者さんがいます。その症状が本当なのかその見極めがつきません。

A 精神的なアセスメントと身体的なアセスメントを並行し，身体的な所見がないかどうか医師の診察と検査を行い，身体的な問題がなければ精神科的なアプローチを行いましょう。精神的な問題と安易に受け止めることは危険です。

　うつ病患者の場合，漠然とした身体不調を感じて内科を受診したが，どこにも異常がなく精神科を紹介される場合がある。患者にとってみれば身体症状は持続しており，その医師を信用できず，別の診療科を受診するがやはり異常がなく，最終的に半信半疑で精神科受診に至るケースは少なくない。

　うつ病では多彩な身体症状が出現するため，身体疾患による症状とうつ病による身体症状の区別がつきにくい。加えて身体表現性障害の場合，長期的に訴えが続くこともあり判別の困難さが増す。いずれにせよ精神的な問題と安易に受け止めることは危険である。

　筆者が経験したケースで，そのような経過をたどって入院となり，入院後もうつ病の症状で多くみられる全身の倦怠感と消化器症状（胃痛，食思不振）が持続し，苦痛を訴えていた患者がいた。消化器症状に対し抗うつ薬を変更したが症状に変化はみられず，「このまま死んでしまうのではないか」と悲観的になっていった。うつ病の患者の場合，耐えがたい感情を無意識に心の奥底へ追いやった結果として身体症状となって現れることがある。入院治療で患者がその感情に気づき言語化できるように精神面の支持的な介入を開始した。言語化できるまでに時間を要すため，呼吸法などでそのときの苦痛の軽減を併せて行った。うつ病と身体症状の合併の関連性も考え，バイタルサインのチェックや新たな身体症状の訴えがないかの確認を継続した。患者の訴えが少し減少した時点でうつ病の個人疾患教育を実施し，同時に患者に語ってもらえるように誘導した。患者が涙を流しながら長年我慢してきた苦労話をするようになってからは，薬物療法の効果もあり身体症状が気にならなくなっていった。このケースの場合は，身体的な異常はなく精神面の支持的な介入がメインとなり効果があった。

第6章
Q&A

13 頑張りすぎる患者への対応は？

Q 双極性障害のうつ状態で入院した患者さんが退院間近に，「退院後すぐに仕事できるように体力をつけておかなければいけない」と言って，毎日早朝から夕方まで廊下を早足で歩き続けていました。こんなときはどのように対応したらよいのでしょうか？

A 患者さんの自尊心を傷つけないように細心の注意を払いながら，ともに基軸探しを行いましょう。

　患者の努力を認めたうえで，自尊心を傷つけないように患者に今の自分の状態を確認する。例えば「退院後の生活を考えて歩き続けることは，なかなかできない大変なことですね」と話しかけてみる。たいていの患者は照れ臭そうに「ありがとう」と返事をするが，馬鹿にされたと感じ不愉快な表情をする患者もいるため，慎重に言葉を選択する必要がある。不愉快な表情を返してきた患者には，話題を変えて表情が緩んだ時点で今の自分の状態を確認するとよい。ストレートに「焦っていませんか」とたずねると多くの患者が否定するため，注意が必要である。すでに躁転している場合，「嫌なことを言う看護師だ」と患者に陰性感情を抱かれると介入までに時間がかかる。完全に受け入れを拒絶された場合，他のスタッフに委ねることになりかねないからだ。

　双極性障害の患者は軽躁状態をちょうどよい状態・本来の自分と捉えていることが多く，そのため頑張りすぎて焦って疲れ，うつ状態になってしまうか，とことん突き進み躁状態になってしまうことがある。表情・言動を見て躁転していないかの見極めが重要である。躁転していれば主治医へ早急に薬剤の相談を行う。他覚的な意見は重要であり，家族や周囲の人たちの意見を参考にしたうえで患者自身に人生を振り返ってもらい基軸（平常状態）をみつける。基軸探しと気分の波をコントロールできることを目標としてマンツーマンの疾患教育を実践する。教材は患者に合わせ製薬会社の資料や患者にとって必要な内容（例えば対人関係療法など）で作成した資料などを用いる。睡眠チェック表（気分，行動も記入）を患者自身で記入し，気分の波と睡眠リズムの関係や日常の行動との関連を把握する。基軸が定まれば頑張りすぎている自分に気づき，エネルギーの使い方に注意することができるため休息と活動のバランスがよくなる。バランスがよくなってくると気分の波の一定化もみられ，看護師のアドバイスを受け入れやすくなる。

第6章
Q&A

14

躁状態になると拒薬する
患者への対応は？

Q 双極性障害で1年以上入院している患者さんが，躁状態になると「もう治ったので薬は飲みません」と薬物治療を拒否し，なかなか症状が改善しません。どのように対応したらよいのでしょうか？

A 患者自身に起こっている不都合な現実の部分について，客観的に状況を振り返れることが大切です。

　このようなケースには個別性を重視した看護が特に求められる。

　患者の「もう治ったので薬は飲みません」という言葉は攻撃的ではないので薬に関する説明を理解してもらえる可能性がある。ケースによっては服薬指導を行うことで，客観的に自分の状況を振り返り服薬の再開につながることがある。本人の理解できる内容で，時間をかけたり，タイミングを変えたりして説明をしていく。患者が特に信頼しているスタッフが説明することで服薬再開となるケースもある。

　躁状態のときは，患者は気分が高揚しているので，服薬の必要性を感じないことが多い。このような拒薬の状況は双極性障害の治療場面では多くみられる。このときの対応で注意するのは，看護師との話のなかで患者が服薬する意思を見せて服薬行動を起こしたとしても，確実に服薬したか確認することである。一度は薬を口の中に入れても，トイレや洗面所で薬を吐く患者もいる。服薬することへの同意が表面的な場合や，患者が自分の治療として服薬することが本当に必要であると認識していない場合もあることを念頭に置いて対応すべきである。

第6章 Q&A

15 自傷行為をする患者への対応は？

Q 双極性障害の患者さんですが，自傷行為をすることがあります。どのように対応したらよいですか？

A 諦めず，そして自分1人で抱え込まずにチームで対応しましょう。

　自傷行為のある患者には，入院時に持ち物をチェックし，自傷行為を防ぐ対策をとることが多いだろう。思いもよらない物や外出先で自傷するため万全ではないが，退院後の生活で注意すべきリスクの目安となる。自傷行為をしたことを伝えてくれた場合は，正論や感情的な反応はせずに，教えてくれたことに対して感謝の言葉をかけ，ていねいに創傷処置をしながら共感的に話を聴く。自傷することはアピール行為であり，ていねいな対応は逆効果だという考え方もあるかもしれないが，苦しみを自分1人ではどうすることもできず助けてほしいとサインを送った努力であると捉えることもできる。サインを受けて気分が落ち着いてから，どのようなときに自傷行為をしてしまうのかを患者とともに探すとよい。患者の記憶が曖昧（解離症状を起こしている）なこともあるが，日記をつけてもらうと気持ちの揺れがわかる。書く行為にはストレスを減らし記憶力を改善する効果もあり一石二鳥である。日記と看護記録とを照らし合わせ，自傷行為をしたくなるときを特定できれば衝動を抑えられる他の行為を探す。例えば，現実的な会話をする，身体をさすったり手を握ったりして身体の感覚を味わい，今ここにいる自分に戻ってもらい過去のつらい体験などに心が耐えられるようにしていく方法がある。また自傷行為の代替行為を話しあえるとよい。

　繰り返される自傷行為によって，看護師に絶望的な気分や陰性感情が湧いてくるとき，自分の心に向き合い，本当に患者を嫌になったのか，一生懸命かかわったのに自傷行為をされたことによる感情ではないかと自己対話をしてみる。自傷行為を繰り返す患者に対しては自分1人で抱え込んで燃え尽きないようチームで統一した対応をとったり，チームカンファレンス，倫理カンファレンスを通して患者への対応を検討することが看護師自身を守ることになる。

第6章
Q&A

16 自殺リスクのある患者への対応は？

Q 患者さんに「死にたい」と言われました。話をどこまで聞いたらよいのかわかりません。自殺リスクのある人への対応法について教えてください。

A 患者が死にたい気持ちを医療者に話してきたときは，共感的に聴き，他者へ自分の気持ちを伝えることができたことを認めることが大切です。

　患者に「死にたい」と言われると医療者は対応に戸惑う。自殺を遂行するケースでは気持ちを他者に伝えていないことが多い。そのことを考えると，死にたい気持ちを打ち明けてくれたときは，患者の命を救うチャンスである。

　まず，どのような理由でそう思っているのかを確認する。話を聴く際に注意するのは，助言するのではなく，患者が「死にたい」と考えてしまうぐらいつらい思いであることを共感的に聴くことである。対応する際，傾聴の姿勢を忘れてはいけない。「死にたい気持ちを医療者に話してよかった」「つらくて死にたい気持ちになったときは，伝えてもよいんだ」と患者に実感してもらうことが重要である。話すことで少し気持ちが楽になることを患者自身が実感できれば自殺のリスクは軽減し，助けるチャンスも増える。

　そして，死にたい気持ちを医療者に伝えてくれたことに対して，感謝の気持ちを伝えることも重要である。この対応で「医療者に伝えてもよいんだ」と思う気持ちが強化され，自殺のサインをみつけやすくなる。

　「死にたい」と医療者に打ち明けた患者が，退院する際の言葉を紹介する。「死にたい気持ちを看護師さんに伝えたとき，先生に診察してもらいますと言って，ほとんどの看護師さんは離れていくことが多かったけど，1人の若い看護師さんだけは，黙って私の横にずっと座ってくれました。いつも見放された感じがしていたけど，私のそばを離れないでずっといてくれたので，救われた気がしました。死にたいと言っていた私ではあったけど，見放されていないのだと実感しました」と患者は語った。

　死にたい気持ちを打ち明けられたときの対応として，患者が絶望感を感じながらも，他者から心配されていると実感してもらえるようかかわることが重要になる。自殺リスクが高く隔離が必要な場合でも，隔離したことで自殺リスクが軽減したと考えず，メンタル面のケアも同時に進めることが重要である。

第6章
Q & A

17 自殺の徴候とは？

Q 患者さんが自殺を図ってしまいました。全く予測できませんでした。自殺の徴候とはどのようなものでしょうか。

A 真剣に自殺を考える患者さんほど，徴候を捉えることは困難です。私たちは，少しでもその徴候を捉えるために日常的な観察とコミュニケーションを大切にし，「いつもと違う変化」に気づくことが必要です。

精神科疾患の患者にかかわる仕事をするうえで，直接的・間接的にかかわらず自殺に遭遇することは避けられない。すべての医療者が「自殺して欲しくない」「自殺をさせたくない」と思っているにもかかわらず，それは起こってしまうものである。ただ，自殺は起こってしまったから「防げなかった」と気づくもので，実は日々のかかわりのなかで，知らずに自殺を食い止めていた・踏みとどまらせていたということも少なからずある。

リスクアセスメントスケールを活用する

自殺のリスクを把握するために，自殺のリスクアセスメントに関するスケールは複数存在する。まだ使用していないのであれば，一般公開されているものも多数あるので，活用することをお勧めする。一方で，リスクアセスメントスケールでは低評価であったにもかかわらず，自殺企図に至る事例が存在することも事実である。この背景としては，リスクが高いと評価されたがゆえに，自殺に対して濃厚なケアを行い，防ぐことができた，その逆に，低リスクと判断された結果，自殺予防が不十分であったと考えることもできる。また，真剣に自殺を考える人ほど，その気持ちを強固に隠すことが住々にしてあるということも考えられる。

患者に自殺についてたずねてみる

自殺の徴候に気づくためにはリスクアセスメントスケール以外に，どのようなことが考えられるだろうか。

まずは何よりも，患者に自殺についてたずねることが大切である。そこでは，「はい」「いいえ」といった相手の発言内容よりも，「自殺」という言葉に対して，どのように反応したかに注目する。例えば「いいえ」という返事でも，少し言い淀んだり，強固に否定したりする場合は，自殺に対して何らかの思いがあると判断できる。その際に，自殺することを非難したり，止めるよう説得したりすることは，あまり効果的ではない。話してくれた患者は「この人に話しても死にたいくらいつらい状況は理解してもらえない」という気持ちになり，今後の表出を控えてしまい，ます

ます自殺のリスクを把握しにくくなる。話してくれたことについて感謝し，その原因や背景となった要因について話を進めていくのがよい。

患者の衝動性や攻撃性に注目する

また，患者の衝動性や攻撃性，行動力にも注目する。躁状態で，衝動性や攻撃性が外に向いている人は，その方向性が反転し，自分に向かった場合，衝動的に自殺をすることがある。衝動的・攻撃的な患者は，その他害性に目を奪われ，自殺のリスクを把握しにくい傾向があるので，過去に自殺の既往や自殺念慮がなくても自殺のリスクは高いと考え，注意が必要である。また，躁状態からの回復過程において，自分のしてきたことに直面し，自責感や罪悪感にとらわれ自殺を選択することもあるので，こちらも注意が必要である。うつ状態でも，急性期では自殺をするだけのエネルギーがなく，自殺念慮はあるものの，それを行動に移せないことがある。回復期に入り，行動するだけのエネルギーを取り戻した時点で自殺を実行することがあるので，「良くなってきたな」と感じたときに油断せず，注意をしていく必要がある。

「いつもと違う」と感じたときは

そして，自殺した患者にかかわった多くの看護師によって何よりも語られていることが「今にして思えば，いつもと少し違っていた」という感覚である。家族の面会の後に，急に塞ぎ込んでしまった，突然自己を否定するような発言があったなどのネガティブなものから，急に活動的になったり，社交的になったり，病室の片づけをしたりといった一見うつ症状が改善したように感じるものまで，自殺を実行する前に，「いつもと違う」出来事が起こったりする。そういう「あれ？」という感覚は，気のせいだと流してしまわず，他のスタッフと共有してみるとよい。すると，他のスタッフも同様に感じていたり，改めて観察することで異変に気づくこともある。

「生きたい気持ち」を支える

最後に，自殺の徴候とは何だろうか。自殺の徴候とは，自殺を迷っている状態ではないだろうか。迷っている状態とは，死にたいという気持ちだけではなく，同時に生きたいという気持ちがあるということである。迷っているからこそ出てくる気持ちの揺らぎを，患者が意識的・無意識的に発信し，他者がキャッチした状態が，自殺の徴候として捉えられる。看護師として，その情報をキャッチするためには，日常的な観察とコミュニケーションがとても重要になってくる。そして，そのなかで，患者の「死にたい気持ち」の裏側にある「生きたい気持ち」を支え，抱えている問題の解決を患者とともに考え，支援していくことが大切である。

18 自殺した患者の家族への対応は？

Q 患者が自殺をしてしまったとき，家族にどのように対応すればよいのでしょうか？

A 医療現場で自殺が発生した際の家族への対応は，家族の心理状態や反応を十分に理解することが重要です。

　自殺した患者の家族への対応は難しい場合がほとんどなので，ベテラン看護師や管理者に相談し，委ねることも重要である。

　自殺の連絡を受けて家族が来院したとき，静かな環境でプライバシーが守られ，感情表出ができるよう配慮された場所で対応する必要がある。看護師の対応としては，ただ寄り添いそばにいる姿勢が重要である。「受容と共感」をもって傾聴し，できるだけ穏やかな口調や態度で対応することが求められる。また，家族との話や相談にも十分に時間をとることも必要である。

　家族との話のなかで，家族の考えに医療者が解釈や判断をしないように注意する。医療者側の判断を交えないで，「何をすれば家族の役に立つことができるのか」という問いかけの姿勢でかかわる。そして，家族が望むことを支援するなど，家族の主体性を大切にすることが重要である。自殺に遭遇して，混乱している家族が抱えている問題を整理しながらニーズを明確にする必要がある。

　自殺が発生したときは，経験を積んでいるスタッフでも動揺してしまうため，新人スタッフが対応に戸惑うのは当然のことである。家族であればさらに落ち込み，複雑な心理状態に追い込まれる。家族は，「自分のせいで自殺したのではないか」「自分が何かをすれば，助けることができたのではないか」と自責の念で自分自身を追い込んでしまう場合もある。自殺は，家族に大きな動揺をもたらすだけではなく，その後の人生にも影響する深刻な衝撃をもたらす。医療者は，どのような状況であっても，家族に対して誠意をもってかかわることが重要となってくる。

　「今まで見ていただきありがとうございました」と医療者に感謝の念を伝える家族もいれば，「病院に入院させたのになぜ死ぬことになるのか」と悔しさをぶつけてくる家族もいる。自殺後の家族対応は慎重に行う必要性があるため，新人スタッフであれば，ベテラン看護師や管理者に相談しながら対応していくことが望まれる。

第6章
Q & A

19 要求の多い家族への対応は？

Q 「保護室には入れないで」「この薬は使わないで」など，多くの要求がある家族に対して，どのように対応したらよいでしょうか？

A 家族から多くの要求が出され，対応する看護師が困惑したり，疲弊することがありますが，まずは家族をねぎらいましょう。そして話を聴き受け止めましょう。

家族は患者のことで今まで苦労しさまざまな我慢をしてきた結果，高EE（患者に対する強い感情表出）になっていることがある。

多くの要求がある家族への対応は難しいが，患者の病気の再発に多大な影響を与えるため，家族への対応はきちんとしなければならない。家族にうつ病治療の理解者・協力者になってもらえるよう，また，家族自身の苦労が軽減されるよう医療スタッフとの良い関係づくりのための働きかけを行う。まずは家族をねぎらう気持ちを忘れずに，今までの努力や苦労などを批判したり責めたりすることなく話を聴き受け止める。多くの家族は無力感，病気の予後に対する強い不安感，薬への過敏な反応，後悔や自責の念，孤立感などを抱いている。家族自身を変えよう・良くしようと考えすぎず，家族が自分と同じように病気を理解しているとは考えずに，家族の状況を正確に知ろうと謙虚な姿勢で対応することを心がける。

家族に対しては，まず面会時に家族自身もつらい心境のなか面会に来てくれたことへのねぎらいの言葉を伝える。要求の多い家族の場合，挨拶後すぐに話しはじめることが多いため口を挟むことなく最後まで話を聴き，一段落ついてから患者を呼ぶ。病気に対する理解が深まることを期待しながら，患者と家族へ現状報告（病状，治療）をする。会話時には家族からの希望や不安へ真摯に対応し，温かく誠意のある態度で接する。薬剤の説明に対して納得されない場合は，主治医や薬剤師からも説明してもらう。また，看護師の時間の都合がつけば待たせずに面談を行う。家族はもやもやした心境を言語化し，「聴いてもらえた。対応してもらえた」という感覚が得られれば，徐々にではあるが協力的な態度へと変化する。そして，面会終了時には家族に自分自身を大切にしてほしい旨を必ず伝えることも忘れてはならない。

第6章
Q & A

20 退院に不安を感じる家族への対応は?

Q 家族の了解のうえで退院日が決まったうつ病の患者さんの家族から,「自宅でみる自信がない,もう少し入院させてもらえないか?」と相談を受けました。こういったときはどのように対応したらよいのでしょうか?

A 家族が患者さんを自宅でみることができない理由を探り,家族ができる対応を,一緒に検討することが重要です。

　家族が患者に対してどのように対応したらよいのかを理解していなければ,退院を受け入れる自信がないと思うのは当然である。自信がない場面での対応の仕方を理解できれば,その不安は軽減できるのかを確認する。あるいは,患者の状態が家族が思っている回復のレベルに達していないことが原因で患者を自宅でみることができないと言っているのか,家族の本心を確認し,みることができない要因を明らかにすることで,対応は変わってくる。

　いずれにせよ,家族が患者を自宅でみる自信のない不安を軽減するために,疾病学習を行い具体的な対応の方法を家族に理解してもらう必要がある。これは,退院前に家族に対する心理教育などを行うことで,問題の発生を防ぐことができる。入院時から退院後の生活を想定して退院前のどの段階で家族教育が必要になってくるのかを医療者は意識し,介入する必要がある。

　退院直前に,家族の不安要因が発生した場合には再度,退院後の自宅で起こり得る問題に対する対策を具体的にスピーディーに検討する必要がある。家族の不安を具体的にあげてもらい,家族が対応できる対策を一つひとつていねいに家族と一緒に検討する。患者が対策どおりに対応できないとき,どうすればよいのかまで伝えておくことで家族の不安も軽減される。退院時のサービスに訪問看護を導入しているのであれば,困ったときに訪問看護師に連絡がとれるよう調整して家族に伝えたり,外来受診のみのケースは,外来看護師と退院時の家族の不安や状況の情報共有をして,外来でもサポートできる体制を整え,家族の不安をできる限り軽減し,家族が自宅で患者をみる自信につなげる必要がある。

　家族に患者の治療のどの段階にきているのかを理解してもらい,治療に参加してもらうことも今後の治療効果に影響し,重要となるため,入院治療は終わり,退院して外来での治療の時期にきており,家でのリハビリテーションの段階であることを家族に理解してもらうことも大切である。

第6章
Q&A

21 疲れ切った家族に面会を控えるように説明するには?

Q 高齢のうつ病患者さんの夫が，入院から3か月あまり，心配してほとんど毎日面会に来て，患者さんの症状の波に一喜一憂して疲れ切ってしまいました。少し面会を控えたほうがよいと思うのですが，どのように説明したらよいのでしょうか?

A ご主人に毎日面会に来られる理由を確認しましょう。そのうえで，疾患理解や家族の役割，何より患者さんを支えるためにご主人の健康が大切であることを伝えてみましょう。

身内が精神疾患にかかることは，家族にとって大きなストレスであり，入院に至るまでに多くの困難があったことが予測される。また，家族自身も不安や怒り，自責感などさまざまな感情にさらされていることと思われる。このケースでは，妻がうつ病になったということで，感情だけでなく，家事などの生活の面でも苦労があることが予測される。

まずは，妻がうつ病になり，その妻や家庭を夫が支えてきたこと，毎日の面会に対してねぎらいの言葉をかけ，その努力と頑張りを受け止める。そのうえで，家族が今の状況をどのように受け止め，どのように感じ，どのようなことに困り，不安を感じているのかなどについて耳を傾けていく必要がある。毎日面会に来るのには何らかの理由がある。このケースでは「心配して」とあるが，どんなことが心配なのだろうか。「このまま良くならないのでは…」「病院では身の回りの世話が行き届かないのではないか…」「私が行って励ましてあげなくては…」「今まで世話をかけたから今度は私が…」など，家族ならではの思いがあるはずである。

不安の原因の一つとして，知識不足がある。医療者にとって当たり前の知識でも，家族にとっては，起こっている出来事一つひとつが不安の種であることも往々にしてある。それを理解したうえで，うつ病という病気のこと，今の患者の状況，現在，どのような治療が提供され，どのような見通しになっているかを説明していこう。必要であれば，うつ病の家族教室・心理教育プログラムなども有効かもしれない。

そして，看護師の思いも伝えていこう。「看護師から見て夫が疲れてみえること」「患者である奥様を支えるためには，ご主人が元気であることが大切なこと」「ときには病院のスタッフに任せてゆっくり休んで，そしてまた奥様を支えてほしいこと」などである。

いきなり面会を控えてほしいと伝えてしまうと，場合によっては家族の不信感を招くことがある。まずは，家族の思いを受け止めて，段階的に伝えていくことが望ましい。

索引

欧文

AA	242
ARP	237
BPSD	13・31・256
CBT	169
CBTワークシート	169
CIWA-Ar	235
DSM-5	5
DV	120
HAM-D17	77
Iメッセージ	263
LGBT	122
MSE	63・222
PSW	81
PTSD	200
SBAR	56
SSRI	83・201
SST	218
TALKの原則	90・245
WMHJ	43
YOUメッセージ	264

あ

アイスバーグ（氷山）モデル	233
アクチベーション・シンドローム	26・83・152
アサーティブネス	125
アドヒアランス	126
アファメーション	125
アルコール依存症	232
アルコール関連障害群	20
アルコールリハビリテーションプログラム	237
アルツハイマー型認知症	13・31
アンビバレント	94
医学的因子	46
縊首	87・159
易怒的	114
意図的面接技法	50
医療保護入院	22
医療倫理の4原則	265
陰性感情	38・185・205・258・270
インフォームド・コンセント	126
うつ病	18・25
うつ病―疫学	43
うつ病―高齢者	31
うつ病エピソード	9
うつ病性仮性認知症	32

か

外傷後ストレス障害	28・200
回復期	254
確定診断	9
仮性認知症	256
家族教室	277
家族歴	48
価値観	49
寛解期	25・254・261
看護計画	120
患者調査	43
感情の容器	123
感情労働	123
観念奔逸	15
鑑別診断	9
既往歴	48
気分エピソード	25
気分高揚	2
気分変調性障害	18

さ

急性期	254
急性期症状	26
急速交代型	26
共依存	95
共感	55
強迫性障害	28
興味消失	2・12
極端な一般化	94
金銭管理	265
クリティカルパス	25
軽躁病エピソード	14・17
経頭蓋磁気刺激法	39
ケースワーク	39
限局性学習障害	28
言語的メッセージ	263
現病歴	46
高EE	275
抗うつ薬	17・31・83・173
向精神薬	31
行動・心理症状	13・31・256
広汎性発達障害	122
興奮状態	114
コーピング	121
誇大妄想	15・117
語流暢性	32
混合状態	27・110

さ

罪業妄想	260
再体験	203
作業療法	39
産後うつ病	99・194
自己一致	263
思考過程の障害	61
思考競合	16
自己肯定感	121・203

自殺企図
　　......12・22・36・82・149
自殺念慮
　　......12・22・36・61・149
自殺防止　　　　　　　36
自傷行為
　　　　38・94・168・270
自尊心の肥大　......15・115
疾病教育　　　　　　　39
自動思考　　　　　　　170
自閉スペクトラム症　28・30
社交不安障害　　　　　28
修正型電気けいれん療法......39
集団力学　　　　　　　123
主訴　　　　　　　　　46
消化器症状......11・61・267
自立援助ホーム　　　　200
神経発達症群　......20・28
身体疾患　　　　　　　12
身体表現性障害　　　　267
心的外傷　　　　　　　201
心理教育　　　　　　　39
心理士　　　　　　　　34
心理的視野狭窄　　　　93
心理面接　　　　　　　190
心理療法　　　　　33・39
ストレス　　　　　　　34
ストレス因　　　　　　34
ストレスコーピング
　　　　　95・116・169
ストレス刺激　　　　　34
ストレス反応　　　　　34
ストレッサー　　　　　34
スプリッティング　　　123
成育歴　　　　　　　　48
生活・社会能力　　　　48
精神医学　　　　　　　4
精神運動焦燥
　　　　11・16・118

精神運動制止　　　　　11
精神科診断　　　　　　8
精神保健及び精神障害者福祉
　　に関する法律　　　21
精神保健福祉士　　　　81
生物学的治療法　　　　39
性別違和　　　　　　　122
世界精神保健調査日本調査
　　　　　　　　　　43
セルフケア　　　　　　124
選択的セロトニン再取込み
　　阻害薬　　　83・201
全般性不安障害　　　　19
せん妄　　　　　　　　256
双極I型障害　　　　　17
双極II型障害　　　18・245
双極性障害　25・114・222
双極性障害―疫学　　　43
操作的診断基準　　4・10
喪失体験　　　　　　　86
躁状態　　　2・21・114
躁転　　　　　　　　　26
躁病エピソード
　　　2・14・16・25
底つき体験　　　　　　239
措置診察　　　　　　　114
ソフトな双極性　　　　27

た

対人関係療法　　　　　39
多訴　　　　　　　　　115
脱水症状　　　　　　　70
多動　　　　　　　　　2
多弁　　　　　　2・115
知的障害　　　　　　　28
知的能力障害　　　　　28
注意欠如・多動症　　　28
中核症状　　　　　　　31
中集団療法　　　　　　187

中途覚醒　　　　　　　152
直面化　　　　　　　　187
デイケア　　　　　39・218
適応障害　　　　　　　19
統合失調感情障害　　　14
統合失調症　　　　　　14
ドクターショッピング　183
閉じた質問　　　　52・90
ドメスティックバイオレンス
　　　　　　　　　　120
トラウマ　　　　120・201
トレーニング　　　　　39

な

内省力　　　　　　　　110
認知機能　　　　　　　32
認知行動療法
　　　　　33・39・169
認知再構成法　　　　　169
認知症　　　13・31・256
ネグレクト　　　　　　200

は

パーキンソン病　　13・31
パーソナリティ　　　　27
発達障害　　　　　　　28
パニック障害　　　　　28
ハミルトンうつ病評価尺度....77
反復性うつ病　　　　　65
非言語的メッセージ　　263
非定型うつ病　　110・261
非目標指向性の活動　　16
表層型自傷行為　　　　38
病理学的所見　　　　　4
開いた質問　　　　　　52
貧困妄想　　　　　　　260
不快躁病　　　　　　　15
賦活症候群
　　　26・83・117・152

服薬コンプライアンス 112
不適切な回避行動 34
フラッシュバック 203
プランニング 126
併存症 20

ま

マイクロカウンセリング 50
マインドフルネス 125
マタニティブルー 102
無価値観 .... 84・155
胸のつかえ感 70
喪の仕事 .... 78・88・160
問題解決行動 36

や

薬物療法 .... 33・39・254
要介護認定 147
抑うつエピソード
.... 2・9・12・25
抑うつ気分 .... 2・10
抑うつ症状 .... 9・31
抑うつ状態 .... 2・12

ら

リスクアセスメントスケール
.... 272
リハビリテーション 39
リワークプログラム 218
臨床心理士 190
倫理カンファレンス 265
レビー小体型認知症 ..... 13・31

監修・編集・執筆者一覧

監修

一般社団法人日本精神科看護協会

編集（五十音順）

高橋良斉（たかはし・よしなり）
　医療法人内海慈仁会内海メンタルクリニック院長

中庭良枝（なかにわ・よしえ）
　医療法人財団青山会福井記念病院副院長・看護部長

米山奈奈子（よねやま・ななこ）
　秋田大学大学院医学系研究科保健学専攻教授

執筆者（五十音順）

青山裕美（あおやま・ひろみ）　第3章3，第5章2
　医療法人財団青山会福井記念病院看護部　精神科認定看護師

安藤馨（あんどう・かおる）　第3章9，第5章12
　神奈川県立精神医療センター看護局　精神科認定看護師

岩代純（いわしろ・じゅん）　第3章7，第5章5
　医療法人北仁会石橋病院看護部　精神科認定看護師

小倉圭介（おぐら・けいすけ）　第3章5，第5章3
　公益財団法人井之頭病院看護部　精神看護専門看護師

清野孝行（きよの・たかゆき）　第3章11，第5章13
　公益財団法人積善会曽我病院看護部　精神科認定看護師

後藤悌嘉（ごとう・ともひろ）　第3章4
　長崎県病院企業団長崎県精神医療センター看護部　精神科認定看護師

佐藤大輔（さとう・だいすけ）　第5章6，10
　社会医療法人二本松会山形さくら町病院地域医療部精神科デイケア　精神科認定看護師

髙橋温代（たかはし・あつよ）　第6章4，7，10，12・13，15，19
　元社会医療法人居仁会総合心療センターひなが看護部　精神科認定看護師

高橋良斉（たかはし・よしなり）　第1章・第2章
　医療法人内海慈仁会内海メンタルクリニック院長

中庭良枝（なかにわ・よしえ）　第3章3，第5章2
　医療法人財団青山会福井記念病院副院長・看護部長

畠山卓也（はたけやま・たくや）　第5章11
　駒沢女子大学看護学部講師　精神看護専門看護師

松尾富佐子(まつお・ふさこ) ……………………………………… 第3章6，第5章4
　医療法人社団新光会不知火病院看護部　精神科認定看護師

松村麻衣子(まつむら・まいこ) …………………………………………… 第3章1
　一般財団法人信貴山病院ハートランドしぎさん　精神看護専門看護師

山岡英雄(やまおか・ひでお) ……………… 第6章2・3，11，14，16，18，20
　一般財団法人創精会松山記念病院看護部　精神科認定看護師

山下隆之(やました・たかゆき) ……………… 第3章2，10，第5章1，7，9
　医療法人資生会八事病院看護部　精神科認定看護師

吉﨑弘之(よしざき・ひろゆき) ……………………………… 第3章8，第5章8
　医療法人正永会港北病院看護部　精神科認定看護師

米山奈奈子(よねやま・ななこ) ……………………………………………… 第4章
　秋田大学大学院医学系研究科保健学専攻教授

渡辺純一(わたなべ・じゅんいち) …………… 第6章1，5・6，8・9，17，21
　公益財団法人井之頭病院看護部　精神看護専門看護師

監修・編集・執筆者一覧

精神科ナースのアセスメント＆プランニングbooks

うつ病・双極性障害の看護ケア

| 2017年 12月20日 初版発行 |
| 2021年　9月10日 初版第3刷発行 |

監　　修	一般社団法人日本精神科看護協会
編　　集	高橋良斉・中庭良枝・米山奈奈子
発 行 者	荘村明彦
発 行 所	中央法規出版株式会社
	〒110-0016　東京都台東区台東 3-29-1 中央法規ビル
	営　　業　　TEL 03-3834-5817　FAX 03-3837-8037
	取次・書店担当　TEL 03-3834-5815　FAX 03-3837-8035
	https://www.chuohoki.co.jp/

印刷・製本	株式会社ルナテック
本文デザイン・装幀	大下賢一郎
編集・制作協力	エイド出版

ISBN　978-4-8058-5540-9
定価はカバーに表示してあります。
落丁本・乱丁本はお取り替えいたします。

本書のコピー，スキャン，デジタル化等の無断複製は，著作権法上での例外を除き禁じられています。
また，本書を代行業者等の第三者に依頼してコピー，スキャン，デジタル化することは，たとえ個人や
家庭内での利用であっても著作権法違反です。
本書の内容に関するご質問については，下記URLから「お問い合わせフォーム」にご入力いただきます
ようお願いいたします。
https://www.chuohoki.co.jp/contact/